D1573480

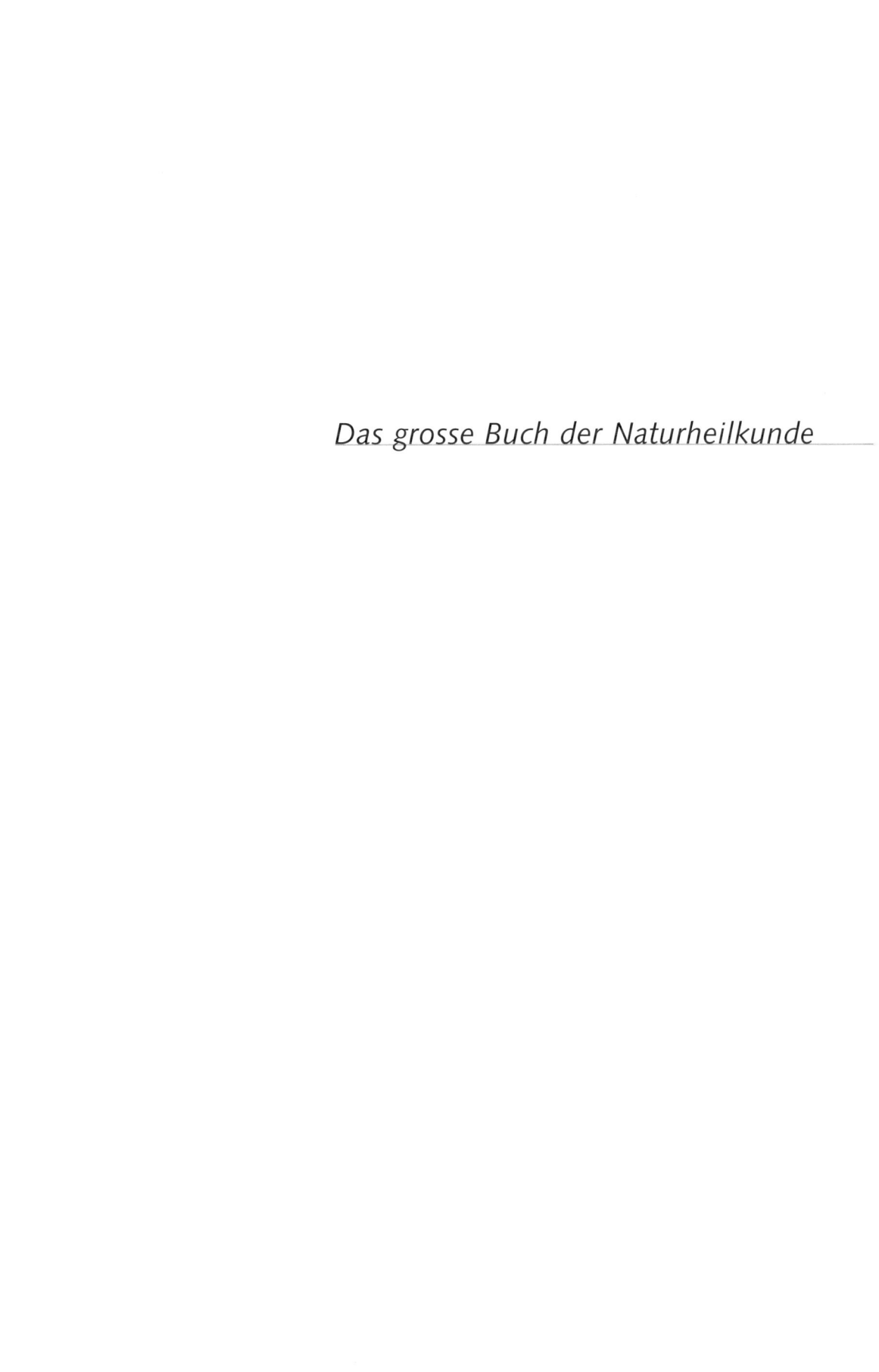

Das grosse Buch der Naturheilkunde

Rolf Stühmer

Das große Buch der Naturheilkunde

Ein naturheilkundlicher Ratgeber

aus einem erfüllten Praxisalltag

von A bis Z

Verlag für
Wissenschaft und Medizin AG
Zürich

DONA NOBIS PACEM

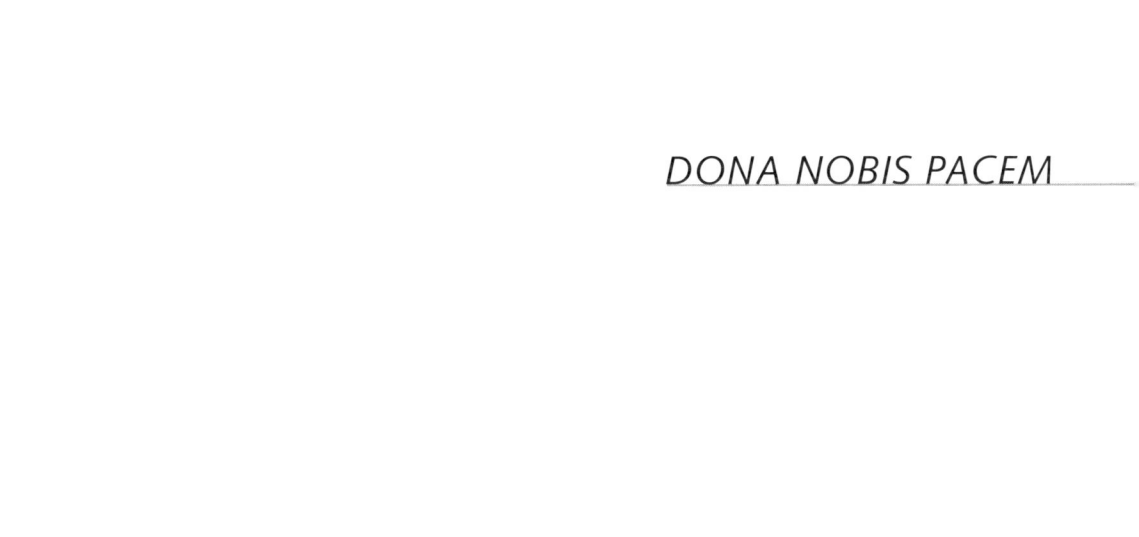

© 1999 Verlag für Wissenschaft und Medizin AG · Zürich

ISBN 3-908715-03-2

Druck: Clausen & Bosse, Leck
Umschlaggestaltung und Layout: Ninja von Oertzen, New York
Satz: WMS, Zürich

Das Werk einschließlich aller seiner Teile ist urheberrechtlich geschützt.
Jede Verwertung außerhalb der engen Grenzen des Urheberrechtsgesetzes ist ohne Zustimmung des Verlages unzulässig und strafbar.
Das gilt insbesondere für Vervielfältigungen, Übersetzungen, Mikroverfilmung und die Einspeicherung und Verarbeitung in elektronischen Systemen.

Inhaltsverzeichnis

- 11 Vorwort
- 23 Für eine komplementäre Medizin
- 161 Die Heilkraft des Wassers
- 215 Die Heilkraft der Pflanzen
- 253 Die Heilkraft der Hände
- 265 Humoral-Therapie (Säfte-Lehre)
- 321 Vom richtigen Atmen
- 341 Tips zur biologischen Selbstbehandlung von A bis Z
- 453 Praktische Tips aus dem Alltag eines Praktikers von A bis Z

Rolf Stühmer – Das große Buch der Naturheilkunde

Vorwort

… und laß bis in den Tod
uns allzeit deiner Pflege
und treu empfohlen sein …
Paul Gerhardt

Liebe Leser,

Wer sich heute intensiv mit der sogenannten alternativen Medizin, die in Wirklichkeit eine komplementäre Medizin ist, auseinandersetzt, muß sich vielfach noch gefallen lassen, von Institutionen der etablierten Medizin entweder nicht ernst genommen oder angegriffen zu werden.

Trotzdem wird der Kreis derer, die in den Verfahren der komplementären Medizin eine notwendige und wünschenswerte Ergänzung sehen, immer größer. Eine Studie der Harvard Medical School beweist, daß sich in Amerika zum Beispiel bereits im Jahr 1990 ca. 30 Prozent aller Amerikaner durch komplementäre Naturmedizin behandeln ließen und dafür 10,3 Mrd. Dollar aus eigener Tasche zahlten. Im Jahr 1995 wurde durch die gleiche Institution geschätzt, daß ca. 60 bis 70 Prozent aller Amerikaner Methoden der Naturheilkunde benutzen.

Die westliche Medizin, die auf Pharmazie, Chirurgie und Bio-

Technologie basiert, ist zweifellos bei vielen akuten Erkrankungen das Effektivste, was wir heute haben. Es gibt nichts, was wirkungsvoller und lebensrettender sein könnte als die heutige etablierte Medizin, wenn wir es zum Beispiel mit einer Lungenentzündung, Traumen, gebrochenen Gliedern, akuten Herzattacken, Infarkten und ähnlichem zu tun haben. Die etablierte Medizin ist auf diesen Gebieten außerordentlich stark, und die Entwicklung ist progressiv.

Das gilt jedoch nicht für die sogenannten chronischen Krankheiten, ob das nun Arthritis, Bronchitis, Asthma, Herzerkrankungen, Krebs, degenerative Erkrankungen, bestimmte Formen der Depression und ähnliches sind.

Insbesondere gilt das auch nicht bei Suchterkrankungen, wie Abhängigkeit von Drogen, Alkohol, Medikamenten, Eßsüchte, Süchtigkeit nach Sex, usw. Hier und in einer ganzen Reihe anderer Fälle kann die heutige Schulmedizin noch kein effektives Angebot zur Heilung machen.

Beide Systeme (die Naturheilkunde und die etablierte Medizin) haben durchaus ihre Berechtigung neben- und vor allen Dingen miteinander. Wie immer geartete Abwehrhaltungen der einen oder anderen Seite spielen sich auf dem Rücken der Patienten ab, der Menschen, die einen Anspruch auf wirksame Hilfe haben.

Die Kosten und Aufwendungen, die heute in den einzelnen

Vorwort

Ländern der Welt im Gesundheitswesen aufgewandt werden müssen, steigen unaufhörlich und haben die Grenzen der wirtschaftlichen Möglichkeiten erreicht. Wenn die Entwicklung in diesem Maß nicht gestoppt wird, sind die für das Gesundheitswesen aufzuwendenden Kosten durchaus in der Lage, das Finanzsystem selbst des gesündesten Landes zu ruinieren.

Eine der vordringlichsten Aufgaben der Naturheilkunde muß es daher sein, Aufklärung zu betreiben, die Menschen zu schulen und ihnen bewußt zu machen, daß sie durchaus Möglichkeiten haben, Krankheit zu vermeiden, und zwar schon in einem frühen Stadium. Schon die Kinder sollten geschult werden. Aber viele Menschen wissen gar nicht, was eigentlich Vorsorge ist.

Es ist unbedingt notwendig, die Menschen wieder zu motivieren und bereit zu machen, etwas für sich selbst zu tun.

Wir haben uns angewöhnt, die Sorge für unsere Gesundheit Dritten, dem Therapeuten, zu überlassen. Die Möglichkeit, uns selbst zu helfen, so wie das unsere Eltern, Großeltern oder Urgroßeltern noch taten, ist in Vergessenheit geraten. Wir haben uns lange Zeit fast ausschließlich auf die gegen alle Krankheiten vorhandenen chemischen Präparate verlassen und dabei vergessen, daß wir selbst aufgerufen sind, in der Vorsorge oder bei einer Erkrankung die eigenen Möglichkeiten zu aktivieren. Wir haben vergessen, daß Krankheit vor allen

Dingen eine Störung der inneren Harmonie ist.

Die Medizin hat sich rasant verändert. Ist sie besser oder nur anders geworden?

Kann sie allein ohne unser Zutun in der heute geübten Form Lebensqualität garantieren, das Leben für uns Menschen lebenswerter machen?

Werden nicht bei der Entwicklung, durch die wir gegangen sind, in maßloser menschlicher Ignoranz natürlicher Abläufe fundamentale Spielregeln des biologischen Ablaufs gestört, verändert oder vernichtet?

Es wäre sicherlich ebenso unredlich wie unzutreffend, wenn wir sagen würden, daß alles, was die Wissenschaft, und in diesem Fall speziell die Medizin, hervorgebracht haben, wesensfremd und sinnlos wäre.

Ich meine in diesem Buch lediglich die Unterschätzung jener eigenen Möglichkeiten, über die der mündige Patient selbst und ohne große Hilfsmittel verfügt. Gleichzeitig möchte ich aber auch vor all dem warnen, was über das natürliche biologische Ziel hinausgeht.

Es ist der Sinn dieses ganz auf die Praxis angelegten Buches, jedem einzelnen Denkanstöße zu vermitteln und Möglichkeiten an die Hand zu geben, für sich zu überlegen, ob er im Falle

Vorwort

einer Krankheit bedenkenlos in den Schmelztiegel der Chemie greift oder ob er zunächst einmal versucht, auf natürlichem Wege den Selbstheilungstendenzen seines Organismus eine Chance zu geben. Das gilt sowohl vorbeugend als auch für das akute Stadium einer Krankheit.

Auch die etablierte Medizin sagt:
Rauche nicht, iß kein Salz, vermeide Fett, betreibe Sport usw.
Wir alle wissen das, und trotzdem sind diese Aufforderungen allein noch keine Motivation für den Einzelnen, auch danach zu handeln.

Warum gehen Menschen in Vorträge über komplementäre Naturheilmedizin und kommen motiviert, begeistert und bereit, etwas für sich und ihre Gesundheit zu tun, heraus? Ihnen wird hier etwas vermittelt, was über das rein Stoffliche hinausgeht. Sie lernen, sich als Ganzes zu sehen, und begreifen, daß Rauchen, Alkohol und Drogen nicht nur den Körper, sondern auch den Geist schädigen.

Wenn Menschen motiviert werden können, für die Gesundheit wieder Eigenverantwortung zu übernehmen, hat das auch Auswirkungen auf das ökonomische System des einzelnen Landes.

Gerade in der heutigen Zeit angespannter privater und öffentlicher Haushalte sind auch ökonomische Überlegungen ein Gebot der Stunde. Nicht mehr mit jedem kleinen Wehwehchen gleich zum Therapeuten laufen, sondern zunächst einmal auf das Wissen zurückgreifen, das bewiesenermaßen Generationen Hilfe brachte.

Vieles von diesem Wissen ist billiger und besser als der sofortige und unbedachte Einsatz der chemischen Keule.

Das kann natürlich nicht heißen, daß wir den fachkundigen Therapeuten nicht mehr brauchen. In ungeklärten Fällen sollte immer zunächst geschulte Hilfe in Anspruch genommen werden!

Es sollte sich eine gesunde Partnerschaft zwischen dem Therapeuten und Patienten entwickeln, durch die der Einzelne wieder in die Lage versetzt wird, Eigenverantwortung zu übernehmen. Mit Dingen, die einem gehören, geht man sehr viel behutsamer um als mit einer Leihgabe.

In der komplementären Naturheilkunde wird vermittelt, daß der menschliche Körper wie eine Symphonie gesehen wird, als eine Einheit, in der jede Zelle unseres Körpers weiß, was die andere Zelle macht. Jede Therapie beeinflußt immer den ganzen Menschen und nie nur das behandelte Organ. Wir können doch auch in der Musik eine Symphonie nicht nur dadurch verändern, daß wir eine Note austauschen.

Unser Körper, unser gesamter Organismus ist das Spiegelbild

Vorwort

der höheren Intelligenz des Ganzen. In ihm spiegelt sich die Weisheit des Universums und nicht nur eine lineare Intelligenz des menschlichen Verstandes.

Der menschliche Organismus ist ein ganzes, in sich schlüssiges, in die Natur und ihre Abläufe eingebundenes System, und nicht ein Objekt aus voneinander unabhängigen Organsystemen. Die Materialisation *Körper* mit einem gesunden und bewußten Geist zu beleben ist das, was eine positive Lebens-Motivation genannt werden kann. Wir können die Probleme im Gesundheitswesen bestimmt nicht nur mit Erlassen und Gesetzen lösen.

In der komplementären Medizin werden die verschiedensten Faktoren menschlichen Seins miteinbezogen:

die Umwelt, der physische Körper, die geistige Ebene, die Emotionen, die Gefühle, Liebe, Haß, Abwehr, Zuwendung, Motivationen, Vorlieben usw.

Die Erfolge, die heute mit komplementärer Medizin erreicht werden, sind nicht zu leugnen. Sie sind immer dann besonders spektakulär, wenn sich der Behandelte selbst in die Therapie einbezieht und nicht nur Hilfe von außen erwartet.

Die komplementäre Naturheilmedizin setzt sich deshalb immer mehr durch, weil die *menschlichen Möglichkeiten*, nämlich die *Ganzheit* dieser Behandlungsmethoden, entdeckt werden.

Vielfach wird heute schon darauf bestanden, nach diesen Gesichtspunkten behandelt zu werden.

Wenn immer mehr Menschen entdecken, welche Chancen zum *Heilsein in allen Dimensionen* durch die komplementäre Medizin für ihre Gesundheit und ihr Wohlbefinden gegeben sind, wird sich auch die etablierte Medizin nicht verschließen können.

Dabei ist es ganz wichtig, daß all die angewandten Verfahren auch fachgerecht durchgeführt werden und das Know how nicht nur im Rahmen eines Schnell-Lehrgangs erworben wird, ohne auch den Sinn hinter den einzelnen Formen der Behandlung zu sehen und ihn in der Therapie zu realisieren.

Die Vertreter der komplementären Medizin sind nicht auf der Welt, um diese zu missionieren. Sie können aber positive Anstöße geben und den Menschen Zusammenhänge bewußt machen

Es ist zu hoffen, daß immer mehr Menschen zu der Selbsterkenntnis kommen, über ein menschliches Potential zu verfügen, das für sie, für ihre Gesundheit von ungeheurer Wichtigkeit ist:
einen geläuterten und bewußten Geist.
Es gilt, die Menschen dieses Potential entdecken zu lassen und Erfahrungen zu vermitteln.
Das Ziel der komplementären Medizin muß es sein, den

Vorwort

Menschen körperlich und geistig gesund zu machen, Zusammenhänge so zu erklären, daß sie akzeptiert und verstanden werden können. Es sollte ihm in der Therapie seine Ängstlichkeit vor Krankheit und Störungen genommen, und vermittelt werden, daß er selbst etwas tun kann und auch muß. Er kann lernen, sein *ICH* zu finden und in allen Dimensionen seines Menschseins bewußter zu leben.

Ernsthaftigkeit und Verantwortungsbewußtsein sind etwas Wunderschönes im Leben. Die Voraussetzung dafür aber ist mehr Freude, Liebe, Frieden, Zuwendung, Lachen und Fröhlichkeit.

Vom Therapeuten, gleich welcher Richtung, muß eine Zuwendung kommen, die sich nicht nur am materiellen Erfolg bemißt, sondern einem zwischenmenschlichen Herzensbedürfnis eines jeden Helfers entspringt und sich dadurch glaubwürdig macht.

Die von mir in diesem Buch gegebenen Ratschläge beruhen auf Erfahrungswissen sowie auf Ergebnissen modernster Forschung. Sie sind darauf ausgerichtet, die Selbstheilungstendenzen unseres Organismus und unseres Geistes zu mobilisieren. Sie sollen Möglichkeiten aufzeigen, Störungen durch Vorbeugen zu vermeiden oder im Moment der Störung sofort selbst etwas unternehmen zu können, also nicht hilflos ausgeliefert zu sein. Schon das Wissen um Möglichkeiten der Heilung vermindert Ängste, macht sicher und ist bereits ein wesentlicher Schritt zur Gesundung.

Ich gebe nützliche Tips für den Alltag, die sich in jahrelanger Praxis und im Umgang mit vielen Patienten bewiesen haben. Alte und bewährte Heil- und Behandlungsmethoden, die Heilkraft des Wassers, der Pflanzen und der Hände, werden in einer für jeden verwendbaren Form auf den heutigen Stand gebracht, wiederentdeckt.

Ich habe zum leichteren Nachschlagen Krankheitszustände alphabetisch aufgelistet und erklärt, ob Sie selbst etwas dagegen tun können und wenn ja, was.

Dieses Buch sollte in jedem Haushalt griffbereit liegen, Sie auf Reisen begleiten, in der Schublade Ihres Arbeitstisches liegen. Es sollte Ihnen helfen, in *Sachen Gesundheit* sicherer zu werden und Ängste abzubauen.

Ihr Rolf Stühmer

Vorwort

Für eine komplementäre Medizin

Der Mensch ist nicht teilbar – er ist ein Ganzes

Der Mensch besteht aus Körper, Geist und Seele. Alle drei sind unmittelbar miteinander verbunden. Ist ein Teil krank, so werden auch die anderen notleidend. Um im Leben glücklich, zufrieden und heil zu sein, ist daher die Harmonie aller drei Teile notwendig.

Ich spreche absichtlich nicht von *gesund*, sondern von heil. Gesundsein meint nur den Körper. *Heilsein* ist der übergeordnete Zustand der Harmonie in allen drei Systemen.

Viele Patienten, die zum Therapeuten kommen, sind Psychosomatiker. Sie sind Menschen, die auf der geistig-seelischen Ebene Schwierigkeiten haben, die sich dann in Form körperlicher Beschwerden entäußern. Ängste, Nöte und Sorgen setzen sich in körperliche Schwierigkeiten um und können zu Krankheiten werden.

Magenschleimhautentzündungen, Magen- und Zwölffingerdarmgeschwüre, Entzündungen des Dickdarms, Allergien, viele Beschwerden im Bereich der Wirbelsäule, Herzbeschwerden und auch der Krebs sind Erkrankungen mit oft massivem psychischen Hintergrund. Die Krankheit kann zur Beschwerde für nicht erfüllte Grundsehnsüchte werden.

Es kann bei der Behandlung solcher Erkrankungen nicht nur darum gehen, die Symptome zu behandeln. Es muß vielmehr der Grund gefunden und aufgearbeitet werden. Wenn nur das Symptom behandelt wird, sucht sich der Grund, eben das psychische Problem, ein anderes Ventil. Die Krankheit verlagert sich. Gesundheit kann nicht entstehen.

Wir haben in allen Bereichen des Lebens gewisse Grundsehnsüchte – in der Partnerschaft, Liebe, Sexualität, im Beruf, in unserer Stellung innerhalb der Gesellschaft und in vielem anderen mehr. Wenn eine dieser Grundsehnsüchte nicht befriedigt wird, so beschwert sich unser Körper durch Krankheit.

Viele alte Sprichwörter weisen schon darauf hin:
> *Die Laus, die mir über die Leber läuft.*
> *Die Galle, die mir überläuft.*
> *Der Schreck, der mir ins Kreuz gefahren ist.*
> *Der Kloß, der mir im Halse sitzt.*
> *Die Faust im Magen.*

Die Menschen, die zum Beispiel alles herunterschlucken, die niemanden haben, mit dem sie reden können oder die ganz einfach nicht in der Lage sind, sich zu *entäußern*, können z.B. Magenbeschwerden bekommen. Die Sorgen liegen ihnen dann *auf dem Magen*.

Es gibt zum Beispiel Menschen, die immer Angst haben, sich zu erkälten oder eine Grippe zu bekommen. Allein schon die Angst macht sie anfällig für die Infektion. Die Angst zu erkranken kann das Risiko erhöhen.

Der Mensch ist nicht teilbar – er ist ein Ganzes

Derjenige jedoch, der in sich ruht, der weiß, daß er gebraucht wird, der eine Aufgabe zu erfüllen hat und das gern tut usw., kann ruhig einmal nasse Füße bekommen. Er kann sich richtig naß regnen lassen oder im Zuge stehen. Er wird einfach nicht krank. Er hat ein durch psychische Gründe nicht gestörtes Immunsystem.

Im Japanischen kennen wir das Wort ›bioki‹ (Krankheit). Dieses Wort will uns sagen, daß Krankheit vom Gemüt, vom Geist ausgeht.

Wenn wir zum Beispiel Magenschmerzen haben und uns nicht auch der geistig-seelischen Ursachen dieser Schmerzen bewußt sind, wenn wir nicht wissen oder wissen wollen, daß diese Schmerzen nur deshalb entstanden sind, weil wir irgendwo Angst haben, uns mit gewissen Situationen, Menschen oder anderen Dingen nicht arrangieren können, wir unsere *Mitte* verloren haben, dann werden wir nur nach stofflichen, also rein körperlichen Gründen suchen.

Wir werden versuchen, diesen Schmerzen mit Medikamenten und physikalischen Mitteln beizukommen. Das Medikament oder die Körpertherapie wird uns vielleicht auch zunächst Hilfe bringen. Häufig aber nur kurzfristig. Vielleicht werden wir auch statt der Magenschmerzen dann Blasenschmerzen oder anderes bekommen. Es werden mit Medikamenten nur die Symptome behandelt und nicht die eigentlichen Gründe.

Damit will ich keinesfalls sagen, daß wir das Medikament oder die physikalische Maßnahme nicht benötigen würden. Sicherlich brauchen wir vielleicht auch das Medikament. Wenn wir aber gelernt und gewußt hätten, bereit gewesen wären, die psychischen Falten von der Seele zu entfernen, wären wir wahrscheinlich gar nicht erst krank geworden.

Sind wir aber krank geworden, kommen wir erst recht nicht ohne diese *innere Schönheitspflege* aus. Wir müssen die Schrammen, die wir auf der Seele haben, beseitigen.

Das soll heißen, daß wir zusätzlich zu Medikament oder Körpertherapie auch die Dinge behandeln müßten, die letztlich für diese Unordnung und Verletzung verantwortlich waren. Das können wir zu einem großen Teil selbst, indem wir bewußter mit uns umgehen. Wir müssen wissen, daß wir das Gefühl der Angst, der Schuld, das Bangen um Sicherheit, das Gefühl der Leere nicht mit einem Medikament beseitigen. Wir können die Gründe für solche Gefühle nicht mit Geld beseitigen.

Wir sollten allein oder zusammen mit fachkundiger Hilfe nach einer neuen Ordnung suchen. Überlegen wir uns, ob wir gegebenenfalls auch bereit sind, dafür Opfer zu bringen, alte Gewohnheiten aufzugeben, umzudenken, uns eventuell von Dingen und Menschen zu trennen, die uns belasten oder so einengen, daß wir uns selbst nicht mehr leben können, Unbequemlichkeiten auf uns zu nehmen usw.

Wenn wir jemandem begegnen, der böse und zornig ist, und wir

Der Mensch ist nicht teilbar – er ist ein Ganzes

lassen uns dadurch vielleicht anstecken, dann kommt es höchstwahrscheinlich zu einem Streit. Versuchen wir aber, seinen Aggressionen freundlich zu begegnen, ihm keine Angriffsfläche zu bieten, dann lösen sich seine Aggressionen meistens von selbst auf.

Mit unserem Körper ist das nicht anders. Haben wir Magenschmerzen und sind darüber verärgert, kämpfen nur gegen die Schmerzen und das Unwohlsein an, dann werden wir versuchen, die Beschwerden mit Medikamenten zum Schweigen zu bringen. Damit beseitigen wir aber den inneren Streit nicht. Versuchen wir dagegen, die Gründe für den Ärger zu finden und uns mit ihnen zu arrangieren, werden die Beschwerden für immer verschwinden. Frieden müssen wir mit uns selbst schließen, und es darf nicht nur ein *Waffenstillstand* sein. Es muß eine dauerhafte Befriedung sein.

Wenn wir Frieden mit uns selbst gemacht haben, werden wir ihn auch mit anderen und unserer Umgebung haben.

Viele sind über das erträgliche Maß gefordert.
Sie müssen sich wie ein Handschuh drehen, um den unterschiedlichen Anforderungen gerecht zu werden. Aber fragen wir uns doch einmal, was uns wirklich fordert:

Sind das nicht in vielen Fällen wir selbst?
Ist das nicht oft unser Anspruchsdenken?
Manipulieren wir uns nicht in vielen Fällen selbst
in diesen Teufelskreis von Leisten-Müssen,
um unseren Anspruch zu befriedigen?

Wir müssen uns fragen lassen, was uns wichtiger ist:
Unsere Gesundheit oder unser Status.

Was können wir leisten, ohne dabei krank zu werden?
Jeder einzelne muß sich seine ganz persönliche Antwort geben.
Wo sind seine Grenzen und Möglichkeiten?
Ist er bereit, beides von innen heraus, ohne zu murren, zu akzeptieren?

Es ist ganz natürlich, daß Sie am Abend eines Tages das Gefühl haben möchten, etwas Positives geleistet zu haben, produktiv gewesen zu sein. Sie möchten sicher sein, daß Sie alles getan haben, um Ihrer Aufgabe gerecht zu werden. Sie möchten Ihr Erfolgserlebnis haben. In vielen Fällen müssen Sie sich das selbst geben und nicht darauf warten, daß man es Ihnen sagt. Sie sollten aber auch das Gefühl haben, sich selbst dabei nicht vergessen zu haben.
Dazu gehört Mut, Mut zu sich selbst und anderen gegenüber.

Die Einheit von Körper, Geist und Seele ist mit einer Geige vergleichbar:
Auch die Geige besteht aus mehreren Teilen – dem Korpus, den Saiten, dem Wirbel und dem Bogen. Die Geige kommt aber erst in ihrer Gesamtheit zum Klingen.
Der Buchstabe fügt sich erst im Wort zu einer Einheit, das Wort wird erst im ganzen Satz zu einer wirklichen Aussage.

Das Ganze ist größer als die Summe seiner Teile. Ein Musikstück ist

Der Mensch ist nicht teilbar – er ist ein Ganzes

mehr als nur die Summe seiner Noten. Auch der menschliche Organismus ist mehr als die Summe seiner Zellen.

Solch Denken kann verinnerlicht werden, und damit können die verborgenen und ungenutzten Energien aktiviert, intuitive Kräfte freigesetzt werden. Wir können plötzlich mehr, als wir vermeinten, wenn wir es nur richtig anfangen. Wichtig ist, daß wir *beginnen*.

Rolf Stühmer – Das große Buch der Naturheilkunde

Der Gedanke als «Medikament»

Gedanken sind Kräfte, die wir positiv und nutzbringend für uns einsetzen sollten.
Gedanken können über unseren Erfolg oder Mißerfolg, über Gesundheit oder Krankheit mit entscheidend sein. Über die Gedanken können wir unser Leben wirksam beeinflussen.

Es liegt ausschließlich und allein an uns, welche Gedanken wir haben, und damit sind auch wir verantwortlich, zumindest mitverantwortlich, in welchen Bahnen unser Leben verläuft. Wir können unseren Gedanken nicht ausweichen, es gibt keine Pausen im Denken.

Das Wichtigste ist zunächst einmal, daß wir positiv, konstruktiv denken wollen:
Ich bin froh und glücklich, positiv zu denken.
Es macht mir immer mehr Freude, positiv zu denken.
Ich denke auch dann positiv, wenn die Umstände gegen mich zu sein scheinen.
Ich glaube an die Kraft meiner positiven Gedanken.
Ich habe ein unerschöpfliches Reservoir an positiven Gedanken.

Den positiven Ausgang aller Dinge programmieren wir im Denken und bestimmen dadurch das Ergebnis nachhaltig.

Bei Krankheit versinken wir nicht im Gefühl unserer Mißempfin-

dungen, sondern wir motivieren uns positiv:
Es geht mir immer besser.
Ich bin ruhig und voller Vertrauen in die Gesundung.
Ich fühle mich von Stunde zu Stunde stärker und kräftiger.

Wir begleiten die Medikamente, die wir einnehmen müssen, mit positiven Gedanken:
Meine Medikamente sind meine Freunde.
Ich bin sicher, daß sie mir helfen.
Meine Freunde werden mir nicht schaden,
sondern zu meiner Gesundung beitragen.

Wir machen uns frei von den Meinungen anderer über uns:
… Laß sein, das kannst du nicht.
… Du bist ein hoffnungsloser Fall.
… Mit dir kann man sich nicht sehen lassen.
… Deine Ansichten und Meinungen sind nicht zu diskutieren.
… Du bist ungeschickt und tölpelhaft usw.

Wir gehen konstruktiv real-kritisch mit uns um, ohne uns zu über- oder unterschätzen. Wir arrangieren uns mit unseren Mängeln und arbeiten an ihnen, ohne damit unser Wertgefühl negativ zu beeinflussen. Wir sind glücklich über unsere Vorzüge, ohne uns dadurch überzubewerten. Wir sind in unserer Persönlichkeit einmalig und daher auch nicht vergleichbar.
Wir nehmen die richtige und positive Einstellung zu unserer Arbeit und zu den an uns gestellten Anforderungen ein. Wir distanzieren uns von negativen Denkmustern anderer. Wir können unser Leben

Der Gedanke als «Medikament»

nicht immer so bestimmen, wie wir es möchten. Wir können allerdings dafür sorgen, daß wir die Dinge, die wir zwangsläufig erfahren, positiv und konstruktiv aufarbeiten, damit sie sich nicht negativ in uns festsetzen:

Wenn mir jemand morgens sagt, daß ich schlecht aussehe, obwohl ich mich gut und hervorragend fühle, dann lasse ich mich nicht durch diese Meinung des anderen negativ prägen.

…»Mensch, bist du aber schlecht gelaunt«, obwohl ich blendender Laune bin, dann bleibe ich in guter Stimmung und lasse mich nicht verleiten, nun wirklich zum ›Muffel‹ zu werden.

Wenn wir durch die eigenen Erfahrungen, durch die Nachrichten der verschiedenen Medien immer wieder mit negativen Ereignissen konfrontiert werden, dann müssen wir selbst dafür sorgen, daß wir von diesen Umständen nicht erdrückt werden. Wir sind aufgerufen, die positiven Dinge des täglichen Lebens zu finden und mit ihnen kompensatorisch zu verfahren.

… Es geht m i r gut, i c h freue mich, daß i c h leben darf.
… In m i r ist Frieden, i c h ruhe in mir selbst.
   I c h bin gesund oder kann mit meinem Zustand umgehen.
… I c h habe zu essen und die Möglichkeit, mich zu kleiden.
… I c h kann mich an den kleinen Dingen des Lebens freuen.

An der Blume,
dem Grün der Bäume,
dem Licht der Sonne,
den Regentropfen,
dem Lachen eines Kindes,
der Würde des Alters, usw.

Wir können mit all diesen Dingen positiv umgehen, wenn wir aus ihnen nicht mehr Selbstverständlichkeiten machen, auf die wir einen Anspruch haben, sondern Auszeichnungen darin sehen, daß wir sie haben und erleben dürfen.

Wir haben einen Verstand, der uns durch Übung Negatives erkennen und Positives kompensieren lässt. In der permanenten Übung werden wir lernen, unser gesamtes Denken umzustrukturieren und uns aus den Fesseln negativer, depressiver Denkstrukturen zu lösen:
Wir können uns durch unsere Arbeit belastet fühlen.

Wir haben dann die Chance, den Beruf, die Stellung zu wechseln, oder wir können uns positiv motivieren und froh und glücklich sein, daß wir arbeiten dürfen, daß wir Arbeit haben:
    … I c h bin fröhlich und gut gelaunt, daß ich arbeiten darf.
    … I c h habe vor meiner Arbeit keine Angst.
    … I c h kann Aufgaben, die an mich gestellt werden, erfüllen.
    … I c h bin ausgeglichen und ruhig, wenn i c h arbeite.

Wir formulieren, immer auf den Moment des Tuns ausgerichtet:
    … I c h kann es j e t z t   tun!

. . . und nicht:
    I c h werde es können, morgen vielleicht.
    I c h bin überzeugt, daß ich es immer dann kann,
    wenn i c h es wirklich will. I c h will JETZT können,
    i c h will JETZT etwas für meine Gesundheit tun, und ich kann es usw.

Der Gedanke als «Medikament»

Es liegt an uns, die Augen offen zu halten für all die schönen und positiven Momente unseres Lebens. Befreien wir uns von einem schlechten Gewissen. Schuld, die wir glauben, auf uns geladen zu haben, kann den Blick für das Schöne trüben. Verzeihen Sie sich und anderen.

... I c h sehe ein, daß der andere aus seiner Sicht so handeln mußte.
I c h bin nicht gekränkt durch das Verhalten des anderen, es sind seine Schwierigkeiten, die ihn so handeln ließen, i c h helfe ihm durch mein Verhalten, seine Probleme zu überwinden.
I c h vertraue dem anderen, auch dann, wenn er mich enttäuscht hat, ich gebe ihm und mir damit immer wieder eine neue Chance.
I c h weiß, daß ich nur durch mein Handeln und Verhalten den anderen oder das andere positiv beeinflussen kann.

Wir lernen, an uns und den anderen zu glauben. Wir glauben an die Kraft unserer eigenen Möglichkeiten und lassen sie damit zu. Wir begrenzen uns nicht mehr durch unseren Unglauben. Wir eröffnen uns selbst einen neuen und konstruktiv positiven Weg durch unser Denken.

WIR WOLLEN UND KÖNNEN UNSERE SCHWIERIGKEITEN ÜBERWINDEN ODER ZUMINDEST LERNEN, MIT IHNEN ZU LEBEN. WIR KÖNNEN UNS DURCH UNSER DENKEN NEUE UND BISHER VERSCHLOSSEN GEWESENE POTENTIALE ERSCHLIESSEN.

Wenn wir ein Problem haben, dann lösen wir es. Können wir es nicht lösen, weil die Umstände es nicht zulassen, dann nehmen wir das zur Kenntnis und hören auf, uns darüber zu beklagen. Mit Klagen können wir nichts ändern, sondern zerstören nur nutzlos unsere Lebensqualität.

Jeder unserer Gedanken und alle Gefühle und Emotionen sind Impulse in die zentralen Steuervorgänge unseres körperlichen Geschehens. Wir können Gefühle, Empfindungen und Gedanken noch nicht messen, wohl aber können wir ihren Einfluß auf den Organismus medizinisch feststellen, können ihre Einwirkung auf unsere Befindlichkeit beweisen.

Der Gedanke als «Medikament»

Rolf Stühmer – Das große Buch der Naturheilkunde

Die Bedeutung der Psyche für ein gesundes Leben

Es kann heute kaum noch geleugnet werden, daß psychische Faktoren für ein gesundes Leben eine bedeutsame Rolle spielen. Die Praxis liefert uns genügend Information zu solcher Annahme. Darüber hinaus gibt es auch im In- und Ausland eine ganze Reihe von wissenschaftlichen Untersuchungen zu diesem Thema, die eine in diese Richtung weisende Aussage machen.

Die psychische Verfassung wirkt positiv oder negativ in das Immunsystem des Menschen. Ein gestörtes Immunsystem wiederum hat eine negative Rückwirkung auf den Körper und die Psyche.

Es ist nicht leicht zu begreifen, daß dieser Umstand in der Praxis vieler Therapeuten so oft vernachlässigt wird, obwohl das Wissen darüber für die Mobilisierung der Selbstheilungskräfte des Organismus genutzt werden könnte.

Das kann daran liegen, daß der Therapeut bei Erstellung einer Diagnose heute Schwierigkeiten hat, dem Patienten zuzuhören, um sich ein Bild zu machen, sondern sich statt dessen vorwiegend auf die diagnostischen Möglichkeiten von Apparaten und Maschinen verläßt.

In Zeiten, in denen man noch nicht die technischen Möglichkeiten hatte, wußte man, daß zwischen emotionalen Erlebnissen wie persönlichen Verlusten, Ängsten und Hoffnungslosigkeit bis hin zur

Resignation und dem Auftreten einer Krankheit Zusammenhänge bestanden. Viele von uns, aber auch medizinische Spezialisten haben verlernt, Krankheit schlechthin als einen Aspekt des g e s a m t e n Menschen zu sehen. Es wird alle Aufmerksamkeit nur auf einen bestimmten Teil des menschlichen Körpers gerichtet, eben auf das erkrankte Organ oder Gewebe, und das Ganze dabei vergessen.

Ich bin aus Erfahrungen in meiner Praxis der Meinung, und viele andere Therapeuten werden mir beipflichten, daß es möglich ist, über geeignete psychologische Maßnahmen das Immunsystem so zu stärken, daß es z u s a m m e n mit anderen Verfahren, also Operation, Chemotherapie und Bestrahlungen und mit unterschiedlichsten biologischen Therapieformen in der Lage sein müßte, in einem Großteil der Fälle Gesundheit zu erhalten oder Krankheit zu heilen und das häufiger, als das bei dem Einsatz jeder Methode a l l e i n der Fall wäre.

Auch der amerikanische Psychotherapeut Lawrence LESHAN hat diese Auffassung in seinem letzten Buch
Diagnose Krebs. Wendepunkt und Neubeginn
im Zusammenhang mit Krebserkrankungen vertreten.

Er weist darauf hin, daß Patienten mit lebensbedrohlichen Krebserkrankungen in 70 bis 80 Prozent aller Fälle ganz bestimmte psychische Erfahrungsmuster aufwiesen. Diese Patienten waren z.B. nicht in der Lage, ihre Persönlichkeit zu verwirklichen, sie hatten Schwierigkeiten, zufriedenstellende Beziehungen zur Umwelt her-

Die Bedeutung der Psyche für ein gesundes Leben

zustellen, sie konnten sich nicht begeistern und empfanden auch keine Freude bei Erfolgen, weder im geschäftlichen noch im privaten Bereich. Seine Auffassung hat sich, wie er feststellt, bei vielen tausend Patienten bestätigt.

Er hält es für wichtig, daß bei einer Krebstherapie, und das gilt auch für jede andere Erkrankung, diese störenden psychischen Fakten aufgearbeitet werden müssen. Der Patient muß eventuell mit dem Therapeuten zusammen herausfinden, was seinem Leben einen neuen, anderen Sinn geben, Freude machen würde. Es sollte ermittelt werden, wie und wo der Erkrankte Möglichkeiten sehen würde, sein Leben als in seinem Sinne erfüllt zu empfinden. Der Therapeut kann dem Erkrankten kein neues Leben vermitteln, sehr wohl aber eine andere, positive Orientierung.

Dazu ist es notwendig, sich kennenzulernen. Nur dann ist man selbst auch in der Lage, Wünsche und Hoffnungen in die Tat umzusetzen und ein wirklich neues, anderes Leben zu beginnen. Es ist notwendig, sich selbst als einmalig anzunehmen und zuzulassen, so wie man wirklich, frei von jeder Manipulation, ist.

Ich möchte hier keine falschen Hoffnungen erwecken. Es können nicht alle Erkrankten durch ein solch ganzheitliches Konzept von Krankheit geheilt werden. In den Fällen, in denen das nicht mehr möglich ist, kann aber oft für eine gewisse Zeit das Leben *trotzdem lebenswert* verlängert werden. Dabei stelle ich immer wieder fest, daß es durch die Erfahrungen im bewußten Umgang mit der Krankheit bei vielen Patienten zu einer ganz anderen Lebensart und Qualität kommt. Die Krankheit wird bei vielen zu einem Neubeginn für ein dankbares, erfülltes und zufriedenes Leben, wie lange es auch immer dauert.

Kranke und deren Lebenspartner, Freunde oder Therapeuten sollten sich mit diesen Gedanken vertraut machen. Nur dann können alle zusammen wirklich helfen und verstehen und letztlich, so oder so, die Krankheit vermeiden oder überwinden.

Es muß davon ausgegangen werden, daß *bestimmte Verhaltensmuster krankmachenden Charakter haben*, also Mitveranlassung zur Entstehung von Krankheit generell sein können:

I.
Das Leben in einer Gemeinschaft (das beginnt in der Familie, im Freundeskreis, in religiösen Zirkeln usw.), **in der es keine w i r k l i c h e Harmonie gibt**.

Die Gemeinschaft verlangt von ihren Mitgliedern, nach außen eine heile und problemfreie Welt vorzuspielen, eine Fassade aufzubauen. Persönliche Konflikte, Probleme, Aggressionen dürfen nicht ausgelebt werden, werden unterdrückt. Die Gemeinschaft fordert, Bedürfnisse zu verleugnen, um den **harmonischen** Schein nach außen zu wahren. Durch die Gemeinschaft wird ein direkter oder indirekter Zwang ausgeübt. Diese Manipulation kann dazu führen, daß der Einzelne sein SELBST, seine Individualität verleugnet, nicht mehr fähig ist, sich in der ihm eigenen Form zu verwirklichen, daß er zu einer Marionette der Vorgaben aus der Gemeinschaft wird.

Die Bedeutung der Psyche für ein gesundes Leben

Moralische Zwänge werden aufgebaut, Tugenden überbetont, lassen dem Einzelnen keine Möglichkeit zur Eigenerfahrung und ganz persönlichen Entwicklung im Wege einer Reifung und Werdung (Pflichterfüllung, Leistung, Fleiß, sexuelle Reglementierung, religiöse und politische **Denkordnung** usw.).

Die aufgezwungenen Verhaltensmuster machen den Einzelnen zu einem uniformen Reaktionsmenschen, der sich auch später nur schwer aus dieser aufgezwungenen Form befreien kann. In vielen Fällen begreift er allein seine Uniformität nicht, fühlt sich aber in seiner Haut nicht wohl, lebt unter Ängsten und Zwängen. Er hat Schwierigkeiten, sich abweichenden Forderungen positiv bewältigend zu stellen. In vielen Fällen gibt er seine Verhaltensformen an seine Umwelt, z.B. seine Kinder weiter, verlangt angepaßtes Reagieren.

Sehr häufig finden wir diese Zwangsformen in der Familie durch dominante Eltern oder einen der Elternteile. Vater oder Mutter sind zu Marionetten einer solchen **Verhaltensdominanz** aus eigenem Erleben geworden. Sie hatten keine Möglichkeit, sich selbst in ihrer Fehlhaltung kennenzulernen, hatten keine Chance, die Gründe für ihr oft unzufriedenes Leben zu finden und aufzuarbeiten, und geben die eigene Form als ›Norm‹ weiter. Die Kinder werden zu einer Schablone eines oder beider Elternteile.

Das kann schon in der Schwangerschaft beginnen. Wir nehmen an, daß die pränatale (vorgeburtliche) Phase hier schon erhebliche Prägungen erzeugt, wenn z.B. eine Mutter in der Zeit der Schwangerschaft ihre erlernten, unfreien Verhaltensmuster an das werdende Kind, wenn auch unbewußt, weitergibt. Schon hier können die Anlagen für bestimmte Krankheitsbilder erzeugt werden. Die Erkrankung wird sodann zu einem Ventil für die Problematik des Einzelnen, zu einer Form der Autoaggressivität (Selbstzerstörung).

II.
Der falsche Umgang mit Gefühlen und Empfindungen.
Wir haben verlernt, daß wir Gefühle und Empfindungen haben dürfen, nicht cool sein müssen. Wir haben verlernt oder nie gewußt, daß Gefühle und Empfindungen zum Menschsein gehören, letztlich den Menschen erst ausmachen. Wir werden zu gefühlsarmen Wesen. Die Gefühle, die nicht gelebt werden können, suchen sich andere Ventile. Wir erzeugen eine Freßsucht, konsumieren exzessiv Alkohol oder werden zu Kettenrauchern. Wir flüchten uns in Krankheiten, werden zu Hypochondern und letztlich wirklich krank. In diesem Zusammenhang stellt sich dann die Frage, ob nicht die seelische Ursache, die seelische Notsituation, die hinter dem Konsum steht, die wirkliche Ursache für die körperliche Entgleisung ist. Ist es wirklich nur die Zigarette oder aber der Kummer, der über den Takakkonsum kompensiert wird, der die Krankheit verursacht? Diese Fragestellung soll in keinem Fall eine Freisprechung zu Tabakgenuß sein.

Wir haben keine Liebe erfahren. Gemeint sind nicht die verbalen Aussagen über Liebe, sondern die Liebe, die sich durch die Geste glaubhaft macht. Jemandem zu sagen, daß wir ihn lieben, ist einfach und unverbindlich. Ihn in den Arm zu nehmen, ihm über den Kopf zu streichen, ihm Liebe durch Taten zu beweisen, ist viel schwieriger. Viele von uns haben das nie erlebt. In ihnen ist aber diese elementare Sehnsucht nach einer glaubhaften echten Liebe.

Wir haben die Kraft positiven Denkens nie kennengelernt. Wir haben auch in unserem Lebenskreis nie wirklich positive Reaktionen gesehen, obwohl wir ihnen immer und überall begegnen könnten. Wir haben uns in ein destruktives Sehen und Empfinden hineingesteigert, das in allem nur das Negative sieht. Die Erfahrung, daß alles Negative nur die eine Dimension des Guten ist, haben wir nie begriffen. Niemand hat uns diese Sichtweise ermöglicht.

Wir sind zu Menschen des Verstandes geworden und sind noch stolz darauf. Wenn wir uns nicht zu Gefühlen und Empfindungen bekennen dürfen, womit sollten wir uns dann im Leben beweisen, und wie sollten wir existieren?

Auch die klassische Psychotherapie wird zu einem Instrument des Verstandes, wonach nur sein kann, was vom Standpunkt der **exakten Wissenschaft** sein darf. Deshalb stellt sich im Zusammenhang mit der Behandlung von psychischen Problemen als Mitauslöser eines Krankheitsgeschehens die Frage, ob nicht die Methoden der Meditation und Imagination und anderer ähnlicher Verfahren wesentlich bessere Heilungschancen bieten. Mit diesen Möglichkeiten können die unterbewußten Schichten in all ihren Facetten individuell, ohne in ein erneutes Schema eingepfercht zu werden, freigesetzt werden. Erfahrungen können im transzendenten Sinne zu einem Bekenntnis zum eigenen **ICH**, zum **SELBST** werden.

III.

Wir sehen in unserem Leben keinen Sinn, sind hoffnungslos. Oft wissen wir nicht, daß hinter all unserer Betriebsamkeit, permanenten Hektik, Sucht nach Erfolg und Anerkennung, nach Geld und Besitz nur die nicht beantwortete Frage nach dem Sinn des Lebens steht.

In meiner Praxis saß ein sehr vermögender Mann, der so viel Geld hatte, daß er sich praktisch alles leisten konnte. Er erzählte mir von seinen Besitzungen, seinem Vermögen, seiner Familie und seinem Lebenskreis. Er erzählte mir in einem Ton von Stolz und Resignation über all diese Dinge... Als er geendet hatte, trat ein Moment der Stille ein, und dann schoß es aus ihm heraus:

> *Aber ich bin nicht glücklich, ich bin zwar zufrieden. Oft habe ich den Eindruck, daß mich diese Zufriedenheit unfähig macht, glücklich zu sein.*

Wir haben nicht begriffen, daß wir unserem Leben selbst einen Sinn geben müssen, ihn in uns tragen, daß wir aufgerufen sind, ihn transparent werden zu lassen.

Die Bedeutung der Psyche für ein gesundes Leben

Wir entwickeln aus der Problematik unserer Zeit heraus dauernde Ängste vor dem Morgen. Wir fürchten uns vor dem Ozonloch, möglichen nuklearen Auseinandersetzungen, Umweltkatastrophen, Kriegen, dem Verlust unserer Habe, Arbeitslosigkeit usw.

Wir haben Angst, weil wir allein sind. Wir haben uns isoliert, haben den Kontakt zu unseren Mitmenschen, zu unserer Umwelt, zur Natur verloren. Wir haben all unsere **Zäune** abgerissen, um frei zu sein, merken nun aber, daß wir uns an einen Zaun auch anlehnen konnten, daß er uns schützte und wir in seinem Schutz geborgen waren.

Wir fürchten uns vor Krankheit, weil wir verlernt haben, selbst etwas für die Gesundheit zu tun. Die Krankheit erzeugt in uns spontan Hoffnungslosigkeit. Wir sehen in ihr oft die Endstation unseres Lebens. Wir sind so hoffnungslos, daß wir unsere eigenen Möglichkeiten, etwas dagegen oder, besser, etwas für uns zu tun, vergessen. Wir verzweifeln und reduzieren damit unsere Widerstandskräfte und den Lebenswillen als Voraussetzungen für die Revitalisierung unseres Immunsystems.

Werden wir uns über diese **psychisch selbstgemachten** Risiken klar. Begreifen wir sie als Fakten, mit denen wir lernen müssen, positiv bewältigend umzugehen. Vertrauen wir uns eventuell fachkundigen Therapeuten, Freunden oder Menschen, zu denen wir Vertrauen haben, rechtzeitig an. Sprechen wir mit Menschen, die in ähnlichen Situationen waren und diese gemeistert haben.

Gehen wir in Selbsthilfegruppen. Öffnen wir uns im Gespräch mit Menschen, die verstehen, uns zuzuhören. Machen wir von all den Möglichkeiten Gebrauch, die uns ganz persönlich positiv ansprechen. Das Wissen um die **psychischen selbstverursachten** Risiken ist der erste Schritt zur Überwindung ihrer Folgen.

Die Bedeutung der Psyche für ein gesundes Leben

Umwelt-Einflüsse und ein gesundes Leben

Die Bedeutung, die Umwelteinflüsse auf den menschlichen Organismus haben, hat in den USA, England und Frankreich in den letzten Jahren erheblich zugenommen. In Deutschland wird ihr noch nicht der Stellenwert beigemessen, der ihr zukommen sollte.

Es gibt heute etwa 150 000 verschiedene Chemikalien, mit denen wir in Berührung kommen können. Es ist schwer, teilweise unmöglich sich der toxischen (giftig-schädigenden) Belastung durch viele dieser Stoffe zu entziehen. Den biologisch-medizinischen Möglichkeiten zur Ausleitung aufgenommener Toxine durch eine geeignete Therapie kommt daher eine ganz besondere Bedeutung zu.

Die endgültige Einstufung eines Stoffes als unbedingt gesundheitlich schädigend ist außerordentlich schwierig. Zu viele unterschiedliche Faktoren können eine Rolle spielen. Wissenschaftliche Aussagen über die Toxizität eines Stoffes widersprechen sich häufig.

Die Einwirkungsdauer eines Stoffes sowie der Expositionsort können mit entscheidend sein, ob ein Stoff zur Schadsubstanz wird.

Versuche über eine mögliche Schädlichkeit können immer nur im Tierversuch angestellt werden. In der biologischen Medizin müssen jedoch grundsätzlich Tierversuche abgelehnt werden. Zum anderen kann als sicher unterstellt werden, daß Ergebnisse, die bei Tieren gefunden wurden, nicht ohne Zweifel auf den Menschen übertragen werden können.

Darüber hinaus wissen wir, daß psychische Faktoren eine wesentliche Rolle bei der Entstehung von Krankheit spielen. Dieser Einfluß, der bei jedem Menschen unterschiedlich ist, kann nicht ausgegrenzt werden, so daß bei allen Untersuchungen immer mit einer unbekannten Größe gerechnet werden muss.

Viele Stoffe sind erst ab einer gewissen Menge schädigend, in kleinen Dosierungen können sie vielleicht sogar hilfreich sein wie zum Beispiel in der Pflanzenmedizin.

In einer ganzen Reihe von Fällen wird oft aus scheinbar rein materiellen Erwägungen eine Schädlichkeit geleugnet, obwohl in wissenschaftlichen Studien der Nachweis erbracht bzw. eine Schädlichkeit zumindest nicht ausgeschlossen werden konnte (z.B. die Verwendung von Amalgam als Zahnfüllungen, die Verwendung von Futterstoffen und Medikamenten in der Schlachtviehhaltung und vieles andere mehr).

Die nachfolgend aufgeführten Stoffe sollten unter diesen Gesichtswinkeln gesehen werden. Unterhalten Sie sich von Fall zu Fall mit Ihrem Therapeuten, einem berufenen Fachmann oder einer Beratungsstelle über eine mögliche Schädlichkeit von Stoffen, mit denen Sie in Berührung kommen.

Wir sollten die nachfolgende Aufstellung als einen Hinweis ohne Anspruch auf Vollständigkeit oder als in jedem Fall verbindlich ansehen, nur als die persönliche Meinung vieler Therapeuten betrachten. Demjenigen, der sich mit diesem Thema, insbesondere auch im Hinblick auf eine mögliche Krebserkrankung, ausführlicher befassen möchte, empfehle ich das Buch:

Wulf-Dietrich ROSE, *Krebsgifte,*
Handbuch der krebsverursachenden Chemikalien,
Kunststoffe und Strahlen,
Mosaik Verlag GmbH, München – ISBN 3-570-04245-6.

Derselbe Autor hat ein anderes, sehr wichtiges Buch zu diesem Fragenkomplex unter dem Titel Wohngifte (Eichborn-Verlag, 31991 – ISBN 3-8218-0999-X) geschrieben:

Im Falle einer Erkrankung oder auch bei einer regulären Vorsorgeuntersuchung durch biologische naturheilkundliche Verfahren sollte die Überprüfung einer möglichen Schadstoffbelastung des Organismus durch die EAV (Elektroakupunkturtestung nach Dr. med. VOLL) durchgeführt und eventuell die entsprechenden Ausleitungsverfahren eingeleitet werden. Eine jährliche routinemäßige Entgiftungskur durch entsprechende Nieren-, Leber- und Lymphpräparate ist immer zu empfehlen.

Oxidationsmittel in Haarfärbemitteln wie Diaminoanisol und Diaminotoluol können bei Nagern Krebs erzeugen. VAN DEUREN hat nachgewiesen, daß circa zwanzig im Tierversuch gefundene Substanzen, die in Haarfärbemitteln vorkommen, krebserregend sein können. Überprüfen Sie deshalb immer die Hinweise auf den Verpackungen.

Der Inhaltsstoff in einer Reihe von Lippenstiften und Augen-Makeups, das **Benzyl-Violett**, ist für den Menschen eine krebserregende Substanz. Auch **Schwermetallkonzentrationen** (z.B. Bleiverbindungen), die in Kosmetika wie Lippenstiften, Lidschatten und Wimperntusche enthalten sein können, erzeugen Nierenkrebs.

Die toxischen Eigenschaften und karzinogenen Wirkungen des **Formaldehyd** und Pentachlorphenol sollten immer beachtet werden. (Sie können in Spanplatten, Lacken und Farben, Verpackungsmaterialien, Papier und Textilien vorkommen.) Die Mittel dürfen heute nicht mehr eingesetzt werden. Leider treten immer noch Spätschäden auf, da sie über Jahre freigesetzt werden können.

Beim Verdacht einer Intoxikation (Vergiftung) durch dieses Mittel sollte eine entsprechende Überprüfung, z. B. durch die Messung mit der EAV oder durch einen Spezialisten stattfinden (Asthma, chronische Bronchialreizungen, allergische Hautekzeme, Leberparenchymschäden. Untersuchungen der Universität Kassel, Haarlar und Henneböhle).

Asbestfasern:		Mesotheliom verschiedene Arten von Hautkrebs
Metallstaub wie	**Arsen**:	Gefahr von Haut-, Lungen- und Leberkrebs
	Chrom:	Gefahr von Lungenkrebs
	Nickel:	Gefahr von Nasen- und Lungenkrebs
	Blei:	Gefahr von Nierenkrebs

> **Cadmium**: Gefahr von Lungen-, Prostata- und Nierenkrebs, Gefahr der Kumulation in Leber und Nieren, Nierenatrophien und Tubulusschäden.

Ein großes Reizthema ist das in der Zahnmedizin eingesetzte Amalgam. Ob und inwieweit Amalgam auch bei der Entstehung von Krebs eine Rolle spielt, kann noch nicht bewiesen werden. Nach den Forschungen, z.B. des Toxikologen Dr. DAUNDERER ist die Verwendung von Amalgam im Mund in keinem Fall zu vertreten. Ergebnisse aus der Praxis scheinen das zu bestätigen.

Die Intoxikation des Körpers mit Quecksilber kann auf unterschiedliche Art nachgewiesen werden:

1. Im Urin:
Im Urin kann nach bestimmten Verfahren der Grad der Ablagerung im Körper ermittelt werden. Die so festgestellten Werte können zweifelsfreie Beweise einer möglichen Quecksilbervergiftung erbringen. Zusätzlich kann mit einem Kaugummitest der Abrieb des im Mund befindlichen Amalgams labordiagnostisch festgestellt werden.

2. EAV nach Dr. med. VOLL:
Nach dieser Methode kann eine Intoxikation sowie eine eventuelle allergische Komponente ermittelt werden. Außerdem ist es möglich, elektrische Spannungen im Bereich des Mundes zu ermitteln.

Ein ganzheitlich und biologisch arbeitender Therapeut wird immer auf Beseitigung der Füllungen und eine entsprechende Ausleitung bestehen. Auch wenn der wissenschaftliche Beweis für diese Maßnahme nach Meinung einiger Therapeuten noch nicht schlüssig gegeben ist (hier streiten die Fachleute, aber die Zahl derer, die die Verwendung von Amalgam als krankmachend ablehnen, wird immer größer), hat die Praxis bewiesen, daß die Entfernung des Amalgams für den Organismus des Erkrankten von Vorteil ist.

Ein Test durch den Dermatologen zur Abklärung einer eventuellen allergischen Reaktion, wie er vielfach von den Krankenkassen als Voraussetzung für die Übernahme der Kosten zur Beseitigung des Amalgams gefordert wird, reicht nicht aus, um den Grad der negativen Beinflussung auf das Gesamtsystem infolge einer Überbelastung oder Vergiftung zu ermitteln.

Eine Belastung mit den vorstehend aufgeführten Substanzen kann zu einer Einschränkung des gesamten Immunsystems oder zu einer allergischen bzw. toxischen Reaktion führen.

GEOPATHOGENE STRAHLEN
Der Begriff der geopathischen Reizzonen wurde von dem Geologen Geheimrat WALTER geprägt. Auf diesem Gebiet wird heute, insbesondere durch eine Stiftung, die von Frau Dr. CARSTENS, der Frau des ehemaligen Bundespräsidenten, ins Leben gerufen wurde, umfangreich geforscht.

Es bilden sich offenbar über Wasserläufen und Schichtverwerfun-

Umwelt-Einflüsse und ein gesundes Leben

gen geopathogene Reizzonen mit unterschiedlichen Schwingungsresonanzen in netzförmiger Struktur, deren Ausdehnung verschieden groß sein kann. Diese geopathogenen Reize wirken sich senkrecht nach oben in unterschiedlicher Höhe und Stärke aus. Sie können für verschiedene Entgleisungen des Organismus verantwortlich sein.

Sie führen zu einer veränderten gebremsten Neutronenstrahlung, niederfrequenten Kippschwingungsimpulsen, gebündelten, hochfrequenten Störabstrahlungen, einer veränderten Ionisation, unterschiedlichen magnetischen Feldern, die die Polarisation der Zelle stören.

Alle diese Einflüsse können mitverantwortlich oder allein zu unterschiedlichsten Erkrankungen führen. Die Praxis hat in vielen Fällen gezeigt, daß diesem Gesichtspunkt eine ganz wesentliche Beachtung geschenkt werden muß. Schon der Wechsel des Schlafplatzes kann oft von entscheidender Bedeutung sein.

In diesem Zusammenhang möchte ich auf die Arbeiten von E. HARTMANN und Dr. Josef OBERBACH und seinen Arbeitskreis hinweisen. Lassen Sie sich nur fachkundig beraten. Es wird heute vieles aus rein kommerziellen Gründen gegen den Einfluß solcher Strahlungen angeboten, ohne daß damit wirklich geholfen würde. Seien Sie beim Kauf von **Entstörgeräten** sehr vorsichtig.

Josef OBERBACH,, *Feuer des Lebens, Kosmos-Energie, Bio-Energie, Bioplasma*, DBF Verlag, D-82031 Grünwald.

Georges LAKHOVSKY, *Das Geheimnis des Lebens*,
VGM Verlag für Ganzheitsmedizin,
Essen, ISBN 3- 88699-999-8.
Giancarlo TAROZZI, Maria Pia FIORENTINO, *Calligaris*, VGM
Verlag für Ganzheitsmedizin, Essen, ISBN 3-88699-000-1.

RADIOAKTIVE NOXEN
Ein weiteres schädigendes Agens ist die **radioaktive** Verseuchung der Luft und der **radioaktive** Niederschlag. SEEGER, schreibt in Leitfaden für Krebsleidende (Seite 41 ff.):

«Die Gefährlichkeit der radioaktiven Strahlung aus Atombombentests und Reaktoren ist seit Hiroshima und Harrisburg durch die Massenmedien weltweit bekannt geworden, so daß sich eine Spezifizierung erübrigt. 1955 wurde in der Wüste von Nevada, dem Versuchsareal, auf dem Atombomben zur Detonation gebracht werden, ein Film gedreht. Von den 150 Filmleuten, die den Film gedreht haben, starben später 91 an Krebs. Nach atomarer Testexplosion auf dem Bikini-Atoll starben noch 1980 2000 Eingeborene an Schilddrüsenkrebs und Leukämie.»

Die Sofortwirkung der Strahlenkrankheit beruht nach PAULY auf einer irreversiblen Schädigung lebenswichtiger Fermentsysteme, welche an der Synthese der Desoxyribonucleinsäure beteiligt sind.

> ... Von den **Betastrahlern** lagert sich das Jod 131, Halbwertzeit (Verweildauer) 8 Tage, in der Schilddrüse ab = Schilddrüsenkrebs.

Umwelt-Einflüsse und ein gesundes Leben

- … Das **Strontium** 90, Halbwertzeit 28 Tage, besitzt eine Affinität zu Knochen und Knochenmark = Leukämien und Osteoporose.
- … Das **Caesium** mit einer Halbwertzeit von 33 Jahren verursacht Kollagenschwund im Bindegewebe, Muskelschwund und Ödeme sowie Myelinabbau in den Nerven. Inwieweit es an der Entstehung von Krebs beteiligt ist, ist noch nicht geklärt.
- … Der Alphastrahler **Plutonium** 239 mit einer Halbwertzeit von 24 400 Jahren ist das heimtückischste und teuflischste Endprodukt, das erst von Menschenhand durch die Uranspaltung gewonnen wurde. Es schädigt die DNS-Moleküle, die Gene, führt zu Genmutationen und zum **Krebs**.
  Durch Veränderungen an der DNS, welche den Bestand der Individuen garantiert, werden die Erbinformationen verändert, das Drüsensystem wird beschädigt, die gesamte körperliche Abwehr, d.h. das Immunsystem, außer Gefecht gesetzt.
- … Von **Plutonium** 239 ist bereits < 1 ng für den Menschen tödlich, und nach Angerer erzeugt jeder Atomreaktor jährlich 200 bis 250 kg **Plutonium**.

Ich möchte diese Aussagen SEEGERs kommentarlos in den Raum stellen. Sie werden jeden zum Nachdenken anregen, auch dann, wenn versichert wird, daß aufgrund der Sicherheitsmaßnahmen keine Risiken für die Menschheit beständen. Wir müssen aber immer wieder feststellen, daß absolute Absicherungen, auf welchem

Gebiet auch immer, nicht mehr möglich sind. Gegen diese möglichen Schäden wird sich niemand absichern können, auch diejenigen nicht, die glauben, ohne Atombomben oder Atomkraft nicht mehr auskommen zu können.

ELEKTROSMOG

Unsere Atmosphäre ist nicht nur chemisch, sondern auch durch unterschiedlichste elektrische und elektromagnetische Felder verseucht. Wenn wir berücksichtigen, daß abnorme elektromagnetische Felder anregend auf Krebszellen wirken und möglicherweise die Fähigkeit haben, den genetischen Aufbau von sich teilenden Zellen zu verändern, ist dieser Umstand sehr bedenklich. Auch die Zunahme psychischer Erkrankungen wird zum Teil unter diesem Aspekt gesehen werden müssen.

Unsere heutige Gesellschaft mit all ihren elektrischen Annehmlichkeiten ist keinesfalls risikofrei. Eine Reihe der von uns verwendeten elektrischen Geräte sind offenbar potentiell gefährlich. Trotzdem benutzen wir sie, weil wir meinen, der Nutzen sei größer als der Schaden. Der körperliche Schaden, der uns zum Beispiel dadurch erwächst, daß wir unter einer Hochspannungsleitung wohnen oder schlecht isolierte Leitungen in unserer Wohnung haben, kann gravierend sein. Die negative Beeinflussung beginnt bereits damit, daß wir ununterbrochen von der Netzfrequenz des Installationssystems von 50-60 Hz bestrahlt werden und setzt sich durch die von der Ionosphäre zurückgestrahlten Radiowellen fort.

Schließen wir zum Beispiel einen Menschen nur mit Handelektro-

Umwelt-Einflüsse und ein gesundes Leben

den in einem elektrisch abgeschirmten Raum an ein Oscilloskop an, so sehen wir eine saubere, gleichmäßige Sinuskurve. Sobald dieser Raum verlassen wird, sind alle möglichen Fremdfrequenzen aufgetriggert. Damit ist der Beweis erbracht, daß fremde, unnatürliche Felder vom menschlichen Organismus aufgenommen werden. Es muß aus der Erfahrung angenommen werden, daß sie eine dem Organismus nicht gemäße Steuerungsfunktion übernehmen. Das gilt natürlich auch für eventuelle kosmische Einstrahlungen (zum Beispiel Satelliteneinstrahlungen).

EINIGE RISIKEN:

Elektrorasierer, die mit Netzspannung und nicht mit Batterien betrieben werden, erzeugen starke Magnetfelder. Es wurden in 1cm Entfernung vom Scherkopf 60-Hz-Felder von bis zu 200 bis 400 Milligauß gemessen. Da erwiesen ist, daß zwischen 60-Hz-Feldern von nur 3 Milligauß und der Steigerung der Krebsrate eine signifikante Beziehung besteht, muß man sich fragen, ob die Verwendung von solchen Elektrorasierern weiter als unschädlich gelten darf. Man sollte darüber nachdenken, auch wenn die Belastung pro Tag nur sehr kurz ist.

Heizdecken, die genau so dicht an der Körperoberfläche verwandt werden wie ein Rasierapparat, haben zwar eine etwas geringere Abstrahlung von 50-100 Milligauß, der Körper ist diesen Abstrahlungen jedoch länger ausgesetzt.

Untersuchungen haben gezeigt, daß bei Frauen, die Heizdecken verwenden, viel häufiger Fehlgeburten auftreten. Das ist e i n Indikator. Andere Krankheiten können nicht ausgeschlossen werden. Die Schlußfolgerung ist, daß Elektrorasierer infolge des kurzfristigen Einsatzes wahrscheinlich keinen Schaden anrichten, Heizdecken dagegen im Einsatz bedenklich sein könnten. Diese Dinge sollten von dem, der kein Risiko eingehen will, durch andere unbedenklichere Vorrichtungen ersetzt werden (zum Beispiel durch die gute alte Wärmflasche).

Wir sind ständig dem elektromagnetischen Feld durch das örtliche Stromnetz, und zwar inner- und außerhalb des Hauses oder der Wohnung ausgesetzt. In der Stadt übersteigt die Feldstärke oft 3 Milligauß. Abhängig von der Entfernung des Hauses von Stromübertragungsleitungen oder Stromumspannungseinrichtungen kann das Feld noch größer sein. Es gibt Messungen, aus denen hervorgeht, daß das Auftreten von Krebs im Kindesalter und auch beim Erwachsenen in einer direkten Beziehung zu der jeweiligen Feldstärke steht.
Nach diesen Messungen sollte ein Wert von 0,3-1 Milligauß nicht überschritten werden.

Wenn Sie nun noch berücksichtigen, daß die Feldstärken aller verwandten und in Betrieb befindlichen Geräte zu der des Netzes hinzuaddiert werden müssen, dann werden Sie verstehen, daß schädliche Feldstärken entstehen können.

Viele Menschen verbringen einen großen Teil ihrer Freizeit vor dem **Fernseher**, der eine geringe Menge ionisierender Strahlung (Röntgenstrahlung) in unterschiedlichen Frequenzbereichen (60 MHz) abgibt. Diese Strahlungen gehen nicht nur vom Bildschirm, sondern vom ganzen Gerät in alle Richtungen aus. Sollen die Abstrahlungen, denen wir ausgesetzt sind, nicht stärker als 1 Milligauß sein, müssen wir einen genügenden Abstand (mindestens 2 Meter) zum Gerät einhalten.

Elektromagnetische Abstrahlungen durchdringen Wände. Deshalb sollte auch im Nachbarraum niemals ein Sitzplatz oder ein Bett an der Rückwand eines Fernsehgerätes plaziert werden. Entsprechende Untersuchungen bei Dauereinwirkung eines Fernsehgerätes auf den menschlichen Organismus in nicht genügendem Abstand haben gezeigt, daß offenbar erhebliche körperliche Schäden auftreten können oder als Ursache für unterschiedliche Krankheiten zumindest nicht auszuschließen sind.
Ein TV-Gerät sollte niemals seinen Standort in einem Schlafzimmer haben.

Das gleiche Risiko gehen wir bei der Arbeit an bestimmten **Computer** Bildschirmen oder Computermonitoren ein, die trotz der entsprechenden Sicherheitsvorschriften eine Abstrahlung vergleichbar mit der eines Fernsehgeräts erbringen. Am Computer sitzen wir viel dichter als am Fernseher.
Untersuchungen in Amerika und Schweden haben gezeigt, daß Frauen, die mehrere Stunden täglich an bestimmten Computern arbeiten, eine ganze Reihe von krankhaften Erscheinungen aufweisen, inbesondere die Zahl von Fehlgeburten deutlich ansteigt. Der negative Einfluß von bestimmten Computern kann, wenn der Bildschirm nicht in entsprechender Entfernung vom Benutzer auf-

gestellt ist, nicht ausgeschlossen werden. Besondere Vorsicht ist bei alten Computern aus der Zeit vor 1983 geboten. Kinder, deren Zellen noch im Wachstum sind, sollten besonders vorsichtig mit Computern unter Beachtung der notwendigen Sicherheitsvorschriften umgehen.

In jedem Fall würde ich raten, beim Kauf eines Computers die Frage der elektromagnetischen Abstrahlung anzuschneiden. Die jeweils auftretenden Feldstärken können mit handelsüblichen Geräten gemessen werden. Man ist dann nicht mehr nur auf die Aussagen Dritter oder Vermutungen angewiesen.

Die von einer **Leuchtstoffröhre** erzeugten elektromagnetischen Felder unterscheiden sich von denen einer Glühlampe erheblich. Bei einer Entfernung von ca. 5 cm von einer 60 Watt Glühlampe beträgt das 60 Hz-Feld 0,3 Milligauß, bei ca. 15 cm nur noch 0,05 Milligauß, und bei 30 cm verliert sich das Feld im magnetischen Umfeld.
Das Feld einer 10 Watt-Leuchtstoffröhre beträgt bei 5 cm Entfernung dagegen 6 Milligauß, bei 15 cm 2 Milligauß und bei 30 cm immer noch 1 Milligauß.

Elektrische Uhren erzeugen in Relation zu ihrer Größe ein erstaunlich großes Feld, nämlich in 60 cm Entfernung, das ist die ungefähre Entfernung auf dem Nachtschrank zum Schläfer, 5 bis 10 Milligauß.

Elektrische Haartrockner haben ein ganz erhebliches Feld. Ein

1200 Watt Föhn erzeugt in 15 cm Entfernung 50 Milligauß und bei 45 cm noch 10 Milligauß. Es gibt hier zwar noch keine epidemiologischen Studien über die Schädlichkeit, jedoch sollten die Zahlen, insbesondere wenn der oder die Betreffenden beim Frisör den Feldern über einen längeren Zeitraum ausgesetzt sind, zu denken geben.

Bei **elektrischen Heizkörpern** sollte unbedingt ein entsprechender Abstand gewahrt bleiben. Eine Fußleistenheizung von 1,20 m Länge erzeugt in 15 cm Entfernung ein Magnetfeld von 23 Milligauß, bei 30 cm Entfernung 8 Milligauß und noch bei 90 cm Entfernung 1 Milligauß.

Ähnliche Werte ergeben sich für den Elektroherd. Eine Heizplatte von 30 cm Durchmesser erzeugt in einer Entfernung von 45 cm über der Platte ein Feld von 50 Milligauß. Diesem Feld ist man natürlich nicht dauernd ausgesetzt.

Für **Mikrowellenherde** gelten besondere Vorschriften, die bei der Fabrikation der Geräte beachtet werden müssen. Das gilt insbesondere für die Abdichtungen. Diese werden vielfach durch den täglichen Gebrauch verletzt. Deshalb sollte jeder **Mikrowellenherd** jährlich einmal von einem geschulten Fachmann mit entsprechenden Geräten auf seine Dichtigkeit überprüft werden. Nur so kann ein eventueller Austritt schädlicher Strahlung verhindert werden.

Es gibt eine ganze Reihe weiterer Störquellen, denen wir ausgesetzt sind. Ein ganz wesentliches Moment, das noch sehr eingehender und genauer Forschung bedarf, sind die Funkwellen der neuinstallierten drahtlosen Telefonnetze. Es ist nicht auszuschließen, daß sich unter bestimmten Voraussetzungen stark schädigende Auswirkungen ergeben.

Man sollte sich über die Konsequenzen informieren, die sich bei elektrischen und elektromagnetischen Einwirkungen auf den menschlichen Organismus ergeben können. Daraus kann jeder für sich in eigener Verantwortung seine Schlüsse ziehen. Diese Ausführungen sind insbesondere im Hinblick auf den Krebs von Wichtigkeit.
Ich empfehle hier zur weiteren Information z.B. das Buch von Dr. med. Robert O. BECKER (USA) als führendem Experten für Elektromedizin, *Der Funke des Lebens*, aus dem Amerikanischen, Orginaltitel *Cross Currents*, Scherz Verlag

Umwelt-Einflüsse und ein gesundes Leben

Ernährung

Wir sollten bei allem, was wir essen, bedenken, daß die Nahrung die wichtigste **Medizin**, das bedeutendste Medikament für unseren Organismus ist. Das ändert sich auch durch den pharmakologischen **Fortschritt** nicht. Durch unsere Ernährung liefern wir dem Körper die für die Energieversorgung notwendigen Nährstoffe. Es ist genauso wie bei einem Automotor, der ohne den Kraftstoff, den wir tanken, nicht laufen kann:

Das **Benzin** des Körpers sind die Kohlenhydrate, Fette, das Eiweiß, die Vitamine, die Spurenelemente und Mineralien. Ist die Zufuhr dieser Stoffe zu einseitig, zu üppig oder zu karg oder durch, wie auch immer, geartete Gründe gestört, kommt es zu Belastungen des gesamten Systems. Geschieht das über einen längeren Zeitraum, sind Gesundheitsstörungen und ein eingeschränktes Immunsystem die Folge. Durch eine richtige und ausgewogene Ernährung kann das Risiko, krank zu werden, minimiert werden.

Unsere Lebensumstände haben sich gewandelt, ohne daß wir dem in der Ernährung Rechnung tragen. Die rein körperlichen Anforderungen sind geringer geworden. Es steht mehr Freizeit zur Verfügung, in der zusätzlich ohne einen entsprechenden Ausgleich gegessen wird. Von unserem Organismus würden weniger Kalorien und Energie benötigt, als das in früheren Jahren der Fall war. Trotzdem verhalten wir uns in vielen Fällen noch so, als müßten wir täglich Schwerstarbeit verrichten, essen zuviel Fett und (tierisches) Eiweiß, zuwenig wertvolle Kohlenhydrate in Form von Ballaststoffen, nehmen zuviel Kalorien zu uns. Der Verbrauch von Fleisch, Fett, Eiern und unterschiedlichsten Süßwaren ist, bei geringerer körperlicher Anforderung an den Menschen gestiegen. Der Verzehr von Kartoffeln und Getreide hat dagegen abgenommen. Essen und Trinken kompensiert in vielen Fällen psychische Problematik.

Übermäßig zugeführte Energie, die im Körper nicht verbraucht werden kann, wird in Fett umgewandelt. Die Folge ist Übergewicht mit allen gesundheitlichen Risiken. Eine Reihe von Krankheiten sind die zwangsläufige Folge:

Zuckerkrankheit (Diabetes), Verdauungsstörungen, Herz- und Kreislaufbeschwerden, Blähungen, Gallensteine, Leber- und Gallenerkrankungen, Fettleber usw. Es wird auf Grund verschiedener Untersuchungen angenommen, daß auch das Immunsystem durch Übergewicht supprimiert (behindert) werden kann, die Anfälligkeit für Infekte und Erkrankungen erhöht wird.

Das r i c h t i g e Körpergewicht ist nicht nur eine Frage der Schönheit, sondern die Voraussetzung für die Gesundheit. Es kommt auf das konstitutionelle, das heißt für den Einzelnen individuell richtige Gewicht an. Gertenschlank zu sein muß also nicht für jeden richtig sein. Ein Zuviel an Gewicht ist aber in jedem Fall ungesund.

Als Faustregel sollte gelten:
Körpergröße über 1 m in kg = Körpergewicht.
Davon sollten bei **Männern** 10 % abgezogen werden.

Ernährung

Bei 1,80 m Körpergröße = 80 kg abzüglich 10 % = 72 kg
Bei **Frauen** sollten, um auf das Idealgewicht zu kommen,
15 % abgezogen werden:
Bei 1,70 m Körpergröße, weiblich = 70 kg abzgl. 15 % =
10,5 kg, Idealgewicht = 59,5 kg

Wird das Gewicht erheblich überschritten, so daß das Übergewicht zu Krankheiten Veranlassung sein kann oder ist, können ausgewogene Diäten Abhilfe schaffen. Es sollte darauf geachtet werden, daß die Nahrung durch die Einnahme von Vitaminen und Mineralien ergänzt wird. Es hat sich in der Vergangenheit gezeigt, daß die längerfristige und einseitige Ausgrenzung von z.B. Kohlenhydraten oder Eiweiß für die Gesundheit schädlich ist. Zeiten, in denen übermäßig gegessen wird, folgen häufig radikale Hungerkuren. Der gesamte Stoffwechsel wird irritiert, er entgleist. Fragen Sie Ihren Therapeuten, wie Sie eine Diät für Ihre Gesundheit machen sollen.

Unsere Vorliebe für industriell gefertigtes Essen (Pommes frites, Würstchen, Hamburger und Süßwaren) kann auf die Dauer zu einer Unterversorgung des Organismus mit notwendigen Vitalstoffen führen: Es fehlen vielfach ausreichende Mengen an Vitaminen, zum Beispiel Folsäure, Thiamin (B1) und Riboflavin (B2).

Das trifft besonders ältere Menschen, den die Ernährung des älteren, für Erkrankungen und den Krebs anfälligeren Menschen sollte besonders sorgfältig beobachtet werden. Seine Möglichkeit, geschmacklich zu differenzieren und der Geruchssinn läßt nach, der Appetit wird maßgeblich beeinträchtigt. Das soziale Umfeld ändert sich, die Eßgewohnheiten werden andere, die körperlichen Aktivitäten verringern sich, der benötigte Kalorienbedarf sinkt. Es kommt häufig gerade beim älteren Menschen zu einer Unterversorgung mit den Vitaminen A, C und D.

Arzneimittel können sich auf die Aufnahme- und Umsetzungsfähigkeit der Nahrung im Körper ungünstig auswirken (bei der Pille und Antibiotika, bei dem Einsatz von Krebsmedikamenten). Ein erhöhter Bedarf an bestimmten Stoffen ist die Folge und sollte beim Essen Berücksichtigung finden.

Das gilt auch beim regelmäßigen Genuß von Nikotin und Alkohol, hier kann es zu Mangelerscheinungen kommen. Die Folge können Erkrankungen, eine Einschränkung des Immunsystems sein (die Thymus-Lymphozyten können geschädigt werden). Es kann zu einem Defizit von unterschiedlichen, für den Körper notwendigen Nährstoffen kommen (Folsäure und B-Vitaminen). Insbesondere das Nikotin beim Rauchen kann die Entstehung der sogenannten **Freien Radikale** begünstigen. Sie können die Zellen schädigen und zur Entstehung von Krebs führen. Die entstandenen Radikale müssen durch entsprechende Vitamine (A oder Beta-Carotin, Vitamin C und E) und Spurenelemente (Selen) **neutralisiert** werden.

Bei einer Erkrankung ist das Immunsystem gestört. Das Abwehrsystem braucht also mehr Energie als normalerweise. Fehlen wichtige und notwendige Stoffe, so kann die Abwehr nicht im Sinne von Heilung funktionieren. Die bedeutsamste Zufuhr der notwen-

Ernährung

digen Stoffe erfolgt über die Ernährung. Wir sehen, wie wichtig das richtige, der Situation angepaßte Essen und Trinken ist. Mit einer entsprechenden Ernährung kann der Bedarf an allen Nährstoffen in der Regel gedeckt werden. Dabei muß zwischen einer möglichen allgemeinen Unterversorgung oder einem bestehenden Mehrbedarf bei einer Erkrankung unterschieden werden.

Die Gesundheit wird uns nicht geschenkt, wir können sie nicht durch unsere Zahlungen zur Krankenkasse erwerben. Wir müssen selber etwas dafür tun. Die verantwortungsbewußte und richtige Ernährung spielt dabei eine wesentliche Rolle.

Immer wieder werden von Wissenschaftlern in den Nahrungsmitteln neue therapeutisch wirkende Inhaltsstoffe entdeckt. Unsere täglichen Lebensmittel – nicht nur Kräuter oder bestimmte Stoffe, die ohnehin für therapeutische Zwecke eingesetzt werden – sind voll von pharmakologischen Wirkstoffen. Wenn wir uns mit alten Überlieferungen befassen, dann finden wir vielfach aus der Erfahrung gegebene Ernährungshinweise, die sich durch die medizinische Forschung bestätigen lassen.

«Der Mensch ist, was er ißt.»

Viele körperliche Erkrankungen und auch psychische Verstimmungen sind letztlich die Folge biochemischer Störungen aus falscher Ernährung oder die Folge mangelhafter Verwertung der aufgenommenen Nahrung.

Zum Beispiel sind Nüsse, Schokolade, Fleisch, insbesondere Schweinefleisch, Austern, Rotwein, Erbsen in Konserven stark kupferhaltige Nahrungsmittel. Kupfer wiederum kann den Eiweiß-Fettstoffwechsel negativ beeinträchtigen.

Kupferbelastete Patienten neigen zur psychischen Instabilität und zu Depressionen. Das wiederum kann zur Immunschwäche führen. Hormonelle Umstellungen nach der Geburt, in den Wechseljahren, der Pubertät, bei der Einnahme der Antibabypille können zu Kupferstoffwechselentgleisungen und als Folge davon zu kommunikativen partnerschaftlichen Schwierigkeiten und damit wiederum zu einer Schwächung des Immunsystems – (Achtung: Krebsgefahr!) – führen.

Wir können durch unser Essen unsere Gesundheit und Lebensqualität entscheidend beeinflussen. Die Nahrung bietet uns ein ungeheures Potential an rezeptfreien Medikamenten ohne schädigende Nebenwirkungen.

Dabei müßten wir uns mehr an dem orientieren, was für unsere Gesundheit g u t und h i l f r e i c h ist, als uns ständig darüber Gedanken zu machen, was uns s c h a d e n könnte. Im letzteren Fall entwickeln wir zum Beispiel Schuldgefühle, die sich psychisch negativ und somit wiederum immunsuppressiv auswirken können.

Oft können chronische Krankheiten allein durch die Umstellung der Ernährung geheilt werden, oder eine Ernährungsumstellung kann in Verbindung mit anderen Verfahren für den Heilungsvorgang bei einer ganzen Reihe von Störungen hilfreich sein:

Ernährung

bei Hypertonie, der Krankheitsabwehr durch die Steigerung des Immunsystems, gewissen Herzerkrankungen, Krebs, Hautkrankheiten, Magen- und Darmerkrankungen, Verstopfungen, vegetativen Verstimmungszuständen, Schlafstörungen, erhöhtem Cholesterin, Schmerzen, Bronchitiden, Grippe, Durchblutungsstörungen, Diabetes usw.

Es ist für uns alle wichtig zu begreifen, welche Möglichkeiten und Chancen wir mit einer richtigen und gesunden Ernährung haben, wie wir mit jedem Bissen, neben dem Genuß, der durchaus auch einen positiven Effekt hat, eine direkt therapeutische Kraft entfalten.

Schon wie wir essen und die Speisen zu uns nehmen, ist von Bedeutung.
Es kann sehr aufschlußreich sein, uns selbst beim Essen zu beobachten:

Es ist nicht gleichgültig, ob wir hastig oder ruhig und gemäßigt essen.
Es ist bedeutsam, ob wir zum Beispiel unser Getränk in einem Zug herunterkippen oder in kleinen Schlucken zu uns nehmen. Schielen wir bereits nach den Schüsseln, wenn wir noch Reste auf dem Teller haben, um uns nachzulegen?

Schon aus unserem Verhalten bei Tisch können wir wertvolle Rückschlüsse auf unsere Verfassung ziehen:

Sind wir bei Tisch ruhig und bedächtig oder unersättlich, gierig, egozentrisch?

Begreifen wir beim Essen und Trinken die Chance zur Besinnung, zum Genuß, zur Freude?

Magenverstimmungen, Störungen des gesamten Stoffwechselsystems, von innen kommende Allergien (nutritive Allergien) können in vielen Fällen nicht die Folge falscher Ernährung sein, sondern eines falschen und unangemessenen Benehmens bei Tisch. Die gesündeste Speise, die wir ohne Ruhe, in Hast zu uns nehmen, wird für uns unbekömmlich.

Wenn wir uns voller Freude und erwartungsvoll nur auf das Essen konzentrieren, die bereitete Speise mit positiven Gedanken begleiten, wird sie uns bekommen. Deshalb:
> Wenn wir uns zu Tisch setzen, allein oder mit anderen zusammen, sind unsere Gedanken positiv, wir sind ruhig und ausgeglichen, in freudiger Stimmung.
> Wir werden zum Empfänger all der Stoffe, die uns die Nahrung vermittelt, aber auch all der Kräfte, die nicht materiell, sondern geistig aus der Liebe bei der Zubereitung auf uns zukommen. Wir nehmen an den positiven Gedanken aller am Tisch Sitzenden teil.

Wenn nicht, nehmen wir die **feinstofflichen** Schwingungen des Ärgers und der Trübsal, der negativen Gemütsverfassung aller am Tisch Sitzenden, zusammen mit den Speisen auf. Gedanken, die nicht unmittelbar auf das Essen gerichtet sind, hindern uns, den optimalen Nutzen aus den Speisen zu haben. Dabei ist es unbedeutend, ob solche Gedanken auch verbal geäußert werden oder

Ernährung

unausgesprochen im Raum stehen.

Es sind aber nicht nur die Gedanken der anderen, die uns beim Essen negativ beeinflussen können. Wir selbst sind ebenfalls aufgerufen, sobald wir uns zum Essen setzen, unsere Gedanken und Gefühle zu harmonisieren und nur auf das Essen auszurichten, uns quasi mit dem, was wir zu uns nehmen, anzufreunden.

Wir verbringen einen wesentlichen Teil unseres Lebens mit Essen und Trinken. Genießen wir diese Zeit als ein kostbares Geschenk. Auch bei Tisch sind wir durch Erfahrungsmuster aus der Vergangenheit geprägt. Werden wir uns darüber klar und nehmen wir auf diese, uns vielleicht störenden Programmierungen erneuernden positiven Einfluß:

> Wenn uns eine Speise oder ein Getränk nicht bekommt, fragen wir uns, ob der Grund in dem liegt, was wir zu uns genommen haben, oder in unserer Einstellung, unserem Verhalten. Wir müssen den Teller nicht leer essen, wenn es uns nicht schmeckt. Wir haben das Recht zu sagen, daß wir eine Aversion gegen diese oder jene Speise haben usw.

Daß wir zu essen und zu trinken haben, ist keine Selbstverständlichkeit. Viele Menschen auf der Welt leiden an Hunger und Durst. Besinnen wir uns bei Tisch darauf, daß wir durch das Essen und Trinken Zuwendung bekommen. Essen und trinken wir nicht nur mit den Sinnen.
Kultivieren wir durch das Essen und Trinken unseren Geist und lassen wir ein neues positives Bewußtsein entstehen. Lernen wir wie-

der, beim Essen **DANKE** zu sagen. Dinge, für die wir uns bedanken, sind ein Geschenk. Ein Geschenk ist immer etwas Wertvolles und Schönes.

Es sollte auf eine ausgewogene Vollwertkost geachtet werden. Bei fast jeder biologischen Behandlung ist die Umstellung der Ernährung notwendig. Wir wissen, daß die Ernährung tief in den Stoffwechsel eingreift. Es wäre jedoch falsch anzunehmen, wie immer wieder versucht wird darzustellen, daß allein eine Ernährungsumstellung Krankheit heilen könnte.

An Hand von Untersuchungen konnte jedoch festgestellt werden, daß viele Krankheiten das Ergebnis falscher Ernährung zu sein scheinen.

Eine fetthaltige und ballaststoffarme Ernährung kann zu Darm- und Brust-Erkrankungen führen. Das Risiko Pankreas-, Brust-Gebärmutter-, Magen- und Darmerkrankungen zu bekommen, kann sicherlich in vielen Fällen durch eine richtige Ernährung vermindert werden.

Eine laktovegetabile, das heißt eine vegetarische Ernährung mit zusätzlicher Verwendung von Milchprodukten (z.B. Stutenmilch), eine fettarme und ballaststoffreiche Ernährung kann für den Kranken und den Gesunden hilfreich sein. Dabei sollte darauf geachtet werden, daß die notwendigen Vitamine und Mineralstoffe in der Nahrung vorhanden sind oder daß sie zusätzlich eingenommen werden.

Ernährung

EINIGES ZUR STUTENMILCH

Stutenmilch ist ein seit Jahrhunderten erfolgreich angewandtes, biologisch hochwertiges Naturprodukt. Wie ein roter Faden zieht sich das Wissen über den regenerierenden und pflegenden Gebrauch von Stutenmilch über Asien, Europa und Rußland hinweg bis nach Skandinavien. Bereits vor 2000 Jahren ist im alten China von den herrschenden Dynastien Stutenmilch getrunken worden. Es ist ebenfalls überliefert, daß die Scheiche des Orients regelmäßig Stutenmilch tranken, um gesund und fit zu bleiben. Besonders das Kolostrum der Stuten wurde bei vielen schweren Erkrankungen als heilend und gesundmachend angesehen. Der Beweis wird in der Wissenschaft von heute durch die Erfolge mit der Kolostrumbehandlung erbracht.

Auch wenn es schwierig ist, Kolostrum zu bekommen, scheint mir dieser Hinweis wichtig. Ich mache immer wieder die Feststellung, daß es dem einen oder anderen doch möglich ist, an diese Substanz im Wege ganz persönlicher Verbindungen heranzukommen.

Die heilende und therapeutische Wirkung von Stutenmilch ist im 19. Jahrhundert von den russischen Wissenschaftlern Prof. Sergej BOTKIN, N.W. SKLIVOSOWSKI, G.A. SACHARIN festgestellt worden. Das erste Stutenmilchsanatorium wurde im Jahre 1858 von Dr. N.W. POSTNIKOW gegründet. Nikolajewitsch TOLSTOJ berichtet über die Stutenmilchkuren seines Vaters und sagte von sich selbst: «Stutenmilch regeneriert meinen Körper und beflügelt meinen Geist.»

In früheren Jahren wurde das hohe Alter sowie die geistige und körperliche Potenz der östlichen Völkerstämme dem regelmäßigen Genuß der Stutenmilch zugeschrieben. In unserer Zeit ist dieses biologische Wundermittel medizinisch erklärbar.

Die Erfahrungen mit Stutenmilch haben dazu geführt, daß heute in Rußland ca. 30 000 Milchstuten, 50 Stutenmilch-Sanatorien und annähernd 11 000 Patientenbetten vorhanden sind.

Stutenmilch ist eine dünnflüssige, fettarme Albumin-Globulin-Milch und von allen Säugetiermilcharten unserer Muttermilch am ähnlichsten. Durch den hohen Anteil an essentiellen Aminosäuren wie Tryptophan, Methionin, Lysin und hoch ungesättigten Fettsäuren wie Linol-, Linolen- und Arachidonsäure scheint es zu der biologischen Wirkung und der Stimulation des Immunsystems durch Stutenmilch zu kommen.

Die Herrichtung von in der Medizin verwendeter Stutenmilch muß mit äußerster Sorgfalt erfolgen. Die zum Einsatz kommenden Stuten müssen unter ständiger Kontrolle eines Veterinärs stehen.

Anwendungsgebiete:
Magen- und Darmstörungen, chronische Entzündungen der Magen- und Darmschleimhaut, Dickdarmentzündungen, akute und chronische Lebererkrankungen, auch Leberzirrhose, allgemeine Stoffwechsel-Entgleisungen, Gefäßerkrankungen, Bauchspeicheldrüsenschäden und chronische Verstopfungen.

Ernährung

Insbesondere wird die Stutenmilch mit großem Erfolg in der Begleitbehandlung und Nachsorge zur Chemotherapie und Röntgenbestrahlung eingesetzt.

Einnahme:

Die frische Stutenmilch wird tief gefroren geliefert. Sie wird unmittelbar vor dem Genuß in einem handwarmen Wasserbad aufgetaut und gründlich durchgeschüttelt. Sie darf nicht über 40 Grad erhitzt werden.

Es wird empfohlen, 1/4 Liter am Tag zu trinken. Eventuell auftretende Magen-/Darmirritationen wie Durchfall oder Ähnliches sind positiv zu bewerten und normalerweise kein Grund, die Kur zu unterbrechen.

Durch eine richtige und gezielte Ernährung werden Giftstoffe, die sonst mit der Nahrung aufgenommen werden könnten, reduziert. Die Ausleitung vorhandener Gifte im Körper kann über die Nahrungsaufnahme angeregt werden (Bindung von Giftstoffen und Ausscheidung über den Stoffwechsel). Der gesamte Stoffwechsel wird so verbessert werden.

Eine eiweißhaltige Kost kann Fäulnisprozesse fördern und an die Leber überhöhte Anforderungen stellen. Die Leber ihrerseits ist ohnehin schon z. B. bei einer Krebserkrankung erheblich strapaziert, da sie die Zerfallsgifte des Tumors verarbeiten muß.

SEEGER weist immer wieder auf die Bedeutung der richtigen Ernährung für die Sauerstoffausnutzung der Zelle hin. Eine mangelnde Zellatmung kann zu einer kanzerogenen Entartung der Zelle beitragen.

Bei Erkrankungen ist häufig der Eiweißstoffwechsel gestört. Es empfiehlt sich in solchen Fällen, tierisches Eiweiß durch **gesäuertes Milcheiweiß** zu ersetzen, z. B. durch Quark. Dieser enthält Milchsäure, durch die der Eiweißfäulniszustand im Darm unterdrückt wird. Der pH-Wert im Magen wird verändert.

Tierische Fette sollten wegen des hohen Cholesteringehaltes in jedem Fall vermieden werden. Der Cholesteringehalt muss immer im Verhältnis zu den ungesättigten Fettsäuren betrachtet werden. Daher sind kaltgeschlagene und nicht durch Kochen erhitzte Pflanzenöle für die Ernährung eines Krebskranken, aber auch prophylaktisch, nötig und wichtig.

(Ich empfehle meinen Patienten jeden Morgen einen Teelöffel kaltgepreßtes Olivenöl). Eigelb kann verwendet werden. Es enthält neben dem Cholesterin noch ein wichtiges Cholin. Kohlenhydrate sollten als Ballaststoff verabreicht werden, aber kein weißes Mehl und kein geschälter Reis.

Die Gärung im Darm wird durch Süßigkeiten und Zucker, durch süße und denaturierte Frucht-Getränke, Pralinen und Schokolade usw. gefördert. Das gilt auch für Traubenzucker und Honig. Günstig dagegen ist die Verwendung von Milchzucker. Milchzucker kann sich auf die Darmflora positiv und heilend auswirken.

Gelbe und **grüne Gemüse** wie Möhren, Kohl, Lauch, Spinat sind auf Grund ihres hohen Beta-Carotingehalts besonders wichtig.

Ernährung

Knoblauch hat eine direkte immunstimulative Wirkung und beeinflußt die Darmflora und Durchblutung des Organismus positiv.

Rote Beete sind von ganz besonderer Bedeutung. Ich weise hier vor allen Dingen auf die Arbeiten von Prof. Dr. SEEGER hin, der in der Einnahme des Saftes der Roten Beete eine Basistherapie sieht. Durch die Einnahme von Rote Beete-Saft kann die gestörte Zellatmung der Zelle wesentlich gesteigert werden. Eine Dauertherapie mit Rote Beete-Saft hat sich als besonders positiv erwiesen.

Rechtsdrehende L(+)-Milchsäure ist in der Therapie vieler Erkrankungen, z. B. beim Rheuma von besonderer Bedeutung. Sie kann in Form von Medikamenten oder auch durch milchsaueren Gemüsesäfte, Sauerkraut, angesäuerte Milchprodukte und Gemüse zu sich genommen werden. Die rechtsdrehende Milchsäure neutralisiert die toxisch wirkenden linksdrehenden Milchsäuren. Es kommt zur sogenannten razemischen Milchsäure. Der Organismus kann diese razemische Milchsäure ohne Schwierigkeiten dann ausscheiden. Untersuchungen haben ergeben, daß beim kranken Menschen häufig ein Defizit an rechtsdrehender Milchsäure besteht. Rechtsdrehende Milchsäure verbessert, insbesondere in Verbindung mit Rote Beete, die Zellatmung erheblich.

Bierhefe in Form von Flocken, Tabletten, flüssig oder als Paste ist ein wichtiges Mittel bei vielen Therapien. Bei einer intensiven Therapie mit Bierhefe konnte in oft hoffnungslos erscheinenden Fällen noch viel erreicht werden.

Es sollten folgende Speisen bevorzugt werden:

    Grüne Blattgemüse, Brokkoli, Spinat, Kohl, Grünkohl, Rosenkohl, Wirsing, Weißkohl, Blumenkohl, Steckrüben, Krautsalate mit Olivenöl, Süßkartoffeln, grundsätzlich alle dunkelgrünen bis orangegelben Gemüse, grüner Salat, Karotten.

    Früchte (auch getrocknete Früchte wie Aprikosen, Pflaumen, Rosinen), Erdbeeren, Zitrusfrüchte, alle roten und gelben Früchte, Trauben.

    Tomaten, Rettich, Knoblauch, Zwiebeln, Seetang, Olivenöl, grüner Tee, gelber bis dunkelgelber Kürbis,

    Meeresfische, Krustentiere,

    Hülsenfrüchte, Reis,

    Joghurt, vor allen Dingen Trinkjoghurt mit Acidophiluskulturen, Magermilch, mit Weizenkleie und Vitamin D angereichert.

Zur Ausleitung aller Gifte ist es wichtig, extrem viel zu trinken. Ich empfehle, täglich drei Liter mineralstoffarmes Wasser oder Tee zu trinken. Gewarnt wird vor Reiztherapien mit Tee, z. B. der dauernden Einnahme von Brennesseltee. Gemüsesäfte oder Buttermilch können ebenfalls ergänzend getrunken werden.

Bei einer Therapie zur Vorsorge, aber auch bei Erkrankungen, empfiehlt sich das Heilfasten. Durch das Heilfasten wird der Organismus von Nahrungsmittelgiften entlastet und die Ausleitung angeregt. Fastenkuren sollten immer n u r und ausschließlich mit dem Therapeuten zusammen und unter dessen Überwachung durchgeführt werden. Ist eine Besserung eingetreten, so sollte ein-

Ernährung

mal wöchentlich gefastet werden. Dabei muß aber an diesen Tagen reichlich getrunken werden.

Eine Saftfastentherapie von 42 Tagen nach BREUSS ist immer nur durch den mit diesem Vorgehen geschulten Therapeuten zu verordnen und von diesem sachgemäß zu begleiten.

In Amerika und Asien wird bei einer Reihe von Krankheiten mit **Makrobiotik** gearbeitet, das heißt mit einer bestimmten ausgewogenen Ernährung mit Lebensmitteln, die entweder dem Yin oder dem Yang zugeordnet werden und durch die im Körper eine Harmonisierung herbeigeführt werden soll.

Die **Orthomolekulare Medizin**, eine relativ junge Ernährungstherapie, setzt anstelle von komplexen, mehr oder weniger vollwertigen Lebensmitteln, ausgewählte Nährstoffe in zum Teil sehr hohen Dosierungen gezielt zur Behandlung von Krankheiten ein. Der zweifache Nobelpreisträger Linus PAULING definierte die orthomolekulare Medizin als «die Behandlung von Krankheiten und die Erhaltung guter Gesundheit durch Veränderung der Konzentration von Substanzen im menschlichen Körper, die normalerweise im Körper vorhanden und für die Gesundheit erforderlich sind».
Die orthomolekulare Medizin ist keine hypothetische Außenseiter-Medizin, sondern trägt den wissenschaftlichen Bedürfnissen unserer Zeit nach kontrollierbarer, pharmakologischer Wirkung Rechnung. Die zum Einsatz kommenden Wirkstoffe sind biochemisch definiert, sind keine Fremdstoffe für den menschlichen

Organismus, sondern in der Regel essentielle Nährstoffe.

In den letzten hundert Jahren haben sich eine ganze Reihe von ernährungstherapeutischen Ansichten etabliert, die alle versuchen, auf die Gesundheit des Organismus durch die spezielle und gezielte Ernährung Einfluß zu nehmen, Methoden nach:

- Bircher-Benner,
- Kollath,
- Schnitzer,
- Bruker.

Von allen wird mit unterschiedlichen Ansätzen die **vollwertige** Ernährung in den Mittelpunkt des gesundheitlichen Denkens gestellt. Dabei ist nicht nur das, WAS gegessen wird, sondern auch das, WIE gegessen wird, von Bedeutung. Auch das Heilfasten gehört mit zu den gezielten therapeutischen Verfahren, die sich der Ernährung bedienen.

Etwas, was in den meisten Fällen vergessen wird, ist das WANN. Wenn jemand kommen würde, um uns zu fragen, welches die schlechteste Zeit für das Essen wäre, bekämen wir in der Mehrzahl der Fälle keine oder nur eine sehr unsichere Antwort.

Viele von uns essen unmittelbar vor dem Schlafengehen. Das ist ungesund, es ist eine schlechte Angewohnheit. Noch viel ungesunder ist es, morgens opulent zu essen.

Wir essen dicke und kräftige Frühstücke in der irrigen Meinung, dem Körper damit die notwendigen Kalorien für den Tag zu geben. In Wirklichkeit belasten wir den Körper in den Stunden danach, in denen wir durch die Arbeit gefordert sind, mit einer enormen

Ernährung

Verdauungsleistung, machen ihn träge. Daher müssen wir, um das bewältigen zu können, Kaffee oder starken Tee trinken.

Energie ist der Ausgangspunkt für die Bewältigung der unterschiedlichen Aufgaben und die gesamte Existenz. Wenn wir am Morgen erwachen, sind wir ausgeruht und auf der Höhe unseres Energiepegels. Voraussetzung ist, daß wir den Magen und die Verdauungsorgane nicht durch ›Mitternachtshäppchen‹ oder ein falsches Abendessen belastet haben. Ein kräftiges Frühstück würde nun für die notwendige Verdauung einen wesentlichen Teil dieses Energiepotentials, das wir für andere Zwecke benötigen, verbrauchen.

Das Wort ›**Breakfast**‹ ist aus ›break‹ und ›fast‹ zusammengesetzt, also das Fasten brechen. Fasten heißt, für eine gewisse Zeit keine Nahrung zu sich zu nehmen, z. B. die ganze Nacht. Beenden wir das Fasten, sollten wir den Körper nur schonend auf eine Nahrungsaufnahme vorbereiten:

> Vom frühen Morgen, wenn wir erwachen, bis mindestens zum Mittagessen sollten wir nichts weiter zu uns nehmen als frische Früchte oder natürliche Fruchtsäfte. Wir können davon, soviel wie wir mögen, verzehren, müssen uns keinen Zwang antun.

Wenn wir so verfahren, werden wir enorme Energien für die Bewältigung unserer Aufgaben haben. Wir müssen uns nicht überwinden, etwas zu leisten, fühlen uns nicht überfordert, bleiben fröhlich und in guter psychischer Verfassung. Unser Immunsystem läuft auf vollen Touren.

Eine gezielte Ernährung verlangt Disziplin. In vielen Fällen muß der Verzehr von oft liebgewordenen Nahrungs- und Genußmitteln eingeschränkt oder auf diese vollkommen verzichtet werden. Eine Therapie mit einer richtigen Ernährung ist notwendig, verhältnismäßig einfach zu handhaben und kann für den Laien verblüffende und tiefgreifende Erfolge erbringen. Vor allem bietet sie dem Menschen die Möglichkeit, selbst etwas zu tun und Eigenverantwortung zu übernehmen.

Es ist im Rahmen dieses Buches nicht möglich und auch nicht gewollt, näher auf die Möglichkeiten der Therapie durch das richtige Essen und Trinken einzugehen. Ich wollte Sie auf die Bedeutung hinweisen und Ihnen Anregungen in die eine oder andere Richtung geben. Sie sollten selbst entscheiden, was Sie tun wollen. Das Angebot an Büchern mit ernstzunehmenden Ernährungsrichtlinien ist groß.

Treffen Sie hier eine Auswahl, die Ihren ganz persönlichen Wünschen, Geschmack, Veranlagung und Bedürfnissen entgegen kommt. Lassen Sie sich bei der Auswahl der Bücher durch Ihren Therapeuten beraten.

Für den Menschen sollte es selbstverständlich sein, daß er für seine Ernährung nur solche Produkte verwendet, die aus biologischem Anbau kommen und bei denen davon ausgegangen werden kann, daß sie mit einem Minimum an Schadstoffen belastet sind sowie die vom Körper benötigten Mineralstoffe und Vitamine ungeschädigt enthalten.

Ernährung

Vitamine – warum so wichtig für ein gesundes Leben?

Wenn wir uns heute mit der Bedeutung von Vitaminen gezielter auseinandersetzen, so ist das keine Modeerscheinung. Wir müssen zur Kenntnis nehmen, daß zu einem gesunden Leben die ausreichende und richtige Versorgung mit Vitaminen gehört. Der richtige Umgang mit Vitaminen, das heißt die zusätzliche Versorgung mit Vitaminen, zusätzlich zur Nahrung, ist heute mehr denn je für uns von Wichtigkeit und lebensnotwendig.

1. Das Nahrungsmittelangebot ist auf Grund seiner industriellen Aufbereitung in vielen Fällen nicht mehr oder nicht mehr in ausreichendem Maß in der Lage, den Bedarf des Körpers an Vitaminen zu decken.

2. Der Bedarf an bestimmten Vitaminen ist auf Grund der Ansprüche und Forderungen, die an uns gestellt werden, und durch das Übermaß an Streß wesentlich größer, als das früher der Fall war.

3. Die Art des Essens, das Verhalten während des Essens, die teilweise Sorglosigkeit bei der Auswahl unserer Speisen machen es uns oft unmöglich, die ausreichende Menge der Vitamine zu uns zu nehmen, die wir gerade in diesen Lebenssituationen der Überforderung dringend benötigen würden.

4. Das durch die unterschiedlichsten Umwelteinflüsse geschwächte Immunsystem bedarf, um sich gegen die Krankheit ausreichend wehren zu können, einer größeren Menge an Vitaminen, als wir normalerweise mit den Speisen zu uns nehmen. Da das Angebot aus den verfügbaren Lebensmitteln ohnehin zu gering ist, muß dringend in der richtigen und gezielten Form ergänzt werden. Dazu gehört, daß wir den Umgang mit Vitaminen gelernt haben.

5. Die übermäßige Einnahme von bestimmten Medikamenten verhindert die Resorption zugeführter Vitamine, oder sie werden durch die Medikamente zerstört:

Die dauernde Einnahme von Abführmitteln kann die Aufnahme der zugeführten Vitamine auf Grund einer zu schnellen Darmpassage oder durch im Darm entstehende Fäulnisprozesse verhindern. Ölhaltige Abführmittel können die Vitamine A, D, E und K zerstören.

Die ungezielte, längere und häufige Einnahme von Antibiotika kann dazu führen, daß die in den Speisen enthaltenen Vitamine zerstört oder nicht aufgenommen werden können, da die Darmwände geschädigt sind. Es kann zu einem Pilzbefall kommen, die gesamte Symbiose ist gestört. Aspirin kann die Resorption von Vitamin C verhindern.

Durch Rauchen kann die Aufnahme von Vitamin C verhindert oder stark eingeschränkt werden.

Streß (Ängste und Sorgen, Streit, finanzielle Schwierigkeiten usw.) kann Depots an Vitamin C in den Nebennieren zerstören, so daß ein plötzlicher Mangelzustand eintritt.

Durch bestimmte Medikamente (Antacida), wie sie bei einer Gastritis oder Magengeschwüren verschrieben werden, können B-Komplex-Vitamine zerstört werden.

Die falsche und unsachgemäße Lagerung von frischen Nah-

rungsmitteln kann die darin enthaltenen Vitamine zerstören. (z. B. zu viel Licht bei Vitamin B2 – Riboflavin)
Nahrungsmittel werden durch falsche Aufbereitung ihrer Vitamine beraubt (zu langes und zu starkes Erhitzen, bei dem das Wasser und damit die wasserlöslichen Vitamine fortgeschüttet werden, generell zu starkes Erwärmen usw.).
Nahrungsmittel werden bei der industriellen Aufbereitung denaturiert.
Die Vitamine in Nahrungsmitteln werden durch Insektizide und Pestizide zerstört. Durch zu lange Einlagerung kommt es zur Oxidation von Nahrungsmitteln durch Luft.

Wenn wir unterstellen, daß wir mit der täglichen Nahrung genügend Vitamine aufnehmen, dann sagt das noch nichts darüber aus, ob der Organismus auch in der Lage ist, dieses Angebot zufriedenstellend zu verwerten. In den Fällen also, und dazu gehört auch der Krebs, in denen ein Unwohlsein oder eine Krankheit auftritt, sollte immer die Möglichkeit einer Vitaminunterversorgung in Betracht gezogen werden.

Menschen, die besonders gefordert werden – junge, heranwachsende Menschen, ältere Menschen oder Frauen in der Schwangerschaft – haben einen über der Norm liegenden Vitaminbedarf, den es zu befriedigen gilt, wenn nicht Schäden auftreten sollen.

Es ist entscheidend, in welcher Form Vitamine eingenommen werden. Da bei der Mehrzahl der Menschen eine Resorptionsstörung in der einen oder anderen Form vorliegt, empfiehlt sich die

Einnahme als Emulsion, so daß sie bereits durch die Mundschleimhaut, die Magenschleimhaut oder in den vorderen Dünndarmabschnitten aufgenommen werden können. Sie sind somit für die Organsysteme, die sie benötigen, schneller verfügbar.

In der Krebstherapie weise ich z.B. auf die A - E-Emulsionen hin, die in jeder Apotheke erworben werden können. Für den älteren Menschen, und hier erhöht sich die Krebsanfälligkeit, steht die Emulsion A - D3 - E - K3 - B-Vitamine (Geriatrie-Mulsin) zur Verfügung.

Vitamin C sollte immer zeitlich unabhängig von anderen Vitaminen eingenommen werden.

Ein anderes, gerade für den Krebspatienten sehr wichtiges Ergänzungspräparat ist das AM-12 (in der Apotheke zu beziehen). Es enthält neben bestimmten Vitaminen auch noch ein Thymusprotein, das für das Immunsystem hilfreich ist.

Vitamine sollten durch den geschulten Therapeuten verordnet werden. Besprechen Sie sich mit ihm, bevor Sie der Weg in die Apotheke führt. Um jede Toxizität (schädigende Überdosierung) zu vermeiden, sollten immer nur die verschriebenen Vitamine und auch immer nur in der Menge genommen werden, wie sie verschrieben wurden.

Vitamin A:

Dem Vitamin A kommt bei vielen Erkrankungen eine ganz besondere Bedeutung zu. Vitamin A hat im Organismus unterschiedliche Aufgaben, ist aber insbesondere der Schutzfaktor für die Haut und die Schleimhäute.

Vitamine – warum so wichtig für ein gesundes Leben?

Versuche mit einer Vitamin A-armen Ernährung führten zu Störungen bzw. Erkrankungen im Bereich des Mundes, der Nase oder Nebenhöhlen, im Magen- und Darmtrakt, der Kehle, der Gallenblase, Blase und Nieren, der Augenbindehaut, des Mittelohrs oder der inneren Lidflächen.

Nach der Verabreichung entsprechender Mengen von Vitamin A verschwanden die Beschwerden oft schlagartig. Es konnte nachgewiesen werden, daß sich bei Vitamin A-Mangel die Epithelzellen der Haut ungewöhnlich stark vermehren. Wenn diese Zellen abgestoßen werden, sind sie trocken und hart. Sie werden durch nachwachsende und ebenfalls absterbende Zellen nach oben geschoben, und wir sehen eine schuppige, verhärtete, relativ harte Oberfläche, die für die Ansiedlung von Bakterien einen Nährboden bietet.

Lichtempfindlichkeit oder Nachtblindheit können ein Zeichen für einen Vitamin A-Mangel sein. Kopfjucken, Schuppen und sprödes Haar sind in vielen Fällen ein Hinweis auf ein Defizit an Vitamin A. Auch brüchige Fingernägel lassen an ein solches Mangelsyndrom denken. Der Grund für hornige Haut an den Unterarmen, den Ellbogen, am Knie, den Oberschenkeln und am Gesäß mit der Neigung zu Geschwüren kann ein Vitamin A-Mangel sein.

Erkrankungen der Leber und Nieren, des Verdauungstrakts (evtl. Nieren und Gallensteine) können die Folge von zu wenig Vitamin A sein. Auch für das Knochengerüst ist Vitamin A von Bedeutung. Bei Tinnitus (Ohrensausen), Schwerhörigkeit, Geruchsverlust besteht der Verdacht eines Vitamin A-Defizits.

Vitamin A ist für das geregelte Wachstum, die Entwicklung des Embryos von Bedeutung.

Bei bestimmten Arten des Zungenbelags oder herdartigen Verdickungen der Zunge kann Vitamin A oft hilfreich sein.

Aus diesen vielen Möglichkeiten sehen wir, wie wichtig es sein kann, den Fachmann vor der Einnahme von Vitamin A zu Rate zu ziehen.

Vitamin A erhöht die Abwehrkraft gegen katarrhalische Entzündungen. Andererseits sinkt bei verschiedenen Infektionen der Vitamin-Spiegel, so daß in solchen Fällen auch immer eine entsprechende Ergänzung erfolgen sollte.

Vitamin A kann in hohen Dosen toxische Nebenwirkungen haben, die sich als Kopfschmerz, durch Veränderungen des Blutbilds und Übelkeit darstellen, bei schwangeren Frauen sogar zu Mißbildungen des Fötus führen können. Vitamin A sollte deshalb immer nur in Abstimmung mit dem Therapeuten genommen werden.

«Intensive körperliche Belastung beim Training und in Wettkämpfen sowie negativer Streß (Dis-Streß) führen zu einer Schwächung des Immunsystems», erklärte Professor Heinz LIESEN vom Sportmedizinischen Institut der Universität Paderborn.

Als Gegenmittel empfahl er eine moderate körperliche Belastung beim Ausdauertraining sowie eine optimale Versorgung mit den

Vitamine – warum so wichtig für ein gesundes Leben?

lebensnotwendigen Vitaminen, Mineralstoffen, Spurenelementen und auch den essentiellen Aminosäuren als unverzichtbaren Bausteinen für körpereigenes Eiweiß.

Dazu gehören Beta-Carotin als Vorstufe vom Vitamin A, das Spurenelement Selen, die Vitamine C und E. Sie machen die sogenannten Freien Radikale unschädlich, schützen dadurch die Membran der Zellwand und das Erbmaterial im Zellkern vor Schäden, können weitverbreitete Erkrankungen wie Arteriosklerose, Rheuma usw. verhindern.

Vitamin A-Lieferanten:

Bananen, Orangen, Aprikosen, Pfirsiche, Melonen, Karotten (Beta-Karotin als Vorläufer des Vitamin A, sog. Provitamin, 1930 entdeckt.), Tomaten, Kürbis, Mais, Süßkartoffeln, Petersilie, Brokkoli, viele Arten grünblätteriger Gemüse wie z. B. Salate, Spinat, Rosenkohl, roten Paprika, Grünkohl, Hagebutten. (in weißen Gemüsen wie weißen Rüben, Gurken, weißen Zwiebeln, Blumenkohl, Getreide, Pflanzenölen fehlt das Vitamin A). In Seetang, wie er z. B. in der japanischen Küche verwendet wird, findet man viel Vitamin A.

Rinds-, Kalbs- und Schweineleber, Eigelb, Butter, Milch, Sahne und in ganz besonderem Maß Lebertran enthalten viel Vitamin A. Insbesondere Lebertran ist ein vorzüglicher Vitamin A-Lieferant und sollte ganz besondere Beachtung bei der täglichen Nahrungsergänzung verdienen, zumal er risikolos eingenommen werden kann.

Vitamin A wird vom Körper in hohem Maß in der Leber, in kleinen

Mengen in der Lunge und den Nieren gespeichert. Karotindepots finden wir in der Leber und im Fettgewebe unter der Haut. Diese eingelagerten Vorräte können durch die tägliche Gabe von ca. 100 mg Vitamin E aktiviert werden.

Der tägliche Minimalbedarf von Vitamin A beträgt 3 000 I.E. (Internationale Einheiten) oder 0,9 mg Vitamin A. Die Therapiedosis beträgt 300 000 I.E. und ist natürlich in jedem Fall vom Therapeuten individuell zu bemessen.

Zur optimalen Aufnahme von **Beta-Carotin** und Vitamin A aus der Nahrung sind Gallensäuren, Nahrungsfette und eine intakte Fettverdauung notwendig.

Vitamin C:
Vitamin C = Ascorbinsäure ist für das Abwehrsystem besonders bedeutsam. Es stimuliert die Interferonbildung. Interferon als hochmolekularer Eiweißwirkstoff wird versuchsweise gegen verschiedene Virusinfektionen eingesetzt. Es ist anzunehmen, daß die vermehrte Einnahme von Vitamin C und die damit verbundene Mehrproduktion von Interferon im Körper des Menschen eine wesentliche Schutzfunktion dieses Vitamins ist. Darüber hinaus hat Vitamin C für den Gesamtorganismus eine ganze Reihe weiterer wichtiger Funktionen zu erfüllen.

Vitamin C ist für den Energiehaushalt der Zellen des Körpers wichtig, da es ein sogenanntes ›Reduktions-Oxydations-System‹, das **Redox-System**, unterhält, das Wasserstoff aufnehmen und abgeben kann.

Vitamine – warum so wichtig für ein gesundes Leben?

Vitamin C ist für ein gesundes Bindegewebe, das Wachstum der Knochen, zur Heilung von Knochenbrüchen wichtig. Durch Vitamin C wird der Einbau von Calcium in die Hartsubstanz der Knochen und der Zähne gefördert. Das Gleiche gilt für den Einbau von Eisen.

Für die Zähne und das Zahnfleisch, für eine gute Wundheilung, für das kapillare Gefäßsystem, nicht nur in den Extremitäten, sondern auch in den Herzkranzgefäßen muß genügend Vitamin C vorhanden sein. Die Versorgung des Gewebes mit Sauerstoff und der Abtransport von Schadstoffen erfolgt über dieses System. Bei Versagen treten unterschiedliche Erkrankungen auf; die Neigung zu blauen Flecken kann auf spröde und brüchige Kapillaren zurückgeführt werden, die durch zusätzliche Gaben von Vitamin C wieder 'geschmeidig' gemacht werden können. Bei bevorstehenden Operationen sollte aus diesem Grund nach Möglichkeit keine Diät durchgeführt werden, die den Vitamin C-Haushalt negativ beeinflussen würde, da es sonst zu einer vermehrten Blutungsneigung kommen könnte. Nach neuen Untersuchungen kann davon ausgegangen werden, daß darüber hinaus Vitamin C in der Lage ist, arteriosklerotische Ablagerungen in den Arterienwänden aufzulösen und die Gefahr einer Ablagerung zu reduzieren oder ganz zu vermeiden.

Bei grauem Star kann eine hochdosierte Vitamin C-Kur oft die Beschwerden wesentlich bessern.

Sogenannte Allergene werden durch dieses Vitamin «entgiftet» (Stoffe wie Fremdeiweiße, Schimmelpilzsporen, Blütenpollen usw., die zu allergischen Reaktionen im Körper führen können).

Durch eine Aufnahme von DDT in toxischen Dosen, z. B. durch Insektizide oder Pestizide, kann der Körper Vitamin C verlieren. Ähnliches geschieht beim unkontrollierten Umgang mit Dämpfen von Benzin, Lösungsmitteln, chemischen Reinigungsmitteln.
Die Toxizität (Giftigkeit) von einer Reihe von Chemikalien kann in vielen Fällen durch die hohe Gabe von Vitamin C ausgeschaltet oder zumindest stark vermindert werden.

Ganz besonders bedenklich ist der Verlust von Vitamin C beim Rauchen und starker Smogbelastung. Auch eine Reihe von Medikamenten kann für eine starke Ausscheidung von Vitamin C verantwortlich gemacht werden. Bei der Einnahme solcher vielleicht aus medizinischen Gesichtspunkten erforderlichen Medikamente – wie z. B. Antihistaminika, Sulfonamide, Barbiturate, Insulin, Adrenalin, Schilddrüsenextrakte, Aspirin und anderer salizylhaltiger Medikamente, Atropin – sollte immer auch eine Vitamin C-Ergänzung erfolgen.

Bei nicht ausreichender Magensäureproduktion kann Vitamin C nur ungenügend aufgenommen werden. In solchen Fällen wird Ihnen der Therapeut durch die Verschreibung eines die Magensäureproduktion unterstützenden Medikaments helfen.

Vitamin C muß trocken und dunkel gelagert werden, da es gegen

Vitamine – warum so wichtig für ein gesundes Leben?

Licht und Sauerstoff empfindlich reagiert. Durch starke Erwärmung, z. B. stark vorgewärmte Teller, durch Backpulver kann dieses Vitamin zerstört werden.

Vitamin C wird industriell aus Milchzucker oder Sorbit, Stärke, Glucose und Rohrzucker hergestellt. Das natürlich gewonnene Vitamin C unterscheidet sich nicht von dem industriell hergestellten Vitamin.

Vitamin C wird im Körper nicht gespeichert. Der Körper hat also keine Depots, auf die er in Notsituationen zurückgreifen könnte. Die tägliche Substitution, insbesondere in Krisensituationen, ist daher unerläßlich.
Bei starkem Schwitzen oder bei Fieber, bei vermehrtem Wasserlassen geht viel Vitamin C verloren. Man sollte auch in solchen Fällen immer an einen Ausgleich durch entsprechende Einnahme denken.

Vitamin C-Lieferanten:
Frisches Obst (z. B. vor allen Dingen Äpfel, Sanddornbeeren usw.) und Gemüse (z. B. Karotten, Weißkohl, Bohnen, Petersilie, rote Paprika, Salat, Spinat usw.), alle Zitrusfrüchte, Kiwi, Hagebutten, schwarze Johannisbeeren, Erdbeeren. Eine ganz wichtige Quelle für die Versorgung mit Vitamin C ist die Kartoffel. Hier muß darauf geachtet werden, daß die zum Verbrauch bestimmten Kartoffeln nicht zu lange gelagert wurden, da sonst das Vitamin verlorengeht. Für alle anderen Arten an Gemüse und Obst gilt das Gleiche.

Der tägliche Bedarf von Vitamin C liegt bei ca. 100 mg. Bei Krankheiten, auch beim Krebs, können diese Mengen ohne Risiko in Übereinstimmung mit dem Therapeuten erheblich überschritten werden. Mengen von 1000 mg sind nach allgemeinen Erkenntnissen unbedenklich und in vielen Krankheitsfällen wahrscheinlich notwendig.

Die Ergänzung kann durch Pulver (Ascorbinsäure ist wesentlich billiger als Vitamin C-Tabletten) oder Tabletten, die in den Apotheken erworben werden können und sich in Wasser lösen, vorgenommen werden. Vitamin C wird normalerweise ohne Schwierigkeiten vertragen. Patienten, die zu Nierensteinen neigen, sollten Vitamin C nur unter ärztlicher Kontrolle einnehmen oder Vitamin C-Brausetabletten verwenden. Durch das Natriumbikarbonat in diesen Brausetabletten wird der Urin alkalisch, die Löslichkeit des Cystin sowie der Harnsäure und damit die Bildung von Nierensteinen minimiert.

Vitamin E:
Dem Vitamin E (Tocopherol, aus dem griechischen tokos = Geburt und pharein = tragen) wird heute in der Vorsorge und bei der Behandlung von unterschiedlichen Erkrankungen eine wichtige Bedeutung beigemessen. Die Bezeichnung Vitamin E ist ein Oberbegriff für unterschiedliche Tocopherole, die sich in ihrer chemischen Zusammensetzung nur unwesentlich voneinander unterscheiden.

Es wurde im Jahre 1922 von EVANS und BISHOP entdeckt. Sie

Vitamine – warum so wichtig für ein gesundes Leben?

stellten bei ihren Untersuchungen fest, daß Tiere, die mit einer Vitamin E-freien Nahrung gefüttert wurden, keine lebensfähigen Nachkommen zur Welt brachten und in vielen Fällen an Muskelschwund litten.

Ein Mangel an Vitamin E kann zur Muskelerschlaffung bis hin zur Lähmung, zu klimakterischen Erscheinungen führen, die Gefäßwände können dünner werden, und es kann zu Blutungen kommen. Es können Bindegewebsschwächen und Leberschäden auftreten, es kann für Unfruchtbarkeit und Totgeburten verantwortlich sein.

Herzmuskelschwächen können auf einen Mangel an Vitamin E zurückzuführen sein.

Vitamin E sollte als Schutz gegen Umweltgifte dem Körper in ausreichender Menge zur Verfügung stehen.

Vitamin E ist vor allen Dingen für die Sauerstoffversorgung der Zellen und damit für ihre Energieversorgung bedeutsam. Vitamin E ist ein starkes Antioxidans, das die Zellen vor den freien Sauerstoffradikalen schützt und die Entstehung schädlicher Oxidationsprodukte verhindert.

Es ist ein vorzügliches Herztherapeutikum mit Digitalis-ähnlicher Wirkung, jedoch ohne dessen oft schädliche Nebenwirkungen (die Durchblutung des Muskels wird gefördert, die Kapillare und Gefäße werden geweitet und geschützt, der Blutgerinnungsfaktor reguliert, die Ausscheidung von Urin wird optimiert, und Ödeme können verhindert werden, so daß auf ausleitende Medikamente in vielen Fällen verzichtet werden kann). Besonders aus Kanada liegen für dieses Einsatzgebiet ausgiebige Forschungsergebnisse vor.

Auch bei Arterienverkalkung hat Vitamin E ein sehr positives Wirkungsspektrum, da es den Blutfettgehalt günstig beeinflußt.
Bei hohen Gaben von Vitamin E kann über die Hirnanhangdrüse eine sehr gute Auswirkung auf das gesamte hormonelle System des menschlichen Körpers ausgeübt werden.

Für das Zentralnervensystem ist Vitamin E von entscheidender Wichtigkeit.

«Wer regelmäßig Vitamin E einnimmt, der stärkt seine körpereigenen Abwehrkräfte und ist weniger anfällig für Infektionen.« Das ist das Ergebnis eines Versuchs mit älteren Menschen, den Professor Simin Nikbin MEYDANI von der Tufts Universität in Boston (US-Bundesstaat Massachusetts) durchgeführt hat. Auf dem 4. Internationalen Experten-Forum Immun-Therapie in Oslo teilte sie mit, daß auch die regelmäßige Zufuhr von Beta-Carotin (einer Vorstufe des Vitamins A) eine ähnlich günstige Wirkung auf das Immunsystem hat.
Um den Bedarf daran wirklich sicher zu decken, sollten diese ›antioxidativen Vitamine‹ mit sogenannten Nahrungsergänzungsmitteln zugeführt werden, die es rezeptfrei in jeder Apotheke gibt.

Vitamine – warum so wichtig für ein gesundes Leben?

Vitamin E-Lieferanten:
Hauptlieferanten sind das Weizenkeim- und Maisöl, Dorschlebertran, Kalbsnieren, Kopfsalat, Sonnenblumenkerne. Da heute bedauerlicherweise die für den menschlichen Verzehr hergestellten Pflanzenöle größtenteils gehärtet werden, geht ein großer Teil ihres Vitamin E-Gehaltes verloren. Wir sind daher gezwungen, den notwendigen Bedarf durch Präparate aus der Apotheke zu decken. Davon sollte unter fachkundiger Beratung Gebrauch gemacht werden. Es kann im Organismus gespeichert werden.
Der Mindestbedarf je Tag liegt zwischen 10 und 30 mg. Für therapeutische Zwecke kann die Menge in Absprache mit dem Therapeuten bis 200 mg unbedenklich erhöht werden.

Ich möchte mich in diesem Buch im Hinblick auf die Wirkung von Vitaminen auf diese drei Sorten beschränken, da sie die wesentlichen zu sein scheinen. Das darf und kann nicht heißen, daß andere Vitamine im menschlichen Organismus einen geringeren Stellenwert hätten. Sie sollten insbesondere im Hinblick auf das gesamtheitliche Geschehen genau so beachtet werden.
Die aufgeführten Vitamine sind nach unserer heutigen Erkenntnis ein Glied in der Kette der Möglichkeiten bei der Behandlung von einer ganzen Reihe von Erkrankungen bzw. zur Vorsorge, keinesfalls aber das alleinige Therapeutikum.

Machen Sie davon in Verbindung mit Ihrem Therapeuten in der Vorsorge und bei der Erkrankung Gebrauch, und Sie werden wie viele andere Menschen die positiven Auswirkungen am eigenen Leib erfahren.

Spurenelemente und Mineralien

Mineralien und Spurenelemente sind für die menschliche Gesundheit sehr bedeutsam. Das gilt insbesondere für **Selen, Germanium, Magnesium, Molybdän und Zink.**

Erstmals im Jahre 1920 behandelte der französische Arzt Dr. J.U. SUTTER bei Asthma und Ekzemen mit öligen Produkten auf der Basis von Mangan und Kupfer. Er ging dabei rein empirisch vor, da er noch keine Möglichkeiten hatte, die Hintergründe zu ermitteln.

Im Jahre 1932 begann der französische Klinikarzt Dr. MENETRIER systematische Studien zu dem Thema der Spurenelemente und ihrer Rolle in der Medizin für therapeutische Zwecke. Er ging davon aus, daß es einen Unterschied geben mußte zwischen den Symptomen und dem T e r r a i n einer Krankheit. Er war der Meinung, daß mit unterschiedlichen Forschungsansätzen begonnen werden müßte, wenn man Licht in diese zwei Gebiete bringen wollte. Ist es wichtig, nur die Symptome zu behandeln, oder bedeutsamer, das Terrain, also die Möglichkeit der Disposition in eine Krankheit, zu therapieren? Kann das eine oder andere über Spurenelemente erreicht werden? Er teilte bei seinen Untersuchungen die Patienten nach ihrem **vererbten Terrain**, ihrer Empfänglichkeit oder Widerstandskraft gegen bestimmte Krankheiten sowie ihr physisches und psychisches Verhalten in bestimmte Gruppen ein.

Wer sich für diese Untersuchungen interessiert, dem empfehle ich das Buch:

Die wirkliche Aufgabe der Spurenelemente,
ihre Anwendung in der Therapie
(Eine Übersetzung aus dem Französischen, Forschungs- und Anwendungszentrum für Spurenelemente, Bursins, 1978)

Hier wird in wissenschaftlicher Form Stellung bezogen, und die Erkenntnisse der Physik werden mit denen der Medizin verknüpft.

Besondere Beachtung verdienen die Erkenntnisse von Dr. MENETRIER über die Einflüsse des neurovegetativen Bereichs einer jeden Erkrankung. Der neurologische Anteil an allen Funktionen unseres Lebens durch das zentrale und autonome Nervensystem ist unbestritten. Von hier wird die Motorik, die Sensibilität, die Erregung und Beruhigung, der Regelmechanismus physiologischer Gleichgewichtszustände gesteuert.

Die Funktionen der neurologischen Abläufe hängen zum einem von physikalisch-chemischen Voraussetzungen ab, bei denen Ionen wie Na^+, K^+, Ca^{++}, Mg^{++} usw. eine bedeutsame Rolle spielen.

Neurovegetative Dysregulationen können der Grund für viele Erkrankungen sein und kommen häufiger vor als Störungen im autonomen Nervensystem. Die endokrinen Anteile bei einer Erkrankung sind eng mit denen der neurovegetativen Funktionen verbunden, synergetisch oder antagonistisch.

Auf diese beiden Systeme kann über die Behandlung mit Spurenelementen regulativ Einfluß genommen werden.

Spurenelemente und Mineralien

Mangelerscheinungen müssen ausgeglichen werden. Das kann einmal dadurch geschehen, daß wir den Stoff, der nicht ausreichend zur Verfügung steht, von außen zuführen. Wir können aber auch, und das würde der weitaus effektivere Weg sein, durch die Gabe von **Biokatalysatoren** eigene Speicher, die im Körper vorhanden sind, aktivieren und so den Mangel ausgleichen:

Beispiel:
> Wir können bei einer hypochromen Eisenmangelanämie durch die Gabe entsprechender Eisenpräparate dieses Krankheitsbild beseitigen, d. h. von außen den Mangel beheben.
> Wir können aber auch durch die Gabe bestimmter Spurenelemente, z. B. des Spurenelements Kupfer, als Biokatalysator die Mobilisierung von Eisen aus den körpereigenen Speichern verstärken.

Katalysatoren wirken regulativ und nicht stofflich-quantitativ. Ein Katalysator ist eine chemische Substanz, die Reaktionen hervorruft, eine **Information** für gewisse Reaktionen gibt.
Alle lebenden Organismen benötigen Biokatalysatoren in Form von Spurenelementen – insbesondere von Metallen –, um ihre lebenswichtigen Funktionen aufrechtzuerhalten.

Eine Krankheit ist ein Zustand der Dysfunktion, d. h. des gestörten Gleichgewichts zwischen den einzelnen Funktionen. Harmonisieren wir jetzt enzymatische oder physikochemische Prozesse durch die Verabreichung biokatalytischer Wirkstoffe, reguliert sich bzw. normalisiert sich das dynamische Gleichgewicht, und es bietet sich so die Chance, das T e r r a i n für die Krankheit auf biologische Art und Weise zu normalisieren.

Selen:

Selen ist in Fischen, verschiedenen Meeresfrüchten, Eiern, Milchprodukten sowie in verschiedenen Getreidesorten vorhanden. Die Wirkung von **Selen** auf den menschlichen Organismus ist noch nicht restlos geklärt. Beim Tier stellte man bei **Selen**-Mangel Wachstumsstörungen und Leberschäden fest.

Studien haben gezeigt, daß Selen eine entgiftende Eigenschaft bei Quecksilber- und Cadmium-Intoxikationen hat. **Selen** hat eine antioxidative Wirkung ähnlich der von Vitamin E.

Darüber hinaus haben Untersuchungen gezeigt, daß Selen offenbar das Abwehrsystem stimuliert und einer Veränderung des Erbguts entgegenwirkt.

Selen darf nur in verordneten Mengen eingenommen werden, da es insbesondere auf Basis eines sauren Körper-Milieus bei einer höheren Dosierung zu toxischen Schäden kommen kann.

Selen wird in den Apotheken vielfach als Kombinationspräparat mit Vitamin E angeboten. Es hat sich bei der Behandlung von unterschiedlichen Erkrankungen als sehr hilfreich in Kombination mit anderen Methoden erwiesen und sollte auch in der Vorsorge immer Verwendung finden. Klären Sie die Möglichkeiten einer Verwendung mit Ihrem Therapeuten ab.

Spurenelemente und Mineralien

Germanium:
In Gebieten mit germaniumhaltigen Quellen liegt die Erkrankungsquote weit unter dem Durchschnitt. Durch **Germanium** wird die Sauerstoffversorgung der Zelle verbessert und das Abwehrsystem durch die Anregung der Interferonproduktion gesteigert. **Germanium** ist in der Lage, Wasserstoffatome zu binden, und kann auf diese Art zu einem Dehydrierungsgeschehen führen.

Es ist teilweise schwierig, **Germanium** in deutschen Apotheken zu beziehen. In solchen Fällen setzen Sie sich mit einer internationalen Apotheke in Verbindung. In Frankreich ist es überall in Apotheken zu bekommen. Wenn auch die wissenschaftliche Untermauerung der Wirkung von **Germanium** noch nicht verbindlich vorliegt, so sind die Behandlungsergebnisse im In- und Ausland sehr vielversprechend. Die Dosierung sollte immer durch den erfahrenen Therapeuten vorgenommen werden.

Molybdän:
Das Wissen über **Molybdän** ist noch gering. Trotzdem hat sich die Meinung durchgesetzt, daß es zur Therapie unverzichtbar ist.

Untersuchungen haben gezeigt, daß ein **Molybdän**-Mangel zu Wachstumsstörungen und Zahnkaries führen kann. Schädigende Wirkungen bei der Einnahme von **Molybdän** wurden bisher bei sachgemäßer Verabreichung nicht festgestellt.

Molybdän ist in Deutschland in Kombinationspräparaten über die Apotheke zu beziehen. Aus Frankreich kann über die internationalen Apotheken reines Molybdän geordert werden.

Der Gehalt an **Molybdän** im menschlichen Organismus wird auf ca. 0,02 mg angenommen, der tägliche Bedarf beträgt ca. 0,4 mg.

Magnesium:
Magnesium ist ein unbedingt lebensnotwendiger Mineralstoff. Es wird in den Knochen, der Leber und der Skelett- und Herzmuskulatur gespeichert. Für die Stabilität der Zellmembrane ist die Umsetzung der verschiedensten Enzyme und die Regulation der körpereigenen Eiweißsynthese, für das gesamte Stoffwechselsystem notwendig. Es ist für den Knochenbau, die Sehnen und die Reizbarkeit der Nerven und Muskeln bedeutsam.

Magnesium-Mangelerscheinungen können durch eine nicht ausreichende Zufuhr von außen bedingt sein, zum anderen durch Resorptionsstörungen, vor allen Dingen im Dünndarm bei Durchfallerkrankungen. Sie können aber auch durch Alkoholmißbrauch, durch die Einnahme von zu viel Calcium, durch nicht ausgewogene Eiweißernährung oder zu viel Fett in der Nahrung hervorgerufen werden. Bei Lebererkrankungen sollte immer **Magnesium** von außen zugeführt werden, da die Speicherfähigkeit der Leber eingeschränkt ist. Außerdem sollte in Zeiten besonderer Beanspruchung, bei Sport, Schwangerschaft, im Wachstum und im Alter immer zusätzlich substituiert werden.

Magnesium hat auf das vegetative System eine stabilisierende und harmonisierende Wirkung und wirkt somit einer vegetativ bedingten Immunsuppression entgegen. Es hat insbesondere auf die Leistungsfähigkeit der Mitochondrien, die die Fermente der Atmungs-

Spurenelemente und Mineralien

kette enthalten, einen besonders positiven Einfluß.

Übermäßiger Alkoholverbrauch senkt den **Magnesium**gehalt im menschlichen Organismus. Eine Reihe neurovegetativer Störungen bei Alkoholikern ist darauf zurückzuführen.

Die Meinungen über die für den Menschen notwendigen Mengen an **Magnesium** gehen noch auseinander. Es kann jedoch unterstellt werden, daß bis 600 Milligramm täglich vertragen werden und in einer ganzen Reihe von Fällen auch notwendig sind. Das muß jedoch immer vom Therapeuten auf den jeweiligen Fall abgestimmt verordnet werden.

Zink:
Zink ist in zahlreichen Nahrungsmitteln enthalten: in Meeresfrüchten, Rindfleisch, Kakao, Eigelb, Geflügelinnereien wie Magen und Herz, Lammfleisch, Leber, Schweine- und Kalbfleisch, Weizenprodukten, Erdnüssen, Erbsen, Haferprodukten usw.
Der menschliche Organismus kann **Zink** aus tierischen Produkten leichter absorbieren als aus pflanzlicher Nahrung. Vegetarier sollten immer entsprechend ergänzen.

Zink ist Bestandteil der Haut, Augen, der Keimdrüsen und der Haare. Es ist für den Stoffwechsel, insbesondere für die Regulation des Blutzuckerspiegels wichtig. Es wurde festgestellt, daß z. B. bei Krebserkrankungen immer auch ein Mangel an **Zink** vorliegt, der ausgeglichen werden muß, um Schäden zu vermeiden und die Heilung zu ermöglichen.

Bei rheumatoiden Erkrankungen konnten durch die Verabreichung von **Zink** die Schmerzen nach einiger Zeit deutlich reduziert werden.

Bei **Zink**mangel kommt es zu Wachstumsstörungen und einer verzögerten Wundheilung. Das Geschmacksempfinden kann gestört sein, es kann zu einer mangelnden Sekretion männlicher oder weiblicher Geschlechtsdrüsen kommen, bestimmte Arten von Anämie können entstehen.

Durch exzessiven Alkoholkonsum wird der Körper gehindert, Zink zu verwerten, und es kann daher zu Zinkmangelerscheinungen kommen.

Der Zinkgehalt im menschlichen Organismus wird auf 1,4 bis 4 Gramm angenommen. Der tägliche Bedarf wird auf 0,4 bis 15 Milligramm beziffert.

Generelles über Mineralien:
- Mineralien sind für gesunde Knochen und Zähne, für einen guten Allgemeinzustand bedeutsam. Wir können auf sie nicht verzichten (Kalzium Phosphor).
- Mineralien haben auf die Blutgerinnung einen regulierenden Einfluß.
- Zur Heilung von Wunden und Verletzungen, zur Vermeidung von blauen Flecken werden vom Körper Mineralien benötigt.
- Auf das Stoffwechselgeschehen nehmen Mineralien regulie-

Spurenelemente und Mineralien

renden Einfluß. Die Gasbildung im Darm kann durch Mineralien in Verbindung mit Vitaminen beseitigt werden. Durch basische Mineralsalze können die im Bindegewebe deponierten säureüberschüssigen Ablagerungen harnfähig gemacht und ausgeschieden werden.
- Beim Mangel an Mineralien, z.B. an Kobalt, können bestimmte Vitamine wie B12 nicht verwertet werden.
- Mineralien können antibiotisch, d. h. keimtötend, wirken (Kupfer).
- Die Vitalität, die Leistungsfähigkeit des Menschen ist vom Vorhandensein bestimmter Mineralien in ausreichender Menge abhängig (Magnesium, Jod, Kupfer, Kobalt, Zink, Phosphor).
- Durch Mineralien wird der Flüssigkeitshaushalt des Körpers mit kontrolliert. Mineralien sind die Voraussetzung für die Möglichkeiten des Körpers, bestimmte Nährstoffe aufzunehmen.
- Mineralien sind für das Funktionieren bestimmter Nerven und die Muskelkontraktion bedeutsam.
- Das Verdauungssystem kann ohne genügend Kalium nicht funktionsgerecht arbeiten.
- Es können im Organismus keine Proteine gebildet werden, ohne daß Kalzium und Zink, Schwefel und Stickstoff in ausreichender Menge zur Verfügung ständen.

Umgang mit Mineralien und Spurenelementen:
- Um eventuell bestehende Mangelzustände abzubauen, ist eine Einnahme nach Verordnung durch den Therapeuten

über gewisse Zeiträume notwendig. Es kommt über eine entsprechend lange Substitution zu einer Wiederherstellung der sinngerechten Funktion.
- Durch eine kontrollierte Einnahme können auch negative Folgen von Krisensituationen kompensiert werden.
- Die Einnahme sollte morgens nüchtern erfolgen. Die Stoffe sollten mindestens 30 Sekunden im Mund behalten werden, damit eine sublinguale Aufnahme erfolgen kann. Es empfiehlt sich bei Mangelzuständen die Einnahme von Lösungen und nicht von Dragees. Lösungen können schneller und leichter vom geschwächten Organismus aufgenommen werden. Ionisierende Metalle werden leicht freigesetzt und kommen so mit dem dichten Kapillarnetz der Mundschleimhaut in Berührung.
- Die Dosierung ist in jedem Fall vom Therapeuten festzusetzen.
- Es spricht nichts dagegen, verschiedene Mineralien zusammen einzunehmen. Gibt man den eingenommenen Spurenelementen und Mineralien Ruhe, ihre Wirkung zu entfalten – eventuell einige Tage ohne Einnahme –, so kommt man in vielen Fällen zu besseren Ergebnissen als bei einer täglichen Verabreichung (katalytische Wirkung).
- Die verordneten Spurenelemente sind der Diathese des Erkrankten und nicht nur der Symptomatik anzupassen.
- Spurenelemente können zu einer Verschlimmerung und allergischen Manifestation führen. In solchen Fällen sollte die Behandlung bis zu einer Woche unterbrochen werden. In keinem Fall sollte das Veranlassung sein, die Behandlung ab-

zubrechen. Nach diesem Zeitraum nimmt man sie mit einem Drittel der Menge wieder auf und führt vorsichtig auf die ursprüngliche Menge zurück.

Enzyme

Immer häufiger begegnen wir in allen möglichen Publikationen dem Wort ›Enzym‹. Die Werbung macht uns glaubhaft, daß Enzyme Wundermittel sind, die praktisch immer und für alle Zwecke der Gesunderhaltung bedenkenlos eingenommen werden können. Deshalb wollen wir uns hier mit den Enzymen etwas näher befassen.

Lange, bevor Europäer die Heilkraft der Papaya und der Ananas – beides sind Pflanzen, die aus Südamerika kommen – wissenschaftlich ergründeten, legten Inder und Inkas die Blätter vom Papaya-Baum und die Früchte der Ananas-Stauden auf eitrige, schwer heilende Wunden. In der indischen Ayurveda-Medizin werden diese und ähnliche Pflanzen auch innerlich, bei Wurmerkrankungen und sogar bei psychischen Erkrankungen, angewendet. Vor Christi Geburt bereits war in Vorderasien bekannt, daß gekaute Feigen heilsame Wirkungen bei Magen- und Darmerkrankungen entfalten. Die Wirkstoffe aus diesen seit Jahrtausenden kultivierten Pflanzen sind, wie wir erst seit Beginn unseres Jahrhunderts wissen, eiweißspaltende Enzyme.

Beim Studium des Verdauungsvorgangs von Tieren entdeckte man 1871 das **Trypsin**, ein Enzym.

Europäische Ärzte verwendeten das **Trypsin** und andere Enzyme bald als ein Begleitmedikament bei allen möglichen Erkrankungen und zur Vorsorge bei unterschiedlichsten Störungen.

Was sind Enzyme?

Enzyme sind komplizierte große Eiweißmoleküle, die in allen lebenden Organismen enthalten sind und das Leben erst ermöglichen. Die verschiedensten Stoffwechselreaktionen werden durch die katalytische Wirkung Hunderttausender verschiedener Enzyme gesteuert. Enzyme sind also Biokatalysatoren, die nötig sind, um bestimmte chemische Prozesse im Körper zu ermöglichen, ohne jedoch dabei selbst verändert zu werden.

Enzyme sind ein unspezifisches Immunstimulanz, verbessern die Fließeigenschaften des Blutes und tragen dazu bei, Blutgerinnsel aufzulösen. Sie verringern die Klebrigkeit der Blutplättchen und der roten Blutkörperchen (Thrombozyten- und Erythrozytenaggregation), helfen Schwellungen und Blutergüsse abzubauen, haben eine entzündungshemmende Wirkung. Enzyme beeinflussen z. B. so wichtige Körpervorgänge wie die Blutgerinnung und die Fibrinolyse (die Auflösung von Blutgerinnseln), den Ablauf von Wundheilung und Gewebserneuerung. Außerdem steuern sie die spezifische und unspezifische Immunabwehr.

Jedes einzelne Enzym hat eine genau definierte Aufgabe, ist also für bestimmte Aufgaben, eine ganz bestimmte chemische Reaktion **geschult**.

In der Medizin werden Enzyme demnach für verschiedenste therapeutische Aufgaben eingesetzt:

Die Bauchspeicheldrüse produziert den größten Teil der Verdauungsenzyme. Ist sie chronisch krank, kann sie ihre Aufga-

be nicht mehr oder nur ungenügend erfüllen. In diesen Fällen bekommt der Patient zur Unterstützung und Entlastung die Enzyme der Bauchspeicheldrüse als Fertigpräparat. Die bekanntesten Pankreasenzyme sind:
- **Trypsin** und **Chymotrypsin**, die das Eiweiß spalten.
- **Lipasen**, die das Fett abbauen.
- **Amylasen**, die die Kohlenhydrate spalten.

Bestimmte intravenös verabreichte Enzyme (z. B. Streptokinase, Urokinase) werden verwendet, um Thrombosen oder Embolien in den Blutgefäßen enzymatisch aufzulösen.

Spezielle enzymhaltige Salben werden zum Abbau zerstörten Gewebes auf eitrige Wunden aufgebracht, wobei diese Präparate mit Antibiotika kombiniert sein können.

Systemisch, also im ganzen Körper wirkende Enzympräparate, in magensaftresistenten Tabletten oder Dragees verpackt, werden zur Behandlung von Entzündungen und Tumoren verwendet. Nachdem die Enzyme im Darm resorbiert worden sind, gelangen sie über den Blutkreislauf zu ihren Wirkorten.

Da unser Körper einige der verwendeten Enzyme auch selbst produziert, ist verständlich, daß die Verträglichkeit – auch bei Langzeitbehandlung hoher Dosen – gut ist.

Die folgenden Enzyme wurden bisher für therapeutische Zwecke eingesetzt:

- **Bromelain** aus dem Ananasstengel,
- **Papain** aus Blättern und Früchten des Papayabaumes,
- **Trypsin, Chymotrypsin, Pankreatin** aus der Bauchspeicheldrüse von Tieren (Schwein oder Rind),
- **Amylasen, Lipasen** aus Mikroorganismen (Pilzen),
- **Serrapeptase** aus der Seidenraupe.

Die Ursache für die Entstehung und das Fortschreiten einer Krankheit ist häufig in einer Abnahme der körpereigenen Abwehrkraft zu sehen. Schon Prof. EHRLICH lehrte zu Beginn unseres Jahrhunderts, daß unser Abwehrsystem normalerweise allein in der Lage ist, Krankheiten zu bekämpfen.

Welche Nebenwirkungen können bei der Einnahme von Enzymen auftreten?

1. In der Schwangerschaft sollte die Anwendung von Enzymen, wie auch jedes andere Präparat, nur nach fachlich begründeter Entscheidung durch den behandelnden Therapeuten eingesetzt werden.
2. Bei schweren Leber- und Nierenschäden sollte von der Einnahme von Enzymen abgesehen werden (z.B. bei einem Kreatinin von über 1,8 mg/dl oder eingeschränkter Syntheseleistung der Leber).
3. Bei nachgewiesener Allergie auf Ananas oder Papaya, da viele Präparate Enzyme dieser Früchte enthalten.
4. Bei Blutgerinnungsstörungen. Das gilt für die Fälle, bei denen Antikoagulantien (Blutgerinnungshemmer) eingenommen werden, oder bei Blutern. Auch bei gleichzeitiger Einnahme von

Enzyme

Acetylsalicylsäure (z. B. Aspirin) kann die Blutungsneigung erhöht werden. Wenn unter diesen Umständen trotzdem nicht auf die Enzymtherapie verzichtet werden kann, sollte die Behandlung unter klinischen Bedingungen durchgeführt werden.

Es kann zu nicht bedeutsamen Veränderungen in Farbe, Konsistenz und Geruch des Stuhls und Urins kommen, Blähungen und Völlegefühl, bei hohen Dosen gelegentlich zu Übelkeit, die aber nach Reduzierung der Dosis sofort wieder verschwinden. Die Beschwerden können zunächst schlimmer werden. Das ist aber normalerweise kein Grund, die Therapie abzubrechen. In einzelnen Fällen ergeben sich unterschiedliche allergische Reaktionen .

Zusammenfassung:
- Grundsätzlich können Enzyme bei allen entzündlichen Erkrankungen wie z.B. chronischen Sinusitiden, Bronchitiden, colitis ulcerosa, akuten und chronischen Prostataentzündungen, Mittelohrentzündung, Hautkrankheiten wie Psoriasis eingesetzt werden. In einer Reihe von Fällen haben Enzyme bei Neurodermitis gut geholfen, bei chronischer Urethritis usw.,
- bei viralen Erkrankungen, insbesondere auch beim Herpes zoster und Herpes labialis, allen neuralgischen Beschwerden, Trigeminusneuralgien usw.,
- bei traumatischen Verletzungen und Entzündungen, nach Zahnbehandlungen, bei Unfall- und Sportverletzungen, allen rheumatoiden Zuständen, Arthritis, Gelenkrheuma usw.,
- bei Lymphödemen, venösen Insuffizienzen, grundsätzlich bei jeder Art von Durchblutungsstörung,

- in jedem Fall als Begleittherapie bei Krebs.

Besprechen Sie sich mit Ihrem Therapeuten, wenn Sie meinen, daß Ihnen Enzyme helfen könnten, gesund zu bleiben oder wieder gesund zu werden.

Die Behandlung sollte zunächst hoch dosiert begonnen werden, eventuell kann sie nach einigen Tagen und Abklingen des akuten Zustands reduziert werden. Enzyme sind mit fast allen anderen Medikamenten zu kombinieren, auch mit Antibiotika. In einem solchen Fall sollte die Medikation aber immer vom Therapeuten festgesetzt werden.

Ihnen können Namen und Adressen von qualifizierten Therapeuten in Ihrem Wohngebiet nachgewiesen werden.

Enzyme

Schulmedizinische und naturheilkundliche Diagnostik zur Vorsorge und bei bestehender Erkrankung

Ein aufgeklärter Mensch ist ein mündiger Mensch. Immer wieder höre ich Klagen, daß bei Krankheiten Untersuchungen durchgeführt werden, ohne daß der Einzelne weiß, warum und was mit ihm geschieht. Ich möchte hier einige Informationen geben, die Verständnis ermöglichen und Ängste abbauen. Insbesondere möchte ich auf die **komplementären** Möglichkeiten hinweisen, die in vielen Fällen eine nicht nur symptomatische, sondern kausale Diagnose ermöglichen.

HUFELAND sagte: «Es ist keine Kunst, alt zu werden, sondern gesund alt zu werden.»

Zum Ausschluß einer Erkrankung oder bei Unwohlsein können unterschiedliche diagnostische Verfahren zur Abklärung herangezogen werden.

Die Möglichkeiten der etablierten Medizin z u s a m m e n mit denen der naturheilkundlichen-biologischen Verfahren können in der Diagnostik ein sehr viel größeres Sicherheitsmoment erbringen als jede Methode nur für sich allein.

1. Konstitutionserfassung
Auf der Basis der Typen- und Konstitutionslehre von ASCHNER und anderen lassen sich aus dem äußeren Erscheinungsbild des

Menschen, der Körperform, der Haut, der Hautfarbe, der Augenfarbe, der Ausbildung der Extremitäten, aus seiner Mimik, seinen Falten, seiner Art, sich zu bewegen und sich auszudrücken, seiner Haltung (gerade oder gebeugt, die Schultern hochgezogen oder locker fallengelassen usw.) bereits gewisse Aussagen über persönliche Krankheitsneigung machen. Sie bieten dem Therapeuten die Möglichkeit einer konstitutionellen Einordnung, bzw. geben ihm einen Hinweis auf Prädispositionen und Erkrankungen, zu denen der Einzelne tendiert. Werden diese äußeren Anzeichen bei der Untersuchung beachtet, fällt es dem Therapeuten leichter, den Patienten in seiner Gesamtheit zu erfassen bzw. seine organischen und psychischen Schwachstellen schneller zu finden.

Bernhard ASCHNER, *Die Krise der Medizin. Konstitutionstherapie als Ausweg, ein Lehrbuch der Konstitutionstherapie*, Hippokrates-Verlag GmbH, Stuttgart-Berlin-Leipzig.

Amadeus KUPFER, *Grundlagen der Menschenkenntnis*, 29. Auflage, Carl Huter Verlag, CH-4144 Arlesheim, ISBN 3-906417-01-8.

2. Krankheitsgeschichte

Die Krankengeschichte des Patienten, sein soziales Umfeld, sein Beruf, seine Einstellung zum Leben, sein Familienstand und seine Einstellung zu seiner Frau, seinen Kindern, seine Möglichkeit zur kommunikativen Einordnung, besondere Erlebnisse, die er hatte, die stark beeindruckt haben, seine Möglichkeit, die eigene Individualität zu leben, und vieles mehr sind von Wichtigkeit.

Durchgemachte Erkrankungen, insbesondere Operationen mit ver-

Schulmedizinische und naturheilkundliche Diagnostik

bliebenen Narben und längerfristig eingenommene Medikamente sind von besonderer Bedeutung. Darüberhinaus ist es wichtig zu ermitteln, inwieweit der Patient in seinem Umfeld mit toxischen (giftigen) Stoffen, die krankheitsauslösend sein können, in Berührung gekommen ist.

Wie ist der Zahnstatus des Patienten? Sind die Zähne saniert, sind dentale Störfelder ausgeschlossen? Sind prothetische Materialien im Mund, die gegebenenfalls Allergien auslösen können? Hat der Patient Amalgamfüllungen, eventuell Amalgam und Gold zusammen im Mund?

Narben können Störfelder sein, die ausgeräumt werden müssen. Inwieweit eine Narbe als Störfeld angesehen werden muß, kann mit der Pulsdiagnose durch den RAC (aurikulo-cardialen Reflex nach Dr. NOGIER) erfaßt werden.

Eine eventuelle Schadstoffbelastung durch eingenommene Medikamente oder toxische Stoffe aus dem Umfeld kann mit Hilfe der EAV nach Dr. med. VOLL (Elektroakupunktur) oder BFD (Bioelektrische Funktionsdiagnostik) ermittelt und die entsprechend notwendigen Gegenmaßnahmen können festgelegt werden.

Störfelder im Bereich des Mundes können durch die EAV nach Dr. med. VOLL oder die BFD (Bioelektrische Funktionsdiagnostik) festgestellt und die entsprechenden Gegenmaßnahmen getroffen werden. Allergische Reaktionen können meßtechnisch durch die EAV erfaßt werden.

3. Das soziale Umfeld des Patienten ist abzuklären

Gab es für den Patienten Schockerlebnisse? Ist es möglich, daß diese Erlebnispotentiale nicht verarbeitet wurden und unterbewußte Störfaktoren sind? In welchem gesellschaftlichen Umfeld lebt der Patient?

Wie sind die Familienverhältnisse? Gibt es eheliche, sexuelle Probleme? Wie ist die Verbindung zu den Kindern? Leben dritte Personen im Haushalt des Patienten (Eltern, Schwiegereltern, Personen, die einer besonderen Pflege bedürfen)?

Wie sind die Verhältnisse am Arbeitsplatz? Ist der Patient mit der Arbeit zufrieden, glaubt er, die Arbeit schaffen zu können, fühlt er sich überfordert, ausreichend anerkannt? Obliegen ihm neben der Arbeit noch andere Verpflichtungen, die vielleicht Streß verursachen?

Wie sind die finanziellen Möglichkeiten des Patienten, ist er ausreichend abgesichert, ist er verschuldet, hat er drückende Verpflichtungen? Nimmt der Patient regelmäßig seine Ferien in Anspruch, und wie verbringt er sie, kennt er das für ihn notwendige Verhältnis von An- und Entspannung? Betreibt der Patient einen für ihn angemessenen Sport?

Ist der Patient in der Lage und bereit, seine eigene Persönlichkeit zu leben, weiß er um seine Persönlichkeit, wird er, von wem auch immer, leider jedoch oft, ohne es zu wissen, dominiert? Weiß der Patient um entspannende und lösende Techniken, Autogenes Training usw.?

Schulmedizinische und naturheilkundliche Diagnostik

4. Labordiagnostische Untersuchungen

Diese Untersuchungen müssen, damit sie eine Aussage im Hinblick auf eine mögliche Erkrankung haben, bzw. den Verdacht einer Erkrankung weitgehend ausschließen, gezielt sein. Ein normales ›Check-up‹-Labor ist in vielen Fällen nicht ausreichend.

Es soll nicht verhehlt werden, daß labordiagnostische Untersuchungen in vielen Fällen allein keine hundertprozentige und absolut verbindliche Aussage über die Erkrankung oder den Verlauf einer Behandlung erbringen können. Sie haben in vielen Fällen nur einen hinweisenden Charakter.

Um so bedeutungsvoller ist es, weitere Möglichkeiten hinzuzuziehen. Erst aus der Summe vieler und unterschiedlicher Untersuchungen kann sich das Bild aussagekräftig abrunden.

5. Palpation

Im Rahmen der Untersuchungen nimmt die Abtastung des Körpers einen bedeutenden Platz ein. Da Krankheit in vielen Fällen ein sehr langsam ablaufender Prozeß ist, kann auf diese Weise oft Schlimmeres verhütet werden.

Frauen sollten regelmäßig zur Vorsorgeuntersuchung gehen. Auch der Mann sollte jedes Jahr einmal die Prostata durch den Facharzt untersuchen lassen. Das kann z. B. durch Ultraschall ohne Belastungen durchgeführt werden. Vor einem vorschnellen Eingriff zur Gewebeentnahme sollte jedoch gewarnt werden.

Das Gleiche gilt für Veränderungen im Bereich der Haut. Im Zweifelsfall müssen bei unklaren Hauterscheinungen Stellen, die für bedenklich gehalten werden, durch den Facharzt histologisch untersucht werden.

6. Röntgen- und computertomographische Untersuchungen
Mit Röntgenuntersuchungen sollte sehr vorsichtig umgegangen werden. Das gilt insbesondere für Schwangere. Sie sollten den Arzt in jedem Fall über ihre Schwangerschaft unterrichten. Untersuchungen sollten immer nur unter einer entsprechenden Abdeckung der kritischen Stellen mit Bleiplatten, die jeder Röntgenarzt verfügbar hat (z. B. Unterleibsorgane von Frau und Mann), vorgenommen werden und auch nur dann, wenn andere Methoden, z. B. eine Computertomographie, eine Sonografie oder eine Kernspintomographie, nicht das notwendige Ergebnis erbringen können.

Röntgenuntersuchungen bei Frauen sollten nach Möglichkeit immer zwischen dem 10. und 15. Tag innerhalb des Menstruationszyklus durchgeführt werden.

Jeder Patient sollte beim Röntgen darauf bestehen, daß nur die Organe den Strahlen ausgesetzt werden, die tatsächlich untersucht werden sollen (Ausblendungen nicht notwendiger Stellen). Aus der Größe der eingelegten Kassette können Sie entnehmen, welcher Bereich untersucht wird. Nur der Körperbereich in der Kassettengröße sollte strahlenexponiert sein. Klären Sie diese Frage vor der Untersuchung mit dem Arzt oder den Röntgenassistentinnen ab.

Schulmedizinische und naturheilkundliche Diagnostik

Das gilt insbesondere auch für Kinder. Die Aufmerksamkeit der Eltern ist hier besonders gefragt.

Lassen Sie sich in keinem Fall durch forsche Äußerungen des Personals einschüchtern.

Es ist unrichtig anzunehmen, daß das Röntgen der Zähne beliebig oft durchgeführt werden sollte. Oft kommt der Wunsch von den Patienten. Sie sollten sich hier immer nur vom besseren Wissen des Zahnarztes leiten lassen. Er wird nur dann röntgen, wenn er es im Rahmen der Behandlung für unerläßlich hält.

Lassen Sie sich als Patient über die Risiken des Röntgens vor der Untersuchung vom Arzt entsprechend aufklären. Sie haben ein Recht darauf.

Vielfach werden Aufnahmen ohne Anwesenheit des Röntgenarztes von Assistentinnen allein durchgeführt. Versichern Sie sich der Qualifikation dieser Assistentinnen.

Halten Sie Röntgenuntersuchungen schriftlich mit Datum fest, damit Doppeluntersuchungen vermieden werden. Bewahren Sie die Aufnahmen genügend lange auf, oder vereinbaren Sie mit Ihrem Arzt Entsprechendes.

Wird der Körper durchleuchtet, wird er noch größeren Dosen als bei Röntgenfilmaufnahmen ausgesetzt. Deshalb sollte hier besondere Vorsicht geboten sein. Besprechen Sie mit Ihrem Therapeuten, ob die Durchleuchtung wirklich notwendig ist oder durch andere Verfahren die Möglichkeit einer gleichwertigen Diagnose besteht.

Die Auswirkungen von Röntgenstrahlungen auf den menschlichen Organismus können trotz aller Verbesserungen durch technische Weiterentwicklungen erheblich sein. Sie sind in keinem Fall zu bagatellisieren, auch wenn das immer wieder versucht wird. Röntgen-Strahlen sind kanzerogen.
(Schon bei Toleranzdosen können ein Zerbröckeln der Mitochondrien und eine Störung der Fettsäureoxidation auftreten.)

Eine **computertomographische** Untersuchung ist in vielen Fällen der Röntgenaufnahme vorzuziehen, sollte aber auch nur dann vorgenommen werden, wenn sie aus dem Gesichtspunkt der Diagnose unumgänglich ist.

Der Vorteil dieser Methode ist, daß der Organismus nicht flächig wie beim Röntgen, sondern im Querschnitt, als wenn er in Scheiben geschnitten würde, betrachtet werden kann. Auf diese Weise sind auch die Organe darstellbar, die im Röntgenbild nicht zu erfassen sind. Diese Art der Untersuchung bietet dem Therapeuten mehr Sicherheit bei der Erfassung eines Prozesses. Durch diese Methode lassen sich insbesondere auch im Kopf raumfordernde Prozesse mit großer Sicherheit feststellen.

Lassen Sie sich von dem Befund des untersuchenden Arztes Kopien machen und bewahren Sie diese auf. Nehmen Sie sie zu Ihren Unterlagen, so daß Sie sie jederzeit zur Hand haben. So können oft unnötige Kosten und Doppelbelastungen vermieden werden.

7. Sonographien (Ultraschalluntersuchungen)
Diese Art der Untersuchung ist, wenn sie ausreicht, vorzuziehen. Insbesondere kann durch eine Verbindung von Endoskopie- und Sonographie (Endosonographie) eine besonders gute Annäherung an die Organe (zum Beispiel Gallengänge und Pankreas) möglich sein. Der Zustand der untersuchten Organe kann fotografisch festgehalten, und eventuell vorhandene Herde können in der Größe vermessen werden. Auf diese Weise können im weiteren Verlauf der Behandlung aussagekräftige Verlaufskontrollen durchgeführt werden.

8. Szintigraphie
Diese in den Bereich der Isotopenmedizin gehörende Diagnosemethode wird dann nötig, wenn es wichtig erscheint, z.B. eine Erkrankung im Bereich der Knochen (Körperknochenszintigraphie), Schilddrüse usw. auszuschließen. Bei diesem Verfahren werden radioaktive Isotope in den Körper eingebracht, die sich in Organen und Geweben verteilen. Die von diesen Substanzen ausgehenden Strahlungen können dann sichtbar gemacht, gemessen und fotografisch festgehalten werden. Es werden Isotope mit Gamma-Abstrahlungen und möglichst kurzer Halbwertzeit eingesetzt, die natürlich ein gesundheitliches Risiko darstellen.

Der Therapeut muß entscheiden, ob die Notwendigkeit einer solchen Diagnose das gesundheitliche Risiko rechtfertigt. Es sollten hier die gleichen Überlegungen wie beim Röntgen angestellt werden. In keinem Fall sollte eine solche Untersuchung dann vorgenommen werden, wenn sich daraus keine Konsequenzen ergeben.

9. Kernspintomographie
Diese Art der Untersuchung gehört zu den modernsten diagnostischen Methoden. Sie ist in der Lage, körperliche Reaktionen zu erfassen, und daher ein aktives Verfahren, bei dem nicht nur passive Körpervorgänge erfaßt werden. Bei der Untersuchung wird der Körper einem Magnetfeld ausgesetzt. Das Verfahren ist sehr kostenaufwendig und sollte immer nur in ganz speziellen Fällen eingesetzt werden.

Inwieweit durch diese Untersuchungen Schäden entstehen können, insbesondere Spätschäden, kann heute noch nicht beurteilt werden. Ich verweise hier auf die intensiven, in einer Broschüre veröffentlichten Untersuchungsergebnisse von Dr. L. von KLITZING, Universitätsklinik Lübeck.

10. Gastroenterologische Untersuchungen
Beim Verdacht von Erkrankungen im Bereich der Speiseröhre, des Magens und Darms steht die endoskopische Untersuchung im Mittelpunkt der Diagnostik. Mit eingeführten Endoskopen können die zu untersuchenden Bereiche ausgeleuchtet und auf einen Bildschirm projiziert werden. Sehr genau kann so jede Änderung der Oberfläche, Geschwürbildung, Polypen und verdächtige Schleimhautbeschaffenheit ermittelt werden. Besteht ein Verdacht, kann durch das Endoskop im gleichen Arbeitsgang Gewebe entnommen und anschließend histologisch untersucht werden.

Schulmedizinische und naturheilkundliche Diagnostik

Für den Patienten entstehen durch diese Art der Untersuchung bei fachgerechter Durchführung durch einen Internisten oder Proktologen keine Risiken. Die Untersuchung ist relativ schmerzfrei. Allenfalls bei vegetativ sensiblen Patienten ist die Gabe eines leichten Beruhigungsmittels angeraten. Die Methode bietet ein Höchstmaß an Sicherheit.

11. Biologische Zusatzdiagnostik

Die folgenden Methoden der Diagnose sind Möglichkeiten aus dem biologischen Bereich und oft wichtige Zusatzmaßnahmen. Das gilt insbesondere auch bei der Vorsorge. Sie können wertvolle Hinweise auf gestörte Systeme liefern, die, wenn sie nicht therapiert werden, zu unterschiedlichen Erkrankungen führen können. Sie sind in der Lage, den Patienten in seiner Gesamtheit zu erfassen und wichtige Hinweise für eine notwendige, ganz individuelle Therapie zu liefern.

- Ohrakupunktur nach Dr. P. NOGIER
- Neuraltherapeutische Segmentanalyse nach Drs. FERDINAND und Walter HUNEKE
- Kinesiologische Untersuchungen
- EAV, Elektroakupunktur nach Dr. med. VOLL
- Chinesische Pulsdiagnose
- Kirlianfotographie
- Die BFD, Bioelektrische Funktions-Diagnose

Zusammenfassung

Ich glaube, daß diese Zusammenfassung für den Therapeuten wie auch für den Patienten gleichermaßen von Wichtigkeit ist.

Wenn alle Untersuchungsergebnisse schulmedizinisch und naturheilkundlich vorliegen, sollte mit dem Therapeuten ein ausführliches Gespräch geführt werden. Er wird seinem Patienten in einer verständlichen Form die Untersuchungsergebnisse erklären und ihm ein Höchstmaß an Sicherheit vermitteln, nicht erkrankt zu sein oder Vorschläge für eine notwendige Therapie und Heilungschance unterbreiten.

Die verschiedenen Aussagen müssen sorgfältig und fachkundig eingeordnet werden. Überbewertungen der einen oder anderen Methode müßten zu Gunsten des Patienten zurückgestellt werden.

Es ist ratsam, **notwendige medizinische Zusammenhänge und Folgen** zu erklären. Um alle Mißverständnisse, die insbesondere im Augenblick der Erregung beim Patienten aufkommen können, zu vermeiden, wird empfohlen, dem Patienten einen schriftlichen Befund, der auf sein Verständnis ausgerichtet ist, mitzugeben. Er kann sich so auf alles das, was eventuell auf ihn zukommt, einrichten, sich weitergehend informieren, um ein zuversichtliches, positives Vertrauensverhältnis zum Therapeuten und der notwendigen Therapie aufzubauen.

Der Kranke hat vor den unterschiedlichen Möglichkeiten der Behinderung durch seine Krankheit Angst. Dieser Angst kann nur begegnet werden, wenn es dem Therapeuten gelingt, ihn aufzuklären, ihm Mut zu machen, bzw. ihn auf Unabwendbares vorzubereiten.

Schulmedizinische und naturheilkundliche Diagnostik

Es ist in vielen Fällen zu empfehlen, daß **unmittelbare Bezugspersonen** bei den Gesprächen so weit wie möglich anwesend sind, um eine Nachfolgestütze sein zu können. Aber auch die Familienmitglieder werden häufig durch eine Krankheitsdiagnose überfordert und müssen erst lernen, das richtige Verhaltensmuster zu entwickeln. Eventuell ist ein geschulter Psychologe hinzuziehen.

Beruhigungsmittel sollten so wenig wie möglich verabreicht werden, um dem Erkrankten die Chance der bewußten, ungetrübten Verarbeitung seines Zustands zu ermöglichen. Hier ist auf die Möglichkeiten der positiven Überwindung von Streßsituationen hinzuweisen. Dem Erkrankten müßte nahegelegt werden, diese Verfahren gegebenenfalls mit einem geschulten Therapeuten zusammen zu erlernen. Ganz wichtig ist, dem Erkrankten eine positive Einstellung zu vermitteln und ihm da, wo es vertretbar ist, Mut machen, ihn überzeugen, daß man mit Krankheit leben und überleben kann.

Farben für ein gesundes Leben

Den Einfluß von Farben auf den Organismus kennt man schon lange. Bei Ausgrabungen fand man Hinweise, daß schon die Ägypter mit Farben heilten. Immer haben offenbar die Menschen versucht, Farben für unterschiedliche Zwecke, insbesondere für die Heilung von Krankheiten einzusetzen. Die Quantenphysik und Quantenbiologie unserer Zeit hat neue und bedeutsame Erkenntnisse über die Wirkung von Farben auf den Menschen ermittelt. Erst mit den heute vorhandenen Techniken war es möglich, die Hintergründe der Einflußnahme von Farben auf den Organismus zu ergründen und sie demzufolge auch gezielt einzusetzen.

Wir können heute den positiven Einfluß **ultrafeiner Signale** wie zum Beispiel von Farben auf den menschlichen Organismus beweisen, und zwar auch dann, wenn der Körper wesentlich stärkeren Signalen, z. B. durch Umweltstörpegel ausgesetzt ist. Die Vorstellung, daß schwache Signale dann nicht wirken können, wenn starke Signale keine meßbaren Effekte zeigen, erwies sich als falsch. Wir wissen, daß biologisch wirksame Signale eine bestimmte Frequenz und eine kleine Intensität haben müssen, wenn sie auf den Menschen, die Pflanze oder andere Organismen wirken sollen. Nur dann ist eine Weiterleitung dieser Signale in Molekül-Kettenleitern möglich.

Offenbar sind diese Kettenleiter nur im lebenden Gewebe quasi stabil, das heißt, sie zerfallen immer wieder und bilden sich neu. Ablagerungen von toxischen Stoffen im Organismus können die

Leitfähigkeit dieser Systeme unterbrechen. Man spricht dann von einer ›Blockade‹, die zur Krankheit führen kann und behandelt werden muß.

Der Organismus scheint ein permanent schwingendes System zu sein. Störungen in den verschiedenen Schwingungssystemen führen zu Erkrankungen. Außerdem haben wir es im Körper mit Resonanzeffekten zu tun, die sich untereinander beeinflussen. Es kann zu Kettenreaktionen kommen.

Die Therapie mit Farben, also genau definierten Schwingungen bestimmter Wellenlänge, ist eine Ordnungstherapie, die Blockaden auflösen und den Organismus wieder in den geregelten Ablauf zurückführen kann. Sie wirkt regulierend auf die rhythmischen Schwingungssysteme, so daß es zu einer Synchronisation im Organismus kommt.

Man spricht in der Medizin von Biosignalen, von **ultrafeinen Therapieimpulsen**.

Die einzelnen Farben haben auf der Basis ihrer physikalischen Eigenschaften als Schwingungen bestimmter Wellenlänge unterschiedliche Auswirkungen auf den Menschen.

Rot

Rot ist eine heiße Farbe, eine Farbe des Aktiven, der manchmal ungestüm vorwärtsdrängenden Energie. Rot ist die Farbe des Zorns, der ungezügelten Forderung, des Sich-nicht-bescheiden-Könnens.

Farben für ein gesundes Leben

Rot ist die Farbe der stimulierenden Sexualität. **Rot** kann körperlich und psychisch Spannungen, Fieber erzeugen, kann zum Ausbruch von subakuten und verdeckten Krankheiten führen. **Rot** hat eine Beziehung zum Blut.
Andererseits ist **Rot** die Farbe der Energie und der Kraft. **Rot** kann die Farbe des kraftvollen Neubeginns sein. Niemals sollte sie aber im Zustand eines akuten Krankheitsgeschehens eingesetzt werden. Alle Symptome könnten dadurch verschlimmert werden.

Orange
Orange ist eine Mischung aus Rot und Gelb. Sie ist eine fröhliche Farbe. Sie sorgt für eine fröhliche und heitere Kreativität, für eine glückliche Umsetzung in Positives. **Orange** ist die Farbe der Verdauung, und zwar auch im übertragenen Sinn. **Orange** erhält am Leben, sie ist die Animation zum Leben. Sie ist die Farbe des Appetits, eine Farbe gegen Angst und Aggressivität, Unzufriedenheit, schlechte Stimmung, mangelnde Durchblutung. **Orange** ist die Farbe der gesunden Kreativität. Bei jeder Krankheit sollte deshalb immer genügend **Orange** gegeben werden. Sie regt die Selbstheilungskräfte des Organismus an und schafft gleichzeitig die psychischen Voraussetzungen für eine Heilung.

Gelb
Gelb ist eine heiße Farbe. Die gelbe Farbe regt das Drüsensystem an, fördert das Stoffwechselgeschehen, fordert den Magen auf, aktiv zu sein, ist eine Farbe, die sich auch positiv

auf die Leber, die Nieren, die Blase und den Darm auswirkt. **Gelb** ist die Farbe des Intellekts, der möglichst unvoreingenommenen analytischen Möglichkeiten, aufzunehmen, zu lernen, zu speichern und erfolgreich weiterzuverarbeiten. **Gelb** baut Spannungskopfschmerzen ab, beruhigt bei Übererregbarkeit, bei Unzufriedenheit. **Gelb** sieht die Dinge aus dem Blickwinkel des Intellekts, des Verstandes. **Gelb** ist die Farbe zum Ausgleich des hormonellen Systems und zur Harmonisierung der Neurotransmitter. **Gelb** sollte immer bei jeder Krankheit vorsichtig verabreicht werden. **Gelb** kann aber auch zu einer positiv zu bewertenden Erstverschlimmerung führen, sowohl körperlich als auch psychisch. Es wird etwas bewußt gemacht und kann dann aufgearbeitet werden. **Gelb** ist die Farbe der kausalen Therapie.

Grün
Grün ist die Farbe der Reinigung, des Ausgleichs, eine Farbe, die in die Harmonie führt. **Grün** ist insbesondere der Leber zugeordnet. Sie entspannt und beruhigt. **Grün** ist die Farbe, der wir in der Natur immer wieder begegnen. Ein Spaziergang im Wald, unter dem grünen Laubdach der Bäume, hat auf den Menschen einen beruhigenden, ausgleichenden und positiven Einfluß. **Grün** hat einen direkten Bezug zum Nervensystem, zu allen Krankheitszuständen psychovegetativer Ursache, zum gesamten psychosomatischen Formenkreis. **Grün** ist bei allen Entzündungen, bei Geschwüren und Geschwülsten, bei Zysten und insbesondere bei Krebs, bei rheumatischen Erkrankungen, bei Husten und Bronchialkatarrhen von Bedeutung.

Farben für ein gesundes Leben

Durch **Grün** wird das Terrain für eine Heilung oder positive Lebensqualität erstellt. **Grün** ist quasi ein MUSS in der Behandlung einer jeden Erkrankung. Es kann aber auch sehr erfolgreich zur Vermeidung von Krankheit prophylaktisch eingesetzt werden.

Hellblau
Hellblau ist eine kalte, entspannende Farbe. Sie ist die Farbe der harmonisierenden Regulation. Überreaktionen, psychisch und organisch, werden normalisiert. Es ist die Farbe der Hypophyse, des gesamten hormonellen Systems und der geregelten Neurotransmitter-Abläufe. Eiterige Prozesse, ›Blutfülle‹, Schlaflosigkeit, herzneurotische Zustände, psychovegetative Sexualstörungen, Reaktionsanomalien im Klimakterium, Depressionen werden mit **Hellblau** positiv therapiert. **Hellblau** ist die Grundfarbe des hektischen, nervösen, unruhigen und übererregten Menschen. Sie wird immer dann einzusetzen sein, wenn durch eine Harmonisierung seines Vegetativums das Immunsystem gestärkt werden soll.

Blauviolett
Blauviolett ist die Farbe der Umwandlung. Durch sie kann negative Energie in positive gewandelt werden. Sie wirkt auf das Unterbewußtsein und vermittelt intuitive Erkenntnisse und Inspiration. **Blauviolett** ist die Farbe der Meditation, der Imagination, die Farbe der Eröffnung in das Innere des eigenen ICH. Organisch hat die Farbe auf das Lymphsystem Einfluß.

Indigo

Bei **Indigo** haben wir potenzierte Wirkungen des Blau. Mit **Indigo** erreichen wir den vertieften Ruhezustand, die große Ruhe und Bereitschaft zur Meditation, zum Loslassen. Beim **Indigo** können wir uns vom verabsolutierten Verstandesverhalten lösen und die Möglichkeiten der Inspiration und Intuition als gleichwertig zulassen. Wir können die Mitte finden.

Wenn wir eine Sensibilität für Farben entwickelt haben, dann können wir bemerken, daß wir zum Beispiel unterschiedliche Bedürftigkeiten für gewisse Farben entwickeln. Diese Wünsche, uns mit bestimmten Farben zu kleiden oder Räume in besonderen Farben auszugestalten usw., signalisieren uns Mangelzustände, die wir auf diese Art oft unbewußt zu kompensieren versuchen.

Pflanzen wie Pfeffer und Muskat drücken ihren feurigen Charakter durch rote Blüten aus. Fieber und Hitze, Entzündungen drücken sich durch Rötung der Haut aus. Mit Rot können viele Tiere wie zum Beispiel Stiere, Truthähne usw. gereizt werden. Rot ist die Farbe der **Hitze**, der Herausforderung.

Blau ist die Farbe der Kälte, der wir in der kühlen Nacht, in Eis und Schnee begegnen. Blau setzt man immer dann ein, wenn man Fieberzustände, Entzündungen, heiße Gelenke **kühlen**, d. h. heilend therapieren will.

Es werden in der Landwirtschaft bestimmte Farben eingesetzt, um das Wachsen zu beschleunigen oder Leistung der Milchkühe zu erhöhen, die Leistungspotentiale von Pferden zu steigern usw.

Farben für ein gesundes Leben

In der Werbung werden Produkte in bestimmter Beziehung zu Farben vermarktet. Ein Schlafmittel wird man nie in einer roten Verpackung anbieten.

Die Wirkung von Medikamenten kann durch Farbbestrahlungen wesentlich beeinflußt werden. Mit Farben, die wir tragen oder mit denen wir uns umgeben, können wir andere Menschen in unserer Umgebung beeinflussen. Wir werden in einem **orange** gestrichenen Speiseraum immer größeren Appetit haben und verleitet werden, mehr zu essen, als wir eigentlich wollten. Wir werden unser Lernpensum in einem solchen Raum viel leichter bewältigen. Einem Kind mit Lernschwierigkeiten wird es leichter fallen, in einem **gelb** gestrichenen Zimmer seine Schularbeiten zu machen. Der geforderte, hektische, nervöse Mensch wird nachts in einem **lichtgrünen** Zimmer gut schlafen und tagsüber entspannter arbeiten können.

Die Wirkung der Farben nimmt mit der Intensität, mit der die Farbe leuchtet, und dem räumlichen Abstand, den der Körper zur Farbe hat, zu oder ab.

Wir können Farben auf unterschiedliche Art und Weise in der Therapie einsetzen. Gerade bei chronischen Erkrankungen, bei Krebs ist die Farbtherapie als eine zusätzliche Möglichkeit von großer Bedeutung. Wenn die Farbe auch den Krebs oder das Rheuma nicht heilen kann, sie trägt in jedem Fall dazu bei, die Krankheit in einer anderen Form zu tolerieren, den aggressiven Verlauf der Krankheit abzuschwächen und damit eine verbesserte Lebensqualität zu ermöglichen.

Der Einsatz der Farben für therapeutische Zwecke sollte auf Grund einer vorangegangenen Diagnose, z. B. mit dem RAC erfolgen. Die Farben können mit anderen Behandlungsverfahren (Akupunktur, Homöopathie, Massage, Bestrahlungen usw.) kombiniert werden.

Zusammenfassung

ROT:

Dynamik, Vitalität, Potenz, Mut, Kraft, Entschlossenheit, Zielstrebigkeit, Leistungsfähigkeit, Stehvermögen.
Steht in Verbindung mit den Gefäßen, dem gesamten Kreislauf, dem Blutdruck, den roten Blutkörperchen.
Rot ist die Frequenz des **Wurzel-Chakra** (erstes Chakra, starke Wirkung auf die Nebennieren).

ORANGE:

Selbstwertgefühl, Heiterkeit, Kreativität, Geborgenheit, Standhaftigkeit, Lebensfreude, Erlebnisfähigkeit, Einsicht und Erkennen, Lebensenergie, natürliche Sinnlichkeit und zärtliche Erotik.
Schwächen und Anomalien des Kreislaufs (Hyper- und Hypotonie = Ausgleich), Herzbeschwerden, Müdigkeit und Erschöpfung, Energiemangel, depressive Zustände, allgemeine Unlust mit Antriebsschwäche, Ängste, Weinerlichkeit.
Orange ist die Frequenz des **Bauch-Chakra** (zweites Chakra, starke Wirkung auf die Drüsen, insbesondere die Keimdrüsen).

Farben für ein gesundes Leben

GELB:

Konzentration, Intellekt, geistige Aktivität, Klarheit im Denken, Begeisterung, Urteilsfähigkeit, Lernfähigkeit, Kontaktfreude.
Unterstützt die Harmonisierung neurologischer Vorgänge, Stimulation aller Drüsen (ausgewogene Ausschüttung von Hormonen und Neuropeptiden), bei klimakterischen Vorgängen hilfreich, unterschiedlichen Schmerz- und Entzündungsvorgängen, Harmonisierung des gesamten Stoffwechselgeschehens, Hypothyreosen, zur Anregung der Epiphysentätigkeit.
Gelb ist die Frequenz des **Solar-Nabel-Chakra** (Wirkung auf alle gastro-intestinalen und damit in Zusammenhang stehenden Vorgänge).

GRÜN:

Wachstum sowohl im körperlichen als auch im psychisch-geistigen Bereich, Harmonie, Heiterkeit, Entwicklung von mitmenschlichen Beziehungen, Bereitschaft zur Integration in die natürlichen Vorgänge von Werden und Vergehen.
Nervöse Herzbelastungen und Störungen, Dysharmonien im vegetativen Nervensystem, zur Stimulation des Immunsystems, bei allen Alterungsprozessen (Unterstützung zum Aufbau von Dendriten als Kompensation zum altersbedingten Zellzerfall), zur Nachbehandlung von Entzündungen und Frakturen.
Grün ist die Frequenz des **Herz-Chakra**.

BLAU:

Kommunikation, Selbstbewußtsein und die Bereitschaft zum ICH, Aufrichtigkeit, Ehrlichkeit, Vertrauen, Sanftmut, Zuversicht, Bereitschaft zum **Loslassen**, Loyalität, gesundes Verhältnis zwischen Verstand und Intuition, Frieden und Verständnis, Treue, Bereitschaft zur verbalen Entäußerung.

Bei allen Entzündungen im akuten Stadium, Schlaflosigkeit, vegetativen Verstimmungen im Klimakterium, Migräne und Spannungskopfschmerzen, essentieller Hypertonie, Hyper- und Hypothyreosen, Hypophysenstörungen.

Blau ist die Frequenz des **Kehlkopf-Chakra**.

VIOLETT:

Zur Entwicklung von Intuition und geistigen Möglichkeiten, Menschenfreundlichkeit, Toleranz und Mitgefühl.

Aktiviert emotional und vegetativ gestörte Stoffwechselvorgänge, harmonisiert immer dann, wenn es aufgrund von psychischen Abläufen zu ›Verweigerungssyndromen‹ gekommen ist. Bei allen psychosomatischen Vorgängen sollte immer Blau mit in die Behandlung einbezogen werden.

Violett ist die Frequenz des **Scheitel-Chakra** mit einer starken Wirkung auf die Epiphyse und Zirbeldrüse, die Harmonisierung zerebraler Vorgänge, reinigt praecortale Imprägnationen (alte psychische Erinnerungspotentiale).

GOLD:

Gold entsteht bei der Gabe von Gelb und Orange, **jeweils hintereinander**.

Eine der hilfreichsten Frequenzen bei Kräftezerfall und Niedergeschlagenheit, zur Beseitigung von Problemen, zum allgemeinen Wohlbefinden, zur psychischen Sicherheit, zur Reife höchstmöglicher Vollkommenheit.

Farben für ein gesundes Leben

Bei allen körperlichen und psychischen Ausnahmezuständen, nach Operationen und Traumen, starken Erschöpfungen und Leistungen, zur Unterstützung bei pflegerischen und therapeutischen Aufgabenstellungen für den Behandler.

Die Darmsanierung und Symbioselenkung

Unser Darm ist normalerweise von Billionen von Bakterien besiedelt. Diese Mikroorganismen bilden die sogenannte Darmflora. Die Darmflora hat wichtige Funktionen. Ohne sie können wir nicht oder zumindest nicht gesund überleben. Sie hat innerhalb des Abwehrsystems des Organismus einen hohen Stellenwert und schützt unseren Körper vor schädigenden Pilzen und Bakterien. Sie ist für die Verdauung und z. B. für die Aufschließung von Ballaststoffen von Bedeutung und erzeugt dabei Stoffe, die für die Ernährung der Darmwand selber und deren Motorik wichtig sind. Sie ist für die ordnungsgemäße Funktion des gesamten Stoffwechselsystems von ausschlaggebender Bedeutung. Wenn wir z. B. Durchfall haben oder Verstopfung, dann ist das in vielen Fällen die Folge einer Störung der Darmflora.

Die lebenswichtigen Mikroorganismen sind gegenüber störenden Einflüssen sehr empfindlich. Sie reagieren auf falsche Ernährung, auf den Kontakt mit infizierten Speisen, auf Streß. Insbesondere können sie durch die Einnahme von Antibiotika und anderen Medikamenten gestört oder zerstört werden. Wichtige Bakterien sterben ab, und krankmachende Keime, insbesondere Pilze und Hefen, können den Darm besiedeln.

Für unseren Organismus wichtige Funktionen geraten aus dem Gleichgewicht, pathogene Vorgänge mainfestieren sich, es kommt zur Erkrankung des gesamten Systems.

Ein altes Sprichwort sagt:
> «Der Tod sitzt im Darm.»

Es kommt im Darm zu Fäulnis- und Gärungsprozessen. Es entstehen Gase und Zersetzungsgifte. Schmarotzer können überwiegen. Die Schleimhaut des Darmes entzündet sich und wird durchlässig. Der Darm wird zur Giftquelle. Es stellt sich in vielen Fällen eine Darmträgheit ein, die Schlacken werden nicht mehr oder nur noch ungenügend ausgeschieden. Asthenie, Angstzustände, Anämie, Gewichtsstörungen, Hämorrhoiden, Übelkeit und Brechreiz, Brennen im Magen und Darm, Schwindel, saueres Aufstoßen, Schlaflosigkeit, Infektionen durch Kolibakterien, Blähungen, übelriechender Atem, Flatulenz können die Folge sein. Der Rückstau der Stoffwechselschlacken kann zur Selbstvergiftung unseres Organismus führen. Das Immunsystem wird supprimiert (geschwächt). Es kann zum Parasitenbefall kommen. Die übrigen am Darm anliegenden Organe können unmittelbar geschädigt werden oder sich entzünden.

Es ist bedauerlich, daß wir in der heutigen Zeit dem Darm normalerweise nicht die Aufmerksamkeit schenken, die er verdienen müßte. Erst wenn wir Schmerzen und ganz spezifische Beschwerden haben, werden wir uns bewußt, daß wir überhaupt einen Darm haben.
Die Wichtigkeit einer geregelten Ausscheidung über die Nieren und den Darm wird häufig unterschätzt. Wir vergessen, daß der Darm mit seinen ca. 4000 Quadratmetern mikroskopischer Oberfläche das größte und damit einflußreichste Organ darstellt. Man ist der Meinung, daß ca. 80 Prozent des Immunsystems im Darm lokalisiert sind. Viele Krankheiten können ohne eine Mitbehandlung des Darms nicht geheilt werden.

Die Darmsanierung und Symbioselenkung

Es ist wichtig, sich über die Bedeutung eines gesund funktionierenden Darms klar zu sein. Durch die unterschiedlichen Therapien, die der Erkrankte in den meisten Fällen hinter sich hat, die vielen Medikamente, die er einnehmen mußte, ist in fast allen Fällen die Darmflora mehr oder minder geschädigt oder der Darm gereizt. Es liegt häufig eine Übersiedlung im Darm mit Pilzen oder Hefen vor, die ihrerseits wiederum durch Toxine (Giftstoffe), die sie abscheiden, zu Vergiftungen und Belastungen des Organismus führen können. Die Stoffwechsel- und Zerfallsprodukte der Darmpilze können sich äußerst schädlich auf die Gesundheit auswirken.

Wir sollten dem Darm immer eine besondere Beachtung schenken. Zunächst einmal sollte anhand von Stuhlproben festgestellt werden, ob und inwieweit die Darmflora zerstört ist. Es sollte ermittelt werden, ob die aufgenommenen Speisen so verdaut werden, wie es nötig ist, ob Mangelzustände durch ungenügend verarbeitete oder resorbierte Speisen vorliegen und vieles andere mehr. Diese Feststellungen können grundsätzlich in jedem Labor durchgeführt werden. Es gibt aber auch ganz bestimmte Laboratorien, die auf solche Untersuchungen spezialisiert sind und die dem Therapeuten, der sich in der Behandlung von eventuell bestehenden Störungen nicht auskennt, fachkundige Vorschläge für eine Sanierung unterbreiten.

Ich möchte nicht verheimlichen, daß wir die aus den Laboruntersuchungen gewonnenen Aussagen noch mit Vorsicht zur Kenntnis nehmen sollten. Wir wissen heute noch sehr wenig über die Symbionten. Stellen die bei einer Stuhlprobe gewonnenen Darmkeime wirklich ein Spiegelbild des gesamten Darmes dar, oder handelt es sich möglicherweise nur um Keime des Enddarms, also der letzten Zentimeter des Dickdarms, und eventuell auch nur um diejenigen Keime, die gerade im Darmvolumen aktiv sind, während sich andere sozusagen in Warteposition in der Darmschleimhaut eingenistet haben?

Wir wissen jedoch aus der Erfahrung, daß trotz einer verbleibenden Unsicherheit ein ganz wichtiges Moment bei der Darmsanierung die Symbioselenkung ist. Unter Symbiose versteht man das Zusammenleben von unterschiedlichen Organismen. Die Zahl der gesunden Darmbakterien – Symbionten – ist größer als die Zahl sämtlicher Körperzellen. Bei Fehlen der Symbionten würden wir an unserem eigenen Stuhl zugrunde gehen.

Bevor wir eine Symbioselenkung mit ganz bestimmten Methoden und Mitteln beginnen, sollte der Darm gründlich gereinigt werden.

Das kann abhängig vom Gesundheitszustand des Patienten mit Einläufen oder mit Bittersalzen durchgeführt werden. Es gibt aber auch Praxen, die über eine sogenannte Colon-Hydro-Therapie verfügen. Mit dieser Einrichtung kann der Darm durchgespült werden und der schlaffe Darm wieder aktiviert werden.

Dann sollten medikamentös Pilze oder Hefen abgetötet werden. Das ist in vielen Fällen nicht einfach und erfordert Geduld und Zeit.

Danach erfolgt durch die Gabe von speziellen Arzneimitteln eine

Die Darmsanierung und Symbioselenkung

Wiederbesiedlung des Darms mit einer natürlichen Darmflora. Es werden z.B. hochwirksame, ungefährliche Kolibakterien zugeführt, die das gesamte Innenleben des Darms so verändern, daß auch andere, nützliche Bakterien aus der Darmflora sich wieder niederlassen und überleben können.

Es kann aber auch mit Hilfe des geschulten Therapeuten eine vorsichtige und langsam aufbauende Symbioselenkung nach ganz bestimmten Schemata durchgeführt werden.

Was immer auch gemacht wird, hängt von Fall zu Fall davon ab, was der behandelnde Therapeut unter den gegebenen Umständen für nötig erachtet. Wichtig ist nur, daß etwas gemacht wird.

Auch und gerade die Ernährung spielt dabei eine nicht unwesentliche Rolle. Zu meinen, daß es eine Norm gäbe, ist falsch. Eine gesunde Ernährung sollte man immer vor dem individuellen Hintergrund des jeweiligen Darmzustandes sehen. Nicht, was wir essen, kommt uns zugute, sondern ausschließlich das, was wir auch verwerten können. Ernährung ist eine Gleichung aus Nahrung mal Verdauungskraft.

Es ist natürlich nicht leicht, einen Darm, der teilweise über Jahre, ja sogar Jahrzehnte hinweg belastet wurde, sofort wieder hundertprozentig in Ordnung zu bringen. Für den normalen Weg zur normalen und geregelten Darmtätigkeit brauchen Sie etwas Zeit und Geduld.

Rolf Stühmer – Das große Buch der Naturheilkunde

Die Heilkraft des Wassers

Allgemeine Hinweise

Wir sollten der Haut als Atmungs- und Ausscheidungsorgan für den gesamten Stoffwechsel, für alle Lebensprozesse große Bedeutung zumessen. Wenn der Stoffwechsel gestört ist, ist der Mensch bereits krank, auch wenn er sich noch nicht so fühlt. Ohne ›schwarz zu malen‹, möchte ich sagen, daß es mehr eingebildete Gesunde gibt als eingebildete Kranke.

Wenn zusätzliche Belastungen auftreten, Temperaturwechsel, eine Ansteckung, eine Gemütserregung, dann kommt es im Körper plötzlich zur ›Gärung‹, und die festgelagerten Krankheitsstoffe im Körper drängen mit Gewalt über den Darm, die Nieren, die Lunge und die Haut nach außen. Wir fühlen uns plötzlich krank. Wenn wir die Haut vernachlässigt haben, dann fehlt ein ganz wichtiges Auslaßventil, und es kommt zu bedenklichen Stauungen und Stockungen im physiologischen Getriebe unseres Organismus und zu akuten Krankheitszuständen mit Fieber.

In einem solchen Zustand ist der Verbrennungsprozeß in unserem Körper so gesteigert, daß er wichtige Körperorgane zu schädigen droht. Zur Heilung muß es oberste Aufgabe sein, diese ›Glut‹ im Körperinneren zu dämpfen, zu beschwichtigen. In jedem Fall muß man sich davor hüten, das Fieber, das ein Heilbestreben unseres Körpers anzeigt, zu unterdrücken. Andererseits müssen die Organe unseres Körpers wieder in die Lage versetzt werden, ihre normale Funktion zu verrichten. Den Lungen müssen wir frische sauerstoffhaltige Luft zuführen, den Verdauungswerkzeugen eine natürliche milde Nahrung verordnen, bzw. gegebenenfalls auf jegliche Nahrungsaufnahme verzichten und einmal heilfasten.

Ganz besonders hilfreich ist in solchen Fällen die seit Jahrtausenden bekannte Heilkraft des Wassers. Die Nieren müssen durch entsprechende Wasserzufuhr angeregt werden, und vor allem muß die Haut unverzüglich einer geeigneten Wasserbehandlung unterzogen werden. Denn über die Haut können wir auf die Organe einwirken. Die Haut mit ihrer großen Oberflächenausdehnung gestattet uns aber auch, den gesteigerten Verbrennungsprozeß im Körperinneren zu mäßigen, Fieberhitze zu regulieren und so zum Zwecke der Heilung günstig auszunutzen. Gleichzeitig können wir über die Haut die Nerven beruhigen.

Um gesund zu bleiben und im Falle einer Krankheit wieder gesund zu werden, ist es vordringlich notwendig, den Körper in die Lage zu versetzen, sich selbst durch seine eigene Kraft, durch die Erhöhung der eigenen Abwehrmöglichkeiten zu helfen und nicht durch ein noch so ausgeklügeltes chemisches Ersatzteilsystem an sich positive Symptome, wie z. B. Fieber, gewaltsam zu unterdrücken.

Auch hier ist natürlich die Frage der Angemessenheit zu beachten: Wenn der Körper so geschwächt ist, daß er eben nicht allein mit einem Krankheitszustand fertig werden kann, müssen wir ihm Hilfestellung geben. Darüber kann dann aber nur der geschulte Therapeut entscheiden.
Im folgenden finden Sie eine Anleitung für die Praxis der verschie-

Die Heilkraft des Wassers – Allgemeine Hinweise

densten Wasseranwendungen, der Wickel und Packungen, Bäder, Massagen und Waschungen.

Auch folgende allgemeine Regeln sollten unbedingt Beachtung finden:
- Alle Bäder sollten morgens kurz nach dem Verlassen des Bettes, bzw. abends vor dem Zubettgehen genommen werden. Leib-, Rumpf-, Bein-, Waden- und Fußpackungen sollten am besten vor dem Zubettgehen angelegt werden.
- Kurz vor oder nach den Hauptmahlzeiten sollten keine wie immer gearteten Wasseranwendungen vorgenommen werden.
- Anschließend sollte gut abfrottiert und dann Bettruhe von mindestens einer Stunde eingehalten werden.
- Nach heftigen Gemütserregungen, nach hochgradiger körperlicher Anstrengung, durch die der Blutumlauf ohnehin beschleunigt worden ist, sollte ebenfalls keine wie auch immer geartete Wassertherapie vorgenommen werden. Hier sollte man so lange warten, bis Körper und Geist sich beruhigt haben. Jede Behandlung mit kaltem oder warmem Wasser, mit Dampf, als Abreibung oder wie auch immer, sollte stets in einem warmen Raum mit einer Temperatur nie unter 19 Grad Celsius durchgeführt werden. Wasseranwendungen sollten immer erst dann wiederholt werden, wenn sich der Körper von der vorangegangenen Anwendung erholt hat, bzw. durch sein Verhalten zeigt, daß eine Wiederholung notwendig wird, etwa durch wieder ansteigendes Fieber. Die Maßnahmen daher nicht überstürzen, sondern abwarten! Oft hilft ein Weniger mehr als ein Zuviel!

- Die Anwendung von Waschungen und Packungen mit einer Wassertemperatur von über 35 Grad Celsius empfiehlt sich – abgesehen von einigen besonderen Fällen – im allgemeinen nicht, da der gesamte Stoffwechsel durch höhere Wassertemperaturen verlangsamt wird. Sie können außerdem zu einer anschließenden Kältereaktion führen. Deshalb bitte bei den Anwendungen stets an die vorgegebenen Temperaturen halten!
- Dagegen ist die Verwendung heißen Wassers in Form von Kompressen, Voll-, Halb-, Fuß- und Sitzbädern zur krampf-, sowie schmerzlösenden und schweißtreibenden Wirkung geboten. Dabei sollte nicht versäumt werden, nach einer jeden solchen heißen Anwendung eine Abkühlung der Haut durch geeignete Maßnahmen wie Abwaschung, Brausen, kühles Bad, kühler Guß usw. herbeizuführen.
- Grundsätzlich sollte gelten, daß bei allen Kranken und Krankheiten, in welchem Zustand sie auch immer sich befinden, bei Beginn einer Kur sehr behutsam vorgegangen werden muß. Je anhaltender das Wasser auf den Körper angewandt wird, um so heftiger ist auch die Reaktion. Daher immer größtmögliche Vorsicht ausüben, lieber mit etwas höheren Temperaturen beginnen und dann allmählich auf die niedrigere heruntergehen.
- Bei Kindern sehr vorsichtig sein und sie nicht rigoros in kaltes Wasser hineinzwingen! Man sollte da sehr genau unterscheiden, ob sich das Kind aus Furcht oder aus Ungezogenheit sträubt, ins Wasser zu gehen. Wenn die Kinder zunächst Angst haben, so sollte das kein Grund sein, auf Wasser-

Die Heilkraft des Wassers – Allgemeine Hinweise

anwendungen zu verzichten. Man sollte lieber mit etwas wärmerem Wasser beginnen und allmählich auf die vorgeschriebenen Temperaturen heruntergehen. Geben Sie dem Kind bei dem Bad die Hand, lassen Sie das Kind Ihre liebevolle Zuwendung spüren! Bei ängstlichen Kindern kann es oft hilfreich sein, wenn nicht die Eltern, sondern eine dritte Person das Kind badet. Diese hat es oft leichter als Mutter oder Vater.

- Bedenken Sie, daß die Wasseranwendung kein Hauruckverfahren ist. Wenn also nicht augenblicklich Besserung einsetzt, so höre man nicht auf, sondern fahre geduldig fort.
- In vielen Fällen, in denen wir Wasseranwendung vornehmen, leidet der Patient an Kopfschmerzen oder an einem erhöhten Blutandrang zum Kopf. Deshalb sollte der Patient, wenn er ein Halb- oder Sitzbad, ein Fußbad nimmt, nicht lesen. Er sollte sich träge seinen Gedanken überlassen, sich im Geiste mit angenehmen Bildern beschäftigen und sich intensiv in seine baldige Genesung vertiefen. Durch Lesen kann der Blutstrom noch mehr zum Kopf hingelenkt werden, von dem man ihn durch das Bad ableiten will, und es könnte sogar zu einer Verschlimmerung der Beschwerden kommen. Denken Sie daran, daß der Geist des Menschen auch den Körper beeinflußt, und der feste Glaube an einen guten Ausgang seiner Krankheit, das Vertrauen in die Wirksamkeit der Wasseranwendungen, der Wille, die augenblickliche Krankheit zu überwinden, die Gesundung beschleunigen kann. Das trifft nicht nur auf den Kranken selbst zu, sondern auch auf die Angehörigen, die ihn betreuen. Sie sollten froh

und zuversichtlich stimmen und versuchen, während der Krankheitsphase jeden Kummer, jede Sorge fernzuhalten und liebende Zuwendung zu vermitteln.
- Bei jeder Form der Wasseranwendung sollte auf die Diät besonders geachtet werden. Eine einfache, reizarme, vorwiegend vegetarische Nahrung unterstützt. Hat der Patient keinen Appetit, so nehmen Sie das als Fingerzeig der Natur und lassen Sie den Kranken ruhig fasten, bis er von selbst wieder nach Nahrung verlangt. Achten Sie aber darauf, daß der Patient in solchen Fällen reichlich frisches kaltes Trinkwasser bekommt. Aber auch hier zwingen Sie ihn nicht, sondern geben Sie ihm nur, wenn er danach verlangt. Es ist selbstverständlich, daß bei chronischen Leiden die Diät auf Form und Grad der Krankheit ausgerichtet wird. Alkohol und Nikotin sollten in jedem Fall vermieden werden. Mehrere kleinere Mahlzeiten, über den ganzen Tag verteilt, sind wichtiger als drei voluminöse Mahlzeiten. Beachten Sie, daß bei Wasseranwendungen die verwendeten Tücher, Handtücher, Decken usw. nach jeder Behandlung gut gelüftet bzw. gut gewaschen werden. Die Krankheitsstoffe, die sich in dem Packungsmaterial festgesogen haben, müssen entfernt werden.
- Achten Sie darauf, daß im Krankenzimmer Ruhe herrscht, genügend frische Luft vorhanden ist, eine gleichmäßige Temperatur zwischen 15 und 18 Grad gehalten wird, und entfernen Sie elektrische Geräte aus dem Krankenzimmer. Der Kranke sollte während der Heilung nicht fernsehen, nicht unbedingt Radio hören.

Die Heilkraft des Wassers – Allgemeine Hinweise

- Wenn der Kranke schläft, lassen Sie ihn schlafen: Wecken Sie ihn nicht auf, egal ob er nun mit oder ohne Packung im Bett eingeschlafen ist. Schlaf ist eines der besten Medikamente, die die Natur dem Patienten verordnen kann. Glauben Sie nicht, daß ein Patient, der mit seiner Packung eingeschlafen ist, Schaden nimmt! Sie werden merken, daß der in der Packung Liegende genau dann erwacht, wenn die Packung genügend gewirkt hat und ihm lästig wird. Die Natur gibt den richtigen Fingerzeig. Wenn jedoch der Kranke in der Packung nicht eingeschlafen ist, so handeln Sie nach den angegebenen Zeiten.
- Während der Menstruation sollten Sie ohne Anleitung des Therapeuten keine Wasseranwendung vornehmen.

Waschungen, Bäder und Massagen

Die Ganzwaschung
Bei fieberhaften Erkrankungen tut die Ganzwaschung gute Dienste. Wir unterstellen dabei einen echt fieberhaften Zustand, bei dem das Fieber den Körper bereits geschwächt hat. Deshalb müssen wir mit einiger Vorsicht verfahren:

Der Kranke wird zunächst auf einen Stuhl gesetzt, warm eingehüllt. Auf das Bett legen wir ein zusätzliches, saugfähiges Laken, um das Bett vor dem Durchnässen zu schützen. Dann legen wir den Kranken ins Bett zurück, schlagen ein Laken bis zum Oberkörper über ihn und decken ihn warm zu. Zunächst waschen wir dann das Gesicht und den Hals. Wir verwenden dabei Wasser von etwa 27 Grad Celsius. Diese Temperatur wird bei jeder weiteren Waschung mit der Besserung des Zustandes um ein halbes Grad abgesenkt, bis wir schließlich bei einer Wassertemperatur von 22 Grad sind. Gesicht und Hals werden sofort hinterher abgetrocknet. Für die Abwaschungen verwenden wir am besten ein Frottiertuch. Das Tuch soll nicht naß, sondern nur feucht sein. Es wird sich bei jeder Abwaschung erwärmen, da es die Körpertemperatur des Kranken aufnimmt. Deshalb immer genügend lang in das kalte Wasser eintauchen, damit wirklich die durch das Wasser vorgegebene Temperatur gewährleistet ist, die man am besten mit einem Badethermometer kontrolliert.

Mit der Waschung von Kopf und Hals wird so lange fortgefahren, bis die größte Hitze aus diesen beiden Körperteilen verschwunden ist und die Haut sich glatt und griffig anfühlt. Dann machen wir den Oberkörper des Patienten frei und fahren fort mit der Abwaschung der Arme. Achten Sie darauf, daß Sie bei jeder Abwaschung frisches, sauberes Wasser verwenden, denn zum einen erhöht sich auch die Temperatur im Wasserbehälter durch das Eintauchen des Handtuches, und zum anderen wird das Wasser durch abgestorbene Zellen der Haut verunreinigt. Schließlich kommen Brust und Unterleib an die Reihe. Dabei muß natürlich die Bettdecke zurückgeschlagen werden.

Keine Angst, der Kranke erkältet sich bei normaler Zimmertemperatur nicht! Zum einen wird meistens vom Fieberkranken die niedrige Temperatur des Zimmers als angenehm empfunden, und zum anderen hat er durch das Fieber bereits eine erhöhte Abwehrbereitschaft und ist nicht leicht anfällig. Nach jeder Abwaschung gut abtrocknen und dann den Oberkörper wieder bedecken.

Nach Brust und Unterleib waschen wir Rücken und beide Körperseiten ab und am Schluß die Beine. Nach einer solchen Ganzabwaschung fertigen wir einen Leibwickel an, der folgendermaßen angelegt wird: Wir tauchen ein Leintuch in auf 22 Grad temperiertes Wasser, wringen es gut aus und wickeln es um den Leib des Kranken. Dieses Tuch soll den Bereich etwa eine Handbreit über dem Bauchnabel einschließlich Unterleib abdecken. Auf diese Art wird die Funktion der Unterleibsorgane vermehrt, die Hautdurchblutung gefördert und die Ausscheidung der Fremdstoffe positiv beeinflußt. Der Kranke wird gut abgedeckt. Dann sollte er bei offenem Fenster, in frischer Luft, versuchen, zu schlafen oder

Waschungen, Bäder und Massagen

zumindest die Augen zu schließen und ruhig zu werden. Positiv ist, wenn der Kranke jetzt schwitzt. In einem solchen Fall soll die Ganzabwaschung nach circa 1/4 Stunde wiederholt werden.

Nun noch **einige allgemeine Tips zur Ganzabwaschung:**

- Die Temperatur des Wassers sollte sich nach dem Zustand des Patienten richten. Normalerweise sollte eine Wassertemperatur zwischen 22 und 27 Grad Verwendung finden. Bei robusten Patienten kann auch ein Wasser bis zu 19 Grad eingesetzt werden. Für die Abreibungen niemals ein fabrikneues Tuch verwenden, sondern nach Möglichkeit gewaschene, gebrauchte Tücher oder Handtücher, da diese das Wasser besser aufsaugen.
- Akut Kranke werden anschließend nur leicht abgetupft, bei chronisch Kranken sollte man die Haut trockenreiben, um die Durchblutung zu fördern. Bei Schwerkranken sollte man im akuten Stadium auf die Abwaschung der hinteren Körperhälfte verzichten. Bei Krankheiten, bei denen die Haut beteiligt ist, wie z. B. Masern oder Scharlach, bei Abwaschungen und anschließendem Abtrocknen immer nur tupfen und nicht reiben. Bei chronischen Leiden nimmt man zur Waschung der Extremitäten, d. h. der Hände, Arme, Füße und Beine, lieber eine niedrigere Temperatur als zur Waschung des Rumpfes: Wenn man die Gliedmaßen mit 19 Grad Wasser abwäscht, sollte man also für den Rumpf 22 Grad Wassertemperatur wählen.
- Handelt es sich um einen noch nicht chronischen Fieberschub und ist der Patient noch in guter Verfassung, so kön-

nen wir auch die Ganzwaschung an einem Stück durchführen. Wir stellen dafür den Patienten in die Badewanne, wickeln seinen ganzen Körper in ein triefend nasses Bettuch ein – 22 bis 25 Grad Wassertemperatur – und reiben nun auf der Oberfläche des nassen Tuchs den Körper des Fieberkranken. Diese Prozedur wiederholen wir alle zwei bis drei Stunden. Die Abwaschung selbst sollte ein bis zwei Minuten dauern, anschließend den Patienten sofort ins Bett packen und in ein saugfähiges Laken einschlagen.

- Bei diesem Verfahren ist das kräftige Reiben die Hauptsache. Deshalb spricht man hier auch von einer ›Abreibung‹. Beachten Sie stets, daß nach einer Ganzwaschung oder Abreibung das Zimmer des Patienten gut durchlüftet werden soll, da ja durch die Maßnahmen die Haut des Patienten zu einer vermehrten Ausdünstung und Sauerstoffaufnahme angeregt worden ist. Abwaschung und Abreibung sollen nicht angewandt werden, wenn der Körper kalt ist, wenn er friert oder fröstelt.

Das Halbbad

Das wichtigste Bad ist das ›Halbbad‹. Dabei wird die Badewanne mit so viel Wasser gefüllt, daß es dem Patienten bis über die Hüften reicht. Die Temperatur des Badewassers schwankt dabei je nach Kräftezustand des Patienten zwischen 27 und 42 Grad. Grundregel sollte sein, daß die Badetemperatur um so höher sein darf, je heftiger das Fieber, je angegriffener der Patient ist. Es ist zwar richtig, daß durch Baden in verhältnismäßig kaltem Wasser der Kranke erfrischt wird und die Fieberhitze verhältnismäßig schnell absinkt, aber der Patient wird ungemein erregt, und es kann zu übermäßigen Reaktionen kommen.

Der Kranke sitzt beim Halbbad aufrecht in der Badewanne, eine zweite Person reibt zunächst mit beiden Händen die Beine des Patienten im Badewasser, anschließend wird der Oberkörper des Patienten mit dem Badewasser begossen und abwechselnd dabei die Haut des Oberkörpers mit den bloßen Händen oder besser noch mit einem rauhen Waschhandschuh gerieben. Das Halbbad wird so lange fortgesetzt, bis sich die Haut des Patienten kühl und geschmeidig anfühlt und auch die Achselhöhlen nicht mehr heiß sind. Die normale Badezeit beträgt fünf bis acht Minuten. Danach wird der Kranke gründlich abgetrocknet, ins Bett gelegt und gut zugedeckt. Nach einem solchen Teilbad sollte mindestens eine Bettruhe von zwei Stunden folgen.

Das Halbbad kann bei fast allen chronischen Krankheiten Verwendung finden und ist in seiner Wirkung milder als die Abwaschung oder Packung. Es ist besonders geeignet zur Entlastung innerer Organe wie z. B. des Herzens, bei Kopfdruck, Schwindel, Augen- und Ohrenleiden, überall da, wo eine Erweiterung der Blutgefäße des Unterleibes und der Beine hervorgerufen werden soll, also auch bei chronischen Blasenentzündungen, Prostataleiden, Erkrankungen der weiblichen Unterleibsorgane.

Das Sitzbad
Für Erkrankungen des Unterleibs kann aber auch das reine Sitzbad genommen werden. Hier wird wiederum die Wanne bis etwa in

Höhe der Magengrube des sitzenden Patienten mit heißem Wasser von 42 bis 45 Grad gefüllt, wobei man diesem Wasser noch handelsübliche Zusätze beimengen kann wie z.B. Pinimenthol-Bad, Mikromooran, Tiroler Steinöl oder ähnliches. Durch diese Stoffe wird in Verbindung mit dem warmen Wasser die Durchblutung der unteren Körperhälfte verstärkt. Man bleibt für etwa acht bis zehn Minuten in der Wanne sitzen.

Hand- und Fußbäder
Hände und Füße spielen in der Naturheilkunde von alters her eine ganz bedeutende Rolle. Denn wir können über die Füße und die Hände den ganzen Körper erreichen. Wir haben sowohl einen energetischen Kreislauf, der über die Hände und die Arme den Thorax versorgt, als auch einen energetischen Kreislauf, der über die Füße das gesamte kleine Becken beeinflußt. Dabei wird bei einer Frau in der Regel von der rechten Hand aufgenommen und über die linke Hand abgeleitet, vom rechten Fuß aufgenommen und über den linken Fuß abgeleitet. Beim Mann ist es genau umgekehrt, von der linken Hand aufgenommen und zur rechten ausgeleitet, vom linken Fuß aufgenommen und zum rechten Fuß ausgeleitet.

Über Hand- und Fußbäder mit entsprechenden Zusätzen, insbesondere Kräuterzusätzen, können wir ganz gezielt und tiefgreifend auf die Organe unseres Körpers einwirken. Man wählt die entsprechenden Kräuter oder Essenzen aus Apotheke, Reformhaus oder Drogerie. Ich verweise insbesondere auf die ätherischen Öle. Verwenden Sie einen Absud von Tees, so machen Sie immer nur

Waschungen, Bäder und Massagen

von Originaltees Gebrauch und niemals von pulverisierten Teebeuteln oder Mixprodukten.

Im akuten Zustand sollte man solche Badbehandlungen nicht nur einmal machen, sondern im Zeitraum von drei bis vier Wochen durchführen. Dabei baden Sie morgens vor dem Frühstück, also in nüchternem Zustand, die Füße in sehr heißem Wasser, so heiß, wie Sie es ertragen können, und abends vor dem Essen, also jeweils mit leerem Magen, acht Minuten die Hände in heißem Wasser ebenfalls so heiß wie möglich. Bevorzugte Anwendungsgebiete sind rheumatische Störungen, Allergien, Heuschnupfen, Krankheiten des gesamten Urogenitalbereichs, des Respirationstrakts, Hautkrankheiten, Migräne und vieles andere mehr.

Das Fußbad
Hier haben wir zunächst das kalte Fußbad. Dazu nimmt man normales Leitungswasser und stellt beide Füße bis zu den Knöcheln ins Wasser. Dabei reibt man immer den einen Fuß mit dem anderen, bis dieses gegenseitige Reiben zur Erwärmung führt. Das Reiben sollte bis zu den Waden herauf erfolgen.

Der anfängliche Wärmeverlust wandelt sich in einen Wärmegewinn. Die Stoffwechselvorgänge werden beschleunigt und dehnen sich nicht nur auf die Füße, sondern auch auf den ganzen Körper aus. Dadurch wird Wärme aus den oberen Körperpartien, dem Kopf, den Ohren, den Augen, den Zähnen, der Brust, den Hüftgelenken und den Knien abgezogen. Oft verschwinden chronische Schmerzen schon nach einem einzigen langandauernden kalten

Fußbad. Ganz besonders sind kalte Fußbäder bei chronisch kalten Füßen angezeigt. Wichtig ist, daß nach einem kalten Fußbad viel gegangen wird, nach Möglichkeit im Freien. Man sollte sich nicht eher ausruhen, bis die Füße ganz heiß gelaufen sind. Ist das nicht möglich, so werden die Füße nach dem Baden mit einem rauhen Handtuch warm gerieben.

Es kann beim kalten Fußbad zu Rückstauungen im Kopf, sogenannten Kongestionen kommen, die jedoch leicht vermieden werden können, wenn man vorher den Kopf gut kalt abwäscht oder nötigenfalls eine kühlende Kompresse auflegt. Diese Kompresse sollte man während des Bades, sobald sie warm geworden ist, wechseln. Um eine optimale Wirkung des kalten Fußbades zu bekommen, sollte man es in der ersten Woche täglich und dann mindestens dreimal die Woche anwenden und die ganze Kur vierzehn Tage bis drei Wochen durchführen. Das warme Fußbad ist etwas für den älteren oder den streßgeplagten Menschen. Es sollte abends vor dem Zubettgehen angewandt werden. Die Temperatur bringt man am besten auf 37 bis 38 Grad. Nach Angabe von Pfarrer Kneipp sollte es 14 Minuten dauern. Man kann dem warmen Fußbad auch etwas Meersalz zusetzen und dadurch die beruhigende und ableitende Wirkung noch verstärken. Im Handel werden auch Essenzen aus Heublumen, Haferstroh angeboten, die dann auch therapeutisch von Nutzen sind, insbesondere bei Erkältungen, chronischen Blasenentzündungen, starkem Fußschweiß und Muskelschmerzen in den Beinen.
Nach dem Bad sollte man die Füße nicht abtrocknen, sondern nach Möglichkeit warme wollene Socken anziehen, ins Bett gehen und

Waschungen, Bäder und Massagen

die Füße gut zudecken, so daß sie ›nachdünsten‹ können.

Die dritte Variante der Fußbäder ist das Wechselfußbad. Hier bereite man zwei Eimer, den einen mit warmem Wasser in einer Temperatur zwischen 37 und 41 Grad, den anderen mit normalem Leitungswasser. Dem warmen Eimer kann man Meersalz oder Kräuteressenzen zusetzen. Man setzt dann beide Füße abwechselnd für drei Minuten in den warmen Eimer, sodaß das Wasser bis über die Knöchel reicht, und dann dreißig Sekunden in den kalten Eimer. Dieser Wechsel sollte dreimal vollzogen und beim drittenmal mit dem kalten Fußbad beendet werden.

Hinweisen möchte ich noch darauf, daß Frauen während der Zeit der Menstruation keine Fußbäder nehmen sollten, wie grundsätzlich Wasseranwendungen zur Zeit der Menstruation vermieden werden sollten.

Das Handbad
Das Handbad unterliegt den gleichen Kriterien wie das Fußbad. Auch an den Händen enden viele Hauptblutgefäße, und wir können auch über die Hände auf wesentliche Organe des menschlichen Körpers Einfluß nehmen. So kann z. B. ein kaltes Handbad nervöses Herzklopfen beseitigen oder Hustenreiz, asthmatische Anfälle, Kurzatmigkeit positiv beeinflussen. Es sollten immer beide Hände eingetaucht werden. Das Handbad kann auch mit dem Fußbad kombiniert werden.

Das normale Wannenbad
Das normale Wannenbad ist etwas für den gesunden Menschen.

Der Körper kann insgesamt bis zum Hals eingetaucht werden, dabei soll das Wasser nicht zu heiß sein. Normalerweise beträgt die Temperatur eines Wannenbades zwischen 32 und 36 Grad Celsius. Ein solches Bad sollte nicht zu lange dauern, zehn bis fünfzehn Minuten. Zum Abschluß möglichst kalt abduschen und dann mit einem rauhen Frottiertuch gut abmassieren. Dann aber keinesfalls unbekleidet im Raum stehenbleiben, sich rasieren, frisieren oder Kosmetik betreiben, sondern zunächst sich ankleiden oder einen langen, warmen Bademantel überziehen.

Neben diesem Vollbad steht das kalte Vollbad nach Kneipp. Man wendet es dann an, wenn man das Gefühl hat, daß eine Grippe oder Erkältung vor der Tür steht oder man sich insgesamt nicht ganz gut fühlt, man die Durchblutung allgemein verbessern will. Dabei denken Sie an die Worte von Pfarrer Kneipp: «Wer die kürzesten Wasseranwendungen vornimmt, macht seine Sache am besten.» Das kalte Vollbad soll daher ein bis vier Sekunden dauern (nicht Minuten!).

Man nimmt dazu kaltes Leitungswasser und geht ganz langsam in die Wanne, setzt sich nur allmählich hinein und taucht beim Baden den Kopf mehrmals unter. Dabei werden alle Blutgefäße der Haut und die äußeren empfindlichen Nervenenden vom Kältereiz betroffen. Das Blut drängt mächtig ins Körperinnere, um dann sofort infolge des heftigen thermischen Reizes wieder zur Körperoberfläche zurückzukehren. Die Haut wird rot, und die anfängliche Kälteempfindung macht einem behaglichen Gefühl der Erwärmung Platz.

Waschungen, Bäder und Massagen

Anschließend sollte nicht abgetrocknet werden, sondern die Erwärmung sollte nach dem Bad einzig und allein durch aktive Bewegung im Freien erfolgen. Wegen des sehr starken Reizes sollte bei allen nervösen Patienten, bei Herz-, Lungen-, Nieren-, Blasenleiden das kalte Vollbad vermieden werden.

Packungen, Wickel und Umschläge

Einiges zu ihrer Wirkung

Zuerst möchte ich Ihnen einige Aufklärungen zum Wirkungsmechanismus der kühlen, feuchten Packung, Wickel und Umschläge geben. Bei einer normalen Körpertemperatur um sechsunddreißigeinhalb Grad Celsius liegt die Temperatur des Wassers, das bei Packungen und Wickeln Verwendung findet, gewöhnlich um zehn bis fünfzehn Grad darunter. Wenn man einen Wickel anlegt, hat man deswegen zunächst eine unmittelbare Einwirkung auf die feinen Kapillargefäße, die Haarröhrchengefäße der Haut und damit des Blutes, das innerhalb einer Minute den Körper ungefähr zweimal durchströmt. Durch diese Kühlung der Hautoberfläche erreicht man einen Kältereiz und damit eine gesteigerte Hautdurchblutung. Der Körper sendet zu der durch die Kälte gereizten Stelle sofort in vermehrter Menge Blut, um den Kältereiz durch eine sofort beginnende Erwärmung auszugleichen. Dieselbe Wirkung kann man auch durch einen mechanischen Reizzustand wie Reiben, Kratzen, Massieren oder Streichen erreichen. Man spricht in diesem Fall von einer Hyperämisierung. Durch diese dann aufgetretene verstärkte Durchblutung der Haut werden im Inneren des Körpers erkrankte Organe, die an einer Blutüberfüllung leiden, entlastet.

Mit der Haut zusammen erwärmen sich auch die für Umschlag oder Wickel verwendeten Tücher. Es entsteht eine feuchte Stauwärme. Dabei werden die Krankheitserreger und die Fremdstoffe, von denen sich der Körper befreien will, durch den Einfluß der feuchten Wärme gelockert und aufgelöst und dringen durch die Hautporen in Form vermehrter Ausscheidung in die Umschläge ein. Deshalb werden wir oft feststellen, daß beim Abnehmen der Umschläge ein widerlicher penetranter Geruch entsteht und beim Auswaschen der Tücher das Waschwasser trübe wird. Vergessen Sie bitte nicht, daß das gesunde Funktionieren unserer Organe im wesentlichen von der Ausscheidung verbrauchter Stoffe abhängt. Die Packungen sind also darauf ausgerichtet, den Stoffwechsel anzuregen, verbrauchte Stoffe, die sich im Körper abgelagert haben, verstärkt auszuscheiden und gleichzeitig den Aufbau neuer Gewebe zu ermöglichen. Außerdem steht das Gefäßsystem unseres Organismus mit dem Nervensystem in engster Wechselbeziehung, sodaß bei den Packungen und Abreibungen dieses beruhigt und der Kranke gelöster und entspannter wird.

Wichtige Bemerkung zu Wickeln
Bei Anwendung von Umschlägen oder Wickeln, insbesondere wenn dies über einen längeren Zeitraum geschieht, wie das z. B. bei einem Leibumschlag der Fall sein kann, entstehen bisweilen Ausschläge, die jucken und übel riechen. Den Umschlag dann fortzulassen und nicht fortzufahren hieße, alles wieder zu verderben. Auch sollte man in solchen Fällen nicht etwa die Stellen mit Öl, Fett oder ähnlichem einreiben. Hier hilft allein der häufigere Wechsel. Man macht die Umschläge lieber etwas feuchter und umhüllt nicht so dick mit wollenen Tüchern. Öl oder andere Fette einzusetzen hieße, die Poren wieder zu verstopfen und damit das, was wir ursprünglich wollten, nämlich die Giftstoffe abzuleiten, unmöglich zu machen.

Packungen, Wickel und Umschläge

Der Leib- oder Prießnitz-Umschlag

Der Leib- oder Prießnitz-Umschlag sollte zum festen Bestandteil der ›Hausapotheke‹ werden. Seine Anwendungsmöglichkeiten insbesondere bei Kindern sind mannigfaltig. Schon bei dem geringsten Unwohlsein eines Säuglings, bei chronischen und fiebrigen Erkrankungen von Kindern und Erwachsenen ist der Leibumschlag immer angebracht. Bei Keuchhusten, Brechdurchfall, Masern, Scharlach, Lungenentzündung, bei Unterleibs- und Verdauungsleiden sollte immer an den Leibumschlag gedacht werden. Aber nicht nur bei definitiven Krankheitszuständen, schon bei leichten Verdauungsstörungen sollte man in der folgenden Nacht einen leichten Umschlag anlegen. Man wird feststellen, daß in sehr vielen Fällen morgens alles wieder in Ordnung ist.

Für den Leibumschlag benötigen wir ein mittelgrobes, schon einige Male gewaschenes Leintuch, das breit und lang genug ist, den Unterleib zu umhüllen. Es muß gut einzuschlagen sein. Dazu benötigen wir ein wollenes Tuch etwas länger und etwas breiter, das das Leintuch überdecken kann. Schließlich Klammern zur Befestigung des Leintuchs als auch des wollenen Übertuchs. Auf Sicherheitsnadeln sollte man möglichst verzichten, um jede Verletzungsgefahr auszuschließen.

Am besten besorgt man sich die auch bei Verbänden üblichen Klammern mit einem Gummiband zwischen den beiden Klammern, die in jeder Apotheke erhältlich sind. Je nach Kräftezustand des Patienten sollte man für den Umschlag Wasser mit einer Temperatur von 20 bis 25 Grad einsetzen. Der Umschlag selbst wird wie folgt gemacht:

Das Leintuch wird in das vorbereitete Wasser eingetaucht, so ausgewrungen, daß es noch gut feucht ist, aber nicht mehr tropft, und fest um den Leib herumgelegt, so daß die beiden Enden vorne über dem Bauch übereinander zu liegen kommen. Um diese feuchte Umhüllung wird ein trockenes Handtuch gewickelt und darüber das wollene Tuch, das dann entsprechend befestigt wird. Jede der einzelnen Lagen soll gut und fest anliegen. Das wollene Tuch sollte die beiden Leintücher, d. h. das feuchte und trockene, um mindestens eine Handbreit überlappen. Dieser Leibumschlag verbleibt gewöhnlich so lange, bis er heiß oder trocken wird. Dann soll er erneuert werden. Dabei ist ganz wichtig, daß für den neuen Umschlag nicht dieselben Leintücher verwendet werden. Sie müssen vor erneutem Gebrauch erst gut gewaschen und gelüftet werden, da sich Krankheitsstoffe und giftige Ausscheidungen der Haut darin festgesetzt haben. Auch der Wollumschlag soll regelmäßig gewaschen und gelüftet werden.

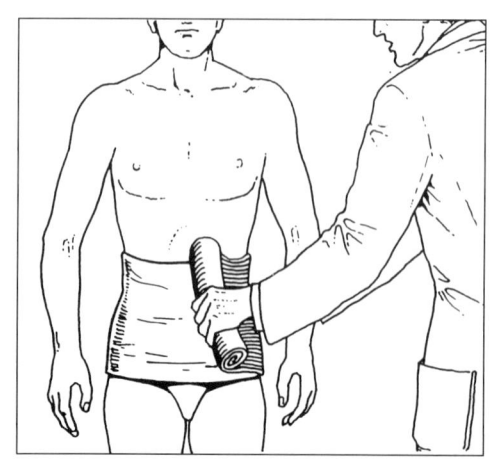

Wenn man keinen weiteren Umschlag verwendet, so sollte man die bedeckt gewesenen Stellen mit Wasser zwischen 20 und 22 Grad abwaschen und dann gut abtrocknen.

Abb. 1
Leibumschlag

Packungen, Wickel und Umschläge

Die Rumpfpackung

Dieser Leibumschlag sollte so breit sein, daß er den Bereich vom unteren Rippenbogen nach unten einschließlich des Unterleibs abdeckt. Das gleiche Verfahren, jedoch unter den Achselhöhlen beginnend, bezeichnet man als Rumpfpackung oder Rumpfumschlag.

Wird der Körper von den Achselhöhlen bis zu den Füßen eingepackt, so spricht man von einer Dreiviertelpackung. Wird der ganze Körper, d. h. einschließlich der Füße unter Ausschluß des Kopfes, eingepackt, so ist dies eine Ganzpackung. Alle diese Packungen werden in gleicher Form ausgeführt, d. h. zunächst die feuchte Leinenlage, darüber die trockene und darüber dann die Wollbedeckung, die die unteren beiden Lagen handbreit überdeckt.

Die Häufigkeit und Art der Anwendung richtet sich je nach Alter und Konstitution des Patienten, nach seiner Erkrankung und dem, was man erreichen will – ob erregen, erwärmen, beleben, kräftigen oder kühlen, beruhigen, ableiten oder Fieber stillen. Die Wassertemperaturen werden entsprechend gewählt, höher oder niedriger, das Leintuch mehr oder weniger ausgewrungen, die inneren feuchten Einlagen einfach, doppelt oder in mehrfachen Schichten verwendet.

Wenn Sie unter Zugrundelegung dieser Basis-Informationen verfahren, werden Sie sehr bald über ein entsprechendes Erfahrungswissen verfügen. Bald werden Sie den Wickel nicht mehr missen wollen.

Umschläge und Kompressen für einzelne Körperteile

Umschläge oder Kompressen für einzelne Körperteile kommen entweder in kalter oder in kühlender Form zur Anwendung. Bei erregenden Umschlägen faltet man ein Leintuch zwei-, vier- oder sechsfach zusammen, taucht es in 16 bis 22 Grad temperiertes Wasser ein, wringt es gut aus und legt es auf den zu behandelnden Körperteil, der anschließend mit Wolle gut umhüllt wird. Hier läßt man es liegen, bis es trocken geworden ist. Die Wollumhüllung sollte ebenfalls zwei- bis dreifach aufgelegt werden.

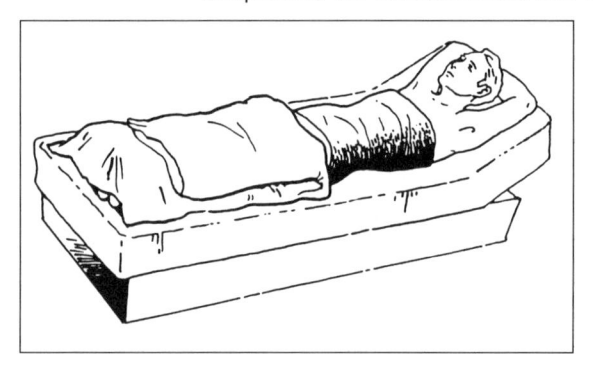

Abb. 2 Die Rumpfpackung

Diese Umschläge leiten anfänglich Wärme ab, dann kommt es zum Wärmestau im Umschlag und zu einer Wärmesteigerung. Die Poren werden geöffnet, die Hauptblutgefäße erweitert, der Stoffwechsel beschleunigt. Solche Umschläge werden eingesetzt zur Beseitigung von Verspannungen im Gewebe, Geschwülsten, grundsätzlich überall da, wo durch Ausschwitzen gelockert, gelöst, aufgesaugt, erneuert werden soll. Er ist auch als Begleittherapie bei medikamentösen Behandlungen hilfreich.

Die kühlenden Umschläge werden meistens in ganz kaltem Wasser, d. h. also unter 16 Grad Celsius, jedoch nicht kälter als 12 Grad Celsius, bereitet, wobei das Tuch dann aber überhaupt nicht ausgewrungen, sondern naßfeucht kalt aufgelegt und nicht abgedeckt

Packungen, Wickel und Umschläge

wird. Ein solch kalter Umschlag soll so oft erneuert werden, wie es der Kühlungsprozeß erforderlich macht. Wichtig ist, daß das zur Verwendung kommende Tuch vier- bis achtmal zusammengelegt wird, um eine entsprechende Speicherpotenz für kaltes Wasser zu bieten. Der Zweck eines solchen kalten Umschlags ist es, entzündeten oder blutüberfüllten Organen oder Körperteilen Wärme zu entziehen. Die Wirkung ist kühlend und schmerzstillend.

Ein solcher kalter, nasser Umschlag, etwa auf die Nackengegend gelegt, stillt Nasenbluten in den meisten Fällen kurzfristig. Sollte dieser Umschlag jedoch nicht helfen, so legen Sie den kalten Umschlag auf die Geschlechtsteile. Selbstverständlich ist dabei, daß die Umschläge alle paar Minuten bis zur Stillung des Blutes gewechselt werden müssen.

Bei entzündungshemmenden Umschlägen nimmt man etwas höher temperiertes Wasser, 20 bis 25 Grad Celsius, wringt etwas mehr aus als bei den kühlenden Umschlägen, nimmt die Auflage nicht zu dick, d. h. nur zwei- oder vierfach gefaltet, und läßt sie länger liegen.
Solche entzündungshemmenden Umschläge werden insbesondere bei Entzündungen der Haut, des Unterzellgewebes, bei Entzündung oberflächlich liegender Knochen, Gelenke, Wunden und Geschwüren angewandt.
Läßt die Entzündung dann nach, so gilt es, die Blutzufuhr zum entzündeten Teil durch erregende Umschläge wieder zu fördern, um die Neubildung der durch den Entzündungsprozeß zerstörten Körpergewebe zu unterstützen.

Wunden und Geschwüre werden mit örtlichen Umschlägen abgedeckt, die aber über die kranke Stelle, d. h. über den gesamten Entzündungsherd hinausreichen, also noch die angrenzenden gesunden Körperpartien miterfassen müssen. Hier verwendet man zwei- oder vierfach gefaltetes sauberes Leinen, angefeuchtet, mäßig ausgewrungen, und darauf erst die dicke, nasse, kühlende Kompresse. Über diese legt man dann eine Lage Watte, und das Ganze wird dann mit einem Wolltuch oder einer elastischen Binde fixiert. Ein solcher Umschlag kann erneuert werden, wenn er heiß oder als lästig empfunden wird. Man sollte dann jedoch nur die dicke, feuchte Kompresse erneuern, der untere, also der unmittelbar auf der Wunde aufliegende Leinlappen soll ungewechselt liegenbleiben und nur bei Eiterungen anläßlich der Reinigung der Wunde von Zeit zu Zeit erneuert werden.

Bei Entzündungen empfiehlt sich auch eine Packung mit Luvos-Heilerde. Man bereitet aus dem Pulver eine streichbare Masse, die man messerrückendick auf die befallene Stelle aufstreicht, wobei großflächig auch das benachbarte gesunde Gewebe abgedeckt werden soll. Anschließend wird diese aufgestrichene Lehmmasse mit einem sauberen Leintuch abgedeckt und einem Wollwickel fixiert. Dieser Brei verbleibt, bis er trocken wird, etwa eine Dreiviertelstunde bis zu einer Stunde auf der Fläche und wird dann entfernt, jedoch nicht abgewaschen. Da es sich bei Entzündungen meistens um schlecht durchblutete Gewebestellen handelt, ist besonders hilfreich, wenn man die Heilerde statt mit Wasser mit ›Concentrin forte‹ anrührt, einem durchblutungsfördernden Fluid, das in der Apotheke zu beziehen ist. Die Heilwirkung wird auf diese Weise noch wesentlich verstärkt.

Packungen, Wickel und Umschläge

Die Fußpackung

Zur Fußpackung nimmt man am besten baumwollene nasse Socken, die man mehr oder weniger auswringt, dann anzieht und darüber ein oder zwei weitere trockene wollene Strümpfe zieht. Diese Packungen werden am besten während der Nacht angelegt und können bis zum Erwachen oder bis sie lästig werden, belassen werden.

Man sollte sie anwenden bei Gehörstörungen, Augen- und Kopfschmerzen, die nicht auf Blutandrang, sondern im Gegenteil auf Blutmangel im Kopf zurückzuführen sind. Fußpackungen können in Verbindung mit erregenden, d. h. kalten Leib- und Kopfpackungen angewandt werden.

Die Handpackung

Die Handpackung ist vergleichbar mit der Fußpackung. Sie kann warm oder kalt angelegt werden und ist abhängig von dem, was man erreichen will. Bei einer kalten Packung ist es jedoch Voraus-

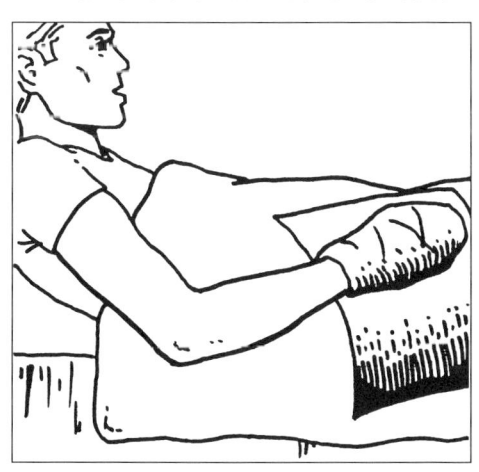

Abb. 3 Die Handpackung 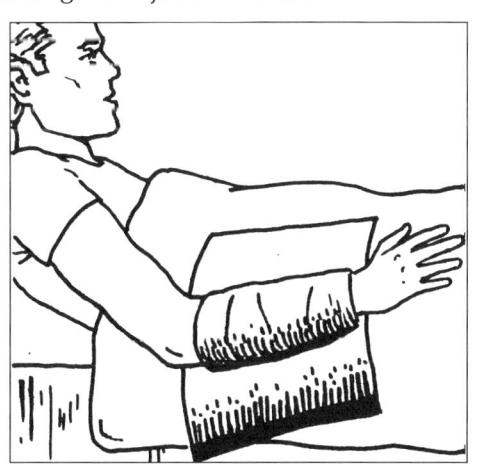   *Abb. 4 Die Armpackung*

setzung, daß die Hände warm sind. Sind sie kalt, müssen sie warm gepackt werden. Die Packung selbst hat einen erregenden oder beruhigenden Einfluß und wirkt sich insbesondere auf die Durchblutung sehr positiv aus. Bei der Arm-, Hand- und Fußpackung sollte besonders beachtet werden, daß niemals nur eine Seite therapiert werden darf, sondern immer beide Hände, beide Arme oder beide Füße gleichzeitig.

Die Arm- und Handpackung
Bei akuten Krankheiten, insbesondere der Lunge, des Brust- und Rippenfells, der Atmungsorgane generell, ist die erregende, d. h. die kalte Armpackung besonders wertvoll. Wichtig dabei ist, daß immer auch das Handgelenk eingewickelt wird. Die Packung selbst wird in der üblichen Form durchgeführt: erst feuchtes Tuch, dann trockenes Tuch, dann Wollwickel. Diese Packung soll häufig gewechselt werden, alle halbe Stunde eine neue Packung.

Der Fußwickel
Der Fußwickel leitet aus. Ungesunde kranke Ablagerungen insbesondere im Bereich der Beine werden ausgeleitet. Er kann kalt oder warm durchgeführt werden. Am wirkungsvollsten ist er, wenn ein Aufguß von Heublumen oder Zinnkraut angefertigt wird. In diesen Aufguß werden Tücher in der Größe einer Serviette getaucht und dann ein- bis zweimal um den Fuß gewickelt, und zwar bis zur Höhe des Knöchels. Dabei soll das Leintuch mehr oder minder ausgewrungen werden, jedoch nicht lecken. Dieses feuchte Tuch wird mit einem wollenen Tuch fest und gut umhüllt. Anschließend gut abdecken. Der Fußwickel verbleibt gewöhnlich ein bis zwei Stun-

Packungen, Wickel und Umschläge

den, bei einer gewünschten stärkeren Wirkung sollte er stündlich erneuert werden. Eine ganz wichtige Maßnahme bei Beingeschwüren!

Die Beinpackung
Bei der Beinpackung wird das ganze Bein bis zur Mitte des Oberschenkels eingepackt, jedoch die Füße nicht. Die Beinpackung wird wie jede andere Packung auch bereitet – erst die feuchte Einlage, dann die trockene Umwicklung und dann die Wollumhüllung. Berücksichtigen Sie aber dabei, daß immer beide Beine eingepackt werden müssen. Das gilt auch, wenn nur ein Bein krank ist. Das bei Beinpackungen verwandte Wasser sollte eine Temperatur von 18 bis 20 Grad Celsius haben.

Eine Beinpackung wirkt ableitend und wird eingesetzt bei chronischen Leiden, z. B. Blutandrang zum Kopf, Kopfschmerzen, Schwindel, bei Hals- und Lungenbeschwerden, bei Beinbeschwerden zur allgemeinen Ableitung von Krankheitsstoffen, bei Verhärtungen an den Beinen, zur Beseitigung von gichtigen und rheumatischen Beschwerden, bei Blutstauungen generell in den Beinen, also direkt lokalen Einwirkungen.

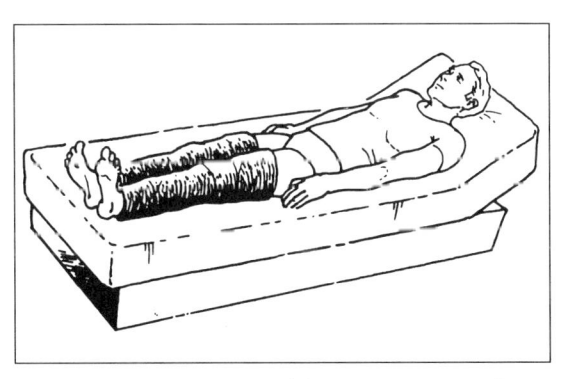

Abb. 5 Die Beinpackung

Die Kreuzpackung
Die Kreuzpackung ist bei Frauen und Männern gleichermaßen wichtig und bedeutungsvoll. Bei der Frau kann sie eingesetzt

werden bei Krankheiten der Gebärmutter, bei Lageveränderungen, bei Vorfällen, Zysten, Scheidenkrankheiten, Eierstockgeschwülsten oder Ausfluß. Wichtig ist natürlich, das bedarf wohl keiner Erwähnung, daß solche Zustände zunächst gynäkologisch abgeklärt werden. Bei Männern kann sie bei chronischen Blasenentzündungen, bei Prostataentzündungen, bei Entzündungen im Bereich der Hoden usw. Verwendung finden. Hier gilt das Gleiche wie für die Frau beim Gynäkologen, d. h. zunächst der Besuch beim Urologen.

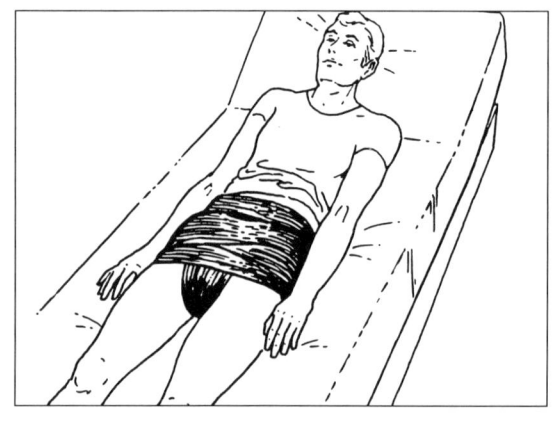

Abb. 6 Die Kreuzpackung

Die Kreuzpackung sollte grundsätzlich im Bett durchgeführt werden, so daß der Patient liegt, wenn er die Packung trägt. Die Packung selbst besteht aus zwei unabhängigen Binden. Sie wird in der gleichen Form bereitet wie alle anderen Packungen auch, d. h. erst das feuchte zwei-, vier- oder sechsfach zusammengelegte Nesseltuch, darüber das trockene Tuch und dann die Wollabdeckung. Das Wasser, das dafür verwandt wird, soll zwischen 19 und 22 Grad Temperatur haben.

Zunächst legen wir die feuchte Binde von circa Bauchnabel zwischen den Beinen durch bis an den Beginn der Lendenwirbelsäule, dann die gleiche Binde in der Breite von rund 30 cm um den Leib in Höhe der jeweils auslaufenden Enden der durch die Beine laufenden Binde. Beides decken wir in der gewohnten Form zunächst

Packungen, Wickel und Umschläge

mit dem trockenen Leintuch und dann mit der Wollabdeckung ab. Denken Sie wiederum daran, daß die Wollabdeckung die unteren Lagen jeweils um mindestens eine Handbreit überragt.

Die Kreuzpackung kann sehr gut angewandt werden in Verbindung mit Sitz- und Rumpfbädern. Die Kreuzpackung, richtig bis zur Ausheilung eines Zustandes angewandt, kann in vielen Fällen Operationen vermeiden und zur wirklichen Heilung chronischer Unterleibserkrankungen führen und nicht nur zu einer Korrektur der Symptomatik. Da wir mit der Kreuzpackung nicht nur den Urogenitalteil des Körpers behandeln, sondern auch Funktionsstörungen der unteren Darmpartien, insbesondere des Mastdarmes, Hämorrhoiden, Durchblutungsstörungen, Entzündungen der Schleimhaut in den Enddarmpartien, kann man ihre Bedeutung gar nicht hoch genug veranschlagen.

Die Schulter- und die Brustpackung

Die Schulter- und die Brustpackung gelangen, besonders bei Affektionen der inneren Brustorgane, also der Lunge, Luftröhre, Bronchien, zur Anwendung, wobei die Schulterpackung die oft dabei gleichzeitig vorhandenen Kopfbeeinträchtigungen positiv beeinflußt. Zur Schulterpackung wird ein nicht zu langes, nasses Handtuch wie ein Schal um Nacken und Schultern und über der Brust über Kreuz gelegt. Dann legt man die Brustpackung in der

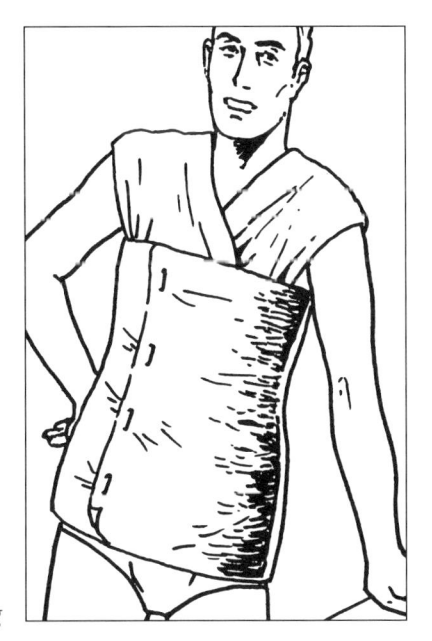

Abb. 7 Die Schulter- und die Brustpackung

bekannten Form mit 18 bis 20 Grad temperiertem Wasser an. Die Schalenden des Schulterwickels reichen unter den Brustwickel. Der Brustwickel dient dabei gleichzeitig zur Festlegung des Schulterwickels. Schulter und Brust sind nunmehr gleichermaßen in der üblichen Wickelform verpackt, d. h. feuchter Unterwickel, trockener Leinwickel und Wollabdeckung. Bettruhe und gutes Zudecken sind bei diesen Wickeln ganz besonders wichtig. Nach Abnahme gut abreiben und mindestens eine Stunde Bettruhe einhalten. Sinngemäß wird die Schulterpackung mit dem Leibumschlag ausgeführt.

Die Kopfpackung

Die Kopfpackung wird heute leider viel zu wenig angewandt. Sie kommt meistens in erregender Form zur Anwendung, das heißt mit einer Wassertemperatur von 18 bis 20 Grad. Insbesondere bei Kopfschmerzen, Migräne und allen Zuständen, die auf eine krankhafte Verengung der Blutgefäße zurückzuführen sind, ist der Kopfwickel eine ganz hervorragende Maßnahme. Durch Einwirkung des entstehenden Wärmestaus werden die Blutgefäße erschlafft, und es kommt zur allgemeinen Beruhigung. Seine Anwendung ist einfach und in vielen Fällen hilfreicher als dauerndes Tablettenschlucken. Er wird vorwiegend vor dem Zubettgehen angelegt und verbleibt bis zum Erwachen. Man nimmt ein nasses, gut ausgewrungenes Handtuch, legt es auf die Stirn

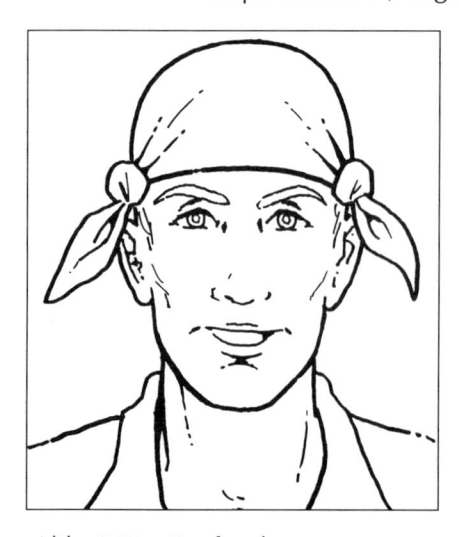

Abb. 8 Die Kopfpackung

und auf den Kopf und windet darüber einen dicken wollenen Turban. Hilft die Kopfpackung allein nicht, so sollte man zusätzlich Leibpackungen, ableitende Bein-, Waden-, Fuß-, Arm- oder Handpackungen miteinsetzen. Das hängt von Fall zu Fall von der Ursache des Geschehens ab und sollte für den einzelnen individuell herausgefunden werden. Nach Abnahme der Packung den Kopf gut abfrottieren.

Die Halspackung

Die Halspackung oder, wie sie noch populärer ist, der Prießnitzsche Halsumschlag ist genau wie dessen Leibumschlag sehr bekannt. Er wird eingesetzt bei Rachen-Kehlkopf-Affektionen, bei Husten, Heiserkeit, bei entzündeten Mandeln und sollte zum Repertoire jeder Mutter gehören. Seine Wirkung kann noch unterstützt werden, wenn zusätzlich zu seiner Anwendung eine Leib-, Bein- oder Wadenpackung gemacht wird. Er wird in der üblichen Form wie andere Wickel auch angewandt, d. h. zunächst ein zwei-, vier- oder sechsfach gefaltetes Leintuch in 19 bis 22 Grad temperiertes Wasser getaucht, ausgewrungen, um den Hals gelegt, dann anschließend ein trockenes Leintuch darüber, das Ganze mit einem Wollschal gut abgedeckt. Im übrigen sei darauf hingewiesen, daß die Halspackung, d. h. der Prießnitzsche Halsumschlag, immer nur in Verbindung mit ableitenden Rumpf-, Leib-, Bein-, Waden- oder Fußpackungen zur Anwendung kommen sollte.

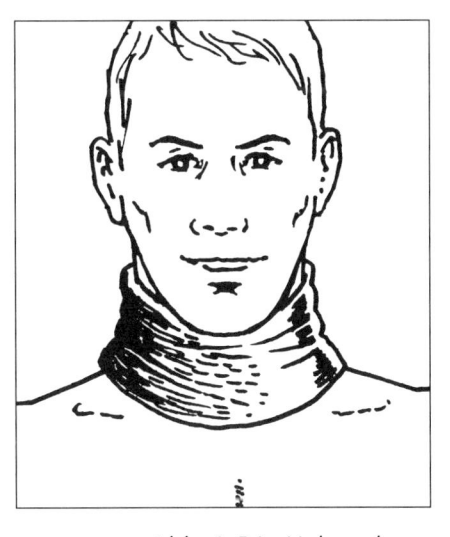

Abb. 9 Die Halspackung

Der Wadenwickel nach KNEIPP

Der Wadenwickel nach KNEIPP kann sowohl in heißes Wasser als auch in einen heißen Kräutersud eingetaucht werden. Ich möchte hierzu Pfarrer KNEIPP selbst zitieren:

»Wenn ich eine Reise von mehreren Stunden machen mußte und meine Füße zu warm geworden waren, so nahm ich ein Handtuch, tauchte es in Wasser, umwand damit die Waden, und in kurzer Zeit war die Hitze genommen und alle Müdigkeit entfernt, und so wiederholte ich während des Tages das Eintauchen zwei- bis dreimal. Es reicht sogar ein einziges Handtuch aus, wenn es ziemlich lang ist, weil dann nur die eine Hälfte eingetaucht wird, während die trockene Hälfte über die feuchte gewunden wird. Ebenso reicht ein einfacher Wickel oder auch ein Strumpf als Umhüllung über den feuchten Wickel recht gut aus.

Dieser Wickel paßt auch recht gut für blutarme Leute, bei welchen die unteren Füße in der Regel blutleer sind. Wird durch den Wickel Wärme in die Füße gebracht und erhalten, so dringt das Blut leichter in dieselben und sie werden dadurch besser genährt.«

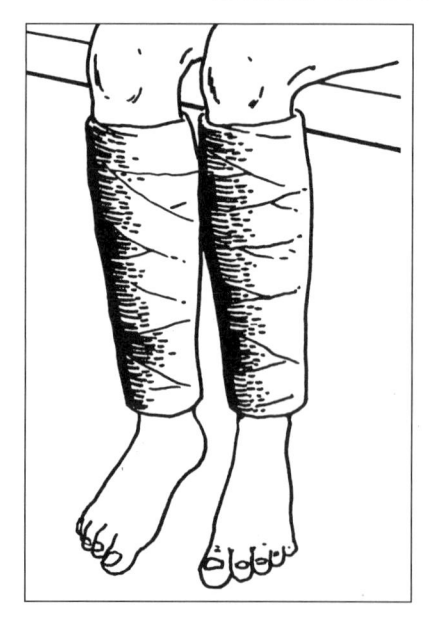

Abb. 10 Die Wadenpackung

Die Wadenpackung

Bei der Wadenpackung wird im Gegensatz zur Beinpackung nur die Wade eingewickelt. Der Fuß bleibt frei. Das zur Verwendung kommende Wasser sollte wiederum eine Temperatur von 18 bis 20 Grad haben. Die Wadenpackung in Verbindung mit einer Leib-,

Packungen, Wickel und Umschläge

Brust- oder Halspackung, die gewöhnlich während der Nacht angelegt wird, ist besonders hilfreich. Bei der Wadenpackung ist es ganz besonders wichtig, daß die Füße warm bleiben, deshalb warme Socken anziehen und eine Wärmflasche unter die Füße.
Dieser Wadenwickel ist ganz besonders wichtig bei fieberhaften Zuständen und sollte zur Ableitung übermäßigen Fiebers grundsätzlich angewandt werden.

Einige wichtige Hinweise
Ich möchte abschließend noch den Unterschied zwischen der erregenden, reizenden, erwärmenden Packung und der ableitenden, herabstimmenden, beruhigenden, kühlenden, entzündungswidrigen und schmerzstillenden Packung erläutern.
Für eine erregende Packung nimmt man ein gefaltetes, stark ausgewrungenes, niedrig temperiertes nasses Tuch, umwickelt es mit einer oder mehreren Decken und läßt den Patienten längere Zeit bis zur Erhitzung oder zum Schwitzen liegen, gegebenenfalls so lange, bis die Packung trocken ist.
Zum Ableiten bzw. Kühlen nimmt man ein mehrfach gefaltetes, triefend nasses Tuch mit einer niedrigen Wassertemperatur (12 bis 16 Grad) und nur eine dünne leichte oder aber gar keine Wollumhüllung und läßt den Patienten nur so lange liegen, bis die Auflage sich erwärmt hat. Dann nimmt man sie fort und erneuert sie. Wenn man also ein chronisches Leiden zu behandeln hat, wozu man zunächst einen künstlichen Fieberzustand erzeugen will, um über den thermischen Reiz auf den ganzen Körper positiv einzuwirken, dann wird das nasse Tuch gut ausgewrungen. Je kälter dabei das Wasser ist, desto heftiger ist der Reiz und um so mehr wird

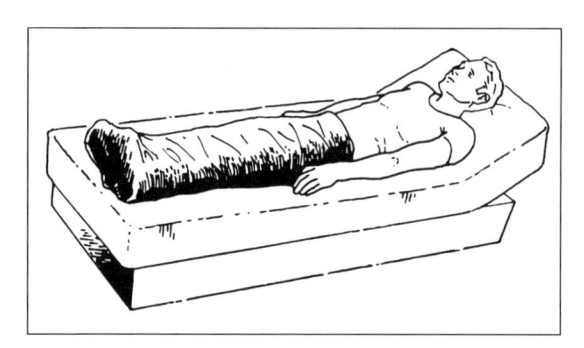

Abb. 11 Die Halbpackung

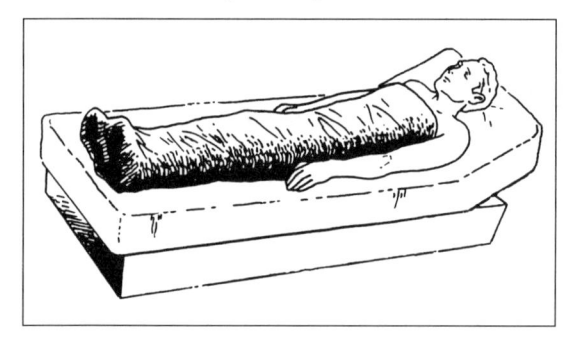

Abb. 12 Die Dreiviertelpackung

die Haut durchblutet, die Wärmeproduktion gesteigert und der chronische Zustand 'aufgerüttelt', der gesamte Stoffwechsel stimuliert.

Die beruhigende oder fieberstillende Packung hingegen, bei der der ohnehin schon gesteigerte Stoffwechsel beschränkt und der Verbrennungsprozeß gemildert werden soll, erfordert höher temperierte, nasse Laken, ganz leichte oder gar keine Abdeckungen und nur kurze Einwirkungszeiten mit öfterem Wechsel, bei hohem Fieber schon nach 15 Minuten. Der Grund ist ganz klar: Sobald die nasse Einlage die Temperatur des menschlichen Körpers von 37 Grad (oder bei Fieber entsprechend mehr) erreicht hat, kann sie dem Körper keine Wärme mehr entziehen. Durch jede neue Packung wird Temperatur entzogen, wobei dem Patienten diese kalten, nassen Einpackungen keineswegs unangenehm sind. Er wird sie erst als kalt empfinden, wenn seine Körpertemperatur so weit herabgesunken ist, daß weitere Wickel nicht notwendig sind.

Deshalb noch einmal, **hüten Sie sich vor allzu niedrigen Wassertemperaturen bei hohem Fieber**, in dem Glauben, hier etwas besonders Gutes zu tun. Bei fieberhaften Schüben und einer zu kalten

Packungen, Wickel und Umschläge

Ganzpackung kann es zu ganz erheblichen Kreislaufbeschwerden kommen. Je höher das Fieber, je empfindlicher, erregter der Patient ist, desto höher sollte das Wasser temperiert sein.

Barfußgehen im nassen Gras
Pfarrer KNEIPP hat uns das Barfußgehen im nassen Gras sehr ans Herz gelegt, und es ist zu einer sehr volkstümlichen, allgemein bekannten Anwendungsform im Rahmen der Kneippkuren geworden, ein besonders gutes Beispiel für die Heilkraft des Wassers.
In erster Linie ist Barfußgehen im nassen Gras, wobei es gleichgültig ist, ob das Gras durch Tau, Regen oder Wasseraufguß naß geworden ist, eine Abhärtungsübung, die sich auf den Kopf, die Brust und den Unterleib auswirkt. Darüber hinaus stärkt sie die Füße und ist praktisch das natürliche kalte Fußbad, wobei zusätzlich die atmosphärischen Einflüsse, das heißt die frische Luft, die Wirkung noch erhöht. Eine solche Anwendung kann zwischen 10 und 45 Minuten dauern, wobei man immer mit einer kurzen Zeit anfangen sollte und sich dann von Tag zu Tag langsam steigern kann. Wichtig ist, daß nach dieser Anwendung die Füße nicht abgetrocknet, sondern allenfalls vom eventuell anfallenden Schmutz gereinigt werden. Man zieht vielmehr vollkommen trockene Strümpfe und Schuhe über. Dabei macht es sich besonders gut, wenn man die Strümpfe leicht erwärmt, d. h. auf die Heizung oder den Ofen legt.
Wenn man sich wieder angezogen hat, sollte man noch einen strammen Fußmarsch mit Strümpfen und Schuhen machen, bis die Füße ganz warm geworden sind. Das tritt normalerweise nach zehn bis fünfzehn Minuten ein.

Die Wirkung dieser Anwendung erklärt sich sehr leicht. Wir alle wissen, daß wir an den Füßen kitzlig sind. Schon das ist ein Zeichen, daß wir hier eine große Anzahl eingelagerter Nervenenden haben. Der Begriff der Fußreflexmassage ist heute allgemein populär geworden, und wir wissen, daß wir über die Füße, über die Nervenenden der Füße auf den ganzen Körper einwirken können. Der Gedanke Kneipps, der dem Barfußgehen im nassen Gras zugrunde lag, war also der, zunächst einmal einen Kältereiz auszuüben, um den Patienten abzuhärten, andererseits aber auf natürliche Weise das Stoffwechsel- und Zirkulationssystem des menschlichen Körpers anzuregen.

Packungen, Wickel und Umschläge

Spezielle Heilbäder, Packungen und Wickel

Der Heusack

Bei Leibschmerzen, Schulterschmerzen, Gliederschmerzen ist der Heusack ein wunderbares Mittel aus dem Schatz der Natur. Sie können ihn fertig verpackt in Apotheken, Drogerien und Reformhäusern kaufen. Er kostet im Vergleich zu seinem Erfolg nur wenig.

Seine Zubereitung ist denkbar einfach. Sie nehmen am besten einen Kochtopf, in den Sie unten eine umgestülpte Porzellanschale hineinstellen. Darauf legen Sie einen Holzrost und füllen den Topf mit so viel Wasser, daß zwischen dem Holzrost und dem Wasserspiegel ein Zwischenraum von etwa zwei bis drei Zentimetern verbleibt. Auf den Rost legen Sie den oder die Heusäcke, verschließen das Gefäß und lassen das Ganze kochen. Nach etwa 15 bis 20 Minuten drehen Sie dann den Heusack um, damit auch die andere Seite gut erhitzt wird. Achten Sie darauf, daß der Heusack selbst nicht naß, sondern nur vom Dampf durchströmt wird. Der Wasserdampf setzt die ätherischen Öle der Heublumen frei und macht sie für uns nutzbar. Dann legen Sie den Heusack so heiß wie möglich, aber in jedem Fall so, daß die Haut nicht verbrennt, auf die Stelle, die Sie damit therapieren wollen, und decken mit Wolltüchern gut ab.
Ein Tip: Legen Sie zwischen Heusack und Wolltuch eine Plastiktüte. Die Wirkung wird dann noch intensiver. Bei Verspannungen im Schultergürtel legen Sie auf das Bett eine Plastikfolie und darauf ein großes Frotteehandtuch, darauf den Heusack. Legen Sie sich dann auf diesen Heusack und schlagen Sie das Frotteetuch über die

Schultern und den Oberkörper. Dann gut zudecken und eine halbe Stunde ruhen. Den erkalteten Heusack dann wegnehmen und für eine weitere halbe Stunde im Bett verbleiben. Sie werden sich wundern, wie gelöst Sie sich fühlen.

Das Kräuterbad 'von unten'
Man bringt einen Liter Wasser zum Sieden und läßt zwei Handvoll Kamille eine Viertelstunde darin ziehen. Dann läßt man noch einmal aufwellen und füllt in eine Schüssel oder einen Eimer um. Dann legt man ein schmales Brett darüber, so daß man gut darauf sitzen kann. Man setzt sich dann auf das Gefäß, hüllt sich gut in eine Decke oder in ein Badetuch ein, so daß der aufsteigende Dampf voll auf den Unterleib wirken kann. Eine vorzügliche Maßnahme bei Entzündungen im kleinen Becken, wie z. B. der Prostatitis, dem Unvermögen, Wasser zu lassen, Entzündungen im Unterleib der Frau. Anschließend selbstverständlich eine halbe Stunde gut zugedeckt ins Bett. Bei all diesen Krankheiten viel vorsichtige Bewegung unter Vermeidung von Kälte. Tägliche Anwendungen sind bis zur Besserung des Zustandes empfohlen.

Die heiße Bauchkompresse oder Dauerbrause
Bei Übelkeit infolge zu viel oder falschen Essens und bei damit verbundenen Leibschmerzen ist die heiße Dauerbrause, etwa zehn Minuten lang direkt auf den Bauch gerichtet hilfreich. Dabei soll die Haut krebsrot werden. Falls keine Brause vorhanden ist, können auch Kompressen mit heißen, feuchten Tüchern auf den Bauch gelegt werden, die, sobald sie erkalten, zu erneuern sind. Anschließend eine Zwiebelpackung machen, um die anfallenden Giftstoffe aus dem Leib zu ziehen.

Spezielle Heilbäder, Packungen und Wickel

Wir sollten jedoch bedenken, daß, wenn diese Maßnahmen zu keinem Erfolg führen, eine andere Krankheit dahinterstehen kann, z. B. ein nicht erkanntes Magengeschwür, eine Entzündung der Gallenblase oder, falls der Blinddarm noch vorhanden, eine Blinddarmentzündung. Dann sofort den Therapeuten aufsuchen.

Solche Dauerbrausen sind auch bei einem leichten oder beginnenden Diabetes sehr wertvoll, besonders bei beginnenden Altersdiabetes.

Heiße Dauerduschen lindern auch Gesichtsschmerzen. Wichtig ist dabei, daß die Augen ausgespart und mit einem Tuch abgedeckt werden.

Der Zwiebelwickel

Bei allen entzündlichen Zuständen (mit Ausnahme von Nierenentzündungen und Zuckerkrankheit) ist der Zwiebelwickel besonders hilfreich, vor allem bei Bronchialkatarrh, bei chronischem Husten, bei Lungenentzündungen, bei Entzündungen im Bereich der Blase (insbesondere dann, wenn die Urinabgabe eingeschränkt ist), bei Stirnhöhlen- und Nasennebenhöhlenkatarrh (wobei es sich empfiehlt, neben der örtlichen Anwendung Auflagen auf den Hinterkopf zu machen), bei Ohrenentzündungen als auch bei Augenentzündungen (hier sollte sorgfältig darauf geachtet werden, daß das Auge selbst freigehalten wird und nur die Gegend um das Auge bedeckt wird).

Der Zwiebelwickel wird folgendermaßen angefertigt. Man verwendet ausschließlich frische Speisezwiebeln, die in dünne Scheiben geschnitten werden. Diese Scheiben legt man in Säckchen aus porösem Stoff, z. B. Gaze. Diese Säckchen werden allseitig über dem Wasserbad stark erhitzt. Sie sollen dabei nicht mit Wasser in Berührung kommen. Man kann z. B. eine ganz normale Bratpfanne nehmen, die man mit Wasser füllt. Den zum Abdecken der Pfanne vorgesehenen Deckel kehrt man um, legt die Säckchen in den umgekehrten Deckel und erhitzt so die Zwiebeln indirekt über dem zum Sieden gebrachten Wasser in der Pfanne. Die so erhitzten Säckchen mit den Zwiebelringen legt man sofort auf die entzündeten Stellen und deckt sie mit einem Wolltuch gut ab. Wichtig ist dabei, daß die Säckchen fixiert werden, damit sie ihre Lage nicht verändern. Zwiebelwickel sind insbesondere im Anfangsstadium einer Krankheit von Bedeutung. Sie sind geeignet, Giftstoffe aus dem Körper herauszuziehen. Bei starken Entzündungen können Sie das selbst feststellen: Die Zwiebelringe ziehen nämlich die Giftstoffe aus dem Körper so kräftig heraus, daß sie dabei dunkel werden und einen üblen Geruch annehmen. Die für einen Wickel einmal eingesetzten Zwiebelringe sollen nicht wieder verwendet werden. Die Verweildauer eines solchen Wickels liegt normalerweise zwischen 15 und 20 Minuten. Sobald die Zwiebeln kalt geworden sind, werden sie in jedem Fall abgenommen. Selbstverständlich sollte sein, daß auch die zur Verwendung gekommene Gaze nicht ein zweites Mal eingesetzt wird.

Der Senfwickel
Bei Bronchialkatarrh, Erkältungskrankheiten, Husten und Heiserkeit, Lungenentzündung und Lungenstauungen, Kreislaufstörungen und Atemnot tut der Senfwickel gute Dienste. Der Senfwickel wird dabei auf Rücken oder Brust aufgelegt.

Spezielle Heilbäder, Packungen und Wickel

Wie wird ein Senfwickel gemacht?

Für einen Senfwickel kommen gemahlene Senfkörner zur Verwendung. Das Senfmehl wird mit lauwarmem, nicht zu heißem Wasser angerührt. Dabei entsteht ein Brei streichfähiger Konsistenz, der, direkt auf die Haut aufgetragen, dann mit einem Handtuch und dieses wiederum mit einem Wolltuch abgedeckt wird. Wem die Wirkung des reinen Senfwickels zu intensiv ist, kann dem Senfmehl auch ein Drittel Leinsamenmehl beifügen.

Der Wickel bleibt so lange auf der Haut, bis eine leichte Rötung entsteht. Das ist von Fall zu Fall unterschiedlich und dauert ungefähr fünf bis zehn Minuten. Der Senfbrei sollte nicht zu lange auf der Haut verbleiben, da sonst eine zu starke Rötung, teilweise sogar Blasen entstehen können. Aus diesem Grund sollte man auch nach dem Abnehmen des Wickels die Haut gut mit kaltem Wasser abwaschen. Danach sofort warme Kleidung überziehen oder gut warm abdecken. Das verwendete Senf- oder Senf-Leinsamen-Mehl sollte nur einmal verwandt werden.

Bei starkem Blutandrang zum Kopf und bei häufigem Nasenbluten sind auch Senffußbäder außerordentlich hilfreich. Das ist besonders für all die Menschen von Bedeutung, die den Kopf 'so voll haben', daß sie nicht mehr zur Ruhe kommen, bei Phletorikern, Menschen mit hohem Blutdruck. Man gibt in einem solchen Fall etwa 30 bis 40 Gramm Senfmehl auf etwa zehn Liter lauwarmes Wasser. Dauer des Fußbads etwa 15 Minuten; dabei sollte die Temperatur des Wassers konstant gehalten werden.

Der Kohlwickel

Überall dort, wo die Durchblutung gestört ist, wie z. B. bei schlecht durchbluteten Beinen, offenen Beinen, schlecht heilenden Entzündungen, Geschwüren, rheumatischen Erkrankungen, insbesondere im Bereich der Gelenke, aber auch bei Schmerzen im Bereich der Lendenwirbelsäule, dem sogenannten Hexenschuß, oder Durchblutungsstörungen im Bereich des kleinen Beckens, insbesondere bei der Frau, ist der Kohlwickel angezeigt. Der Kohl wird in seiner Wirkung auf den menschlichen Körper vielfach unterschätzt. Er ist für uns sowohl als Nahrungsmittel als auch in seiner äußeren Anwendung unverzichtbar. In vielen asiatischen Ländern gehört der Kohl als Beigabe zur täglichen Tafel. Er wird dort auch bei der Behandlung von Krankheiten stark beachtet.

Verwendet werden können grundsätzlich alle Kohlarten, jedoch empfiehlt sich am besten der Weißkohl. Hier werden die dicken Blätter abgenommen, die harten Rippen entfernt und das Blatt mit einer Nudelrolle oder einer Flasche suppig gewalzt, ohne jedoch in seiner Gesamtstruktur zerstört zu werden. Selbstverständlich ist, daß die Blätter vor Anwendung gut gewaschen werden. Diese feuchten Blätter werden dann jeweils auf die Gelenke, die Beine, Bauch, Brust oder Schulter, Lendenwirbelsäule oder Gesäß in zwei oder mehreren Lagen aufgelegt und mit einem Verband fixiert.

Am besten werden solche Wickel am Abend gemacht, und man beläßt sie über Nacht. Das gilt insbesondere für Durchblutungsstörungen im Bereich der Beine. Selbstverständlich ist, daß die Regeln der Hygiene beachtet werden und frische Wunden ausgespart werden, um der Gefahr einer Infektion durch nichtsteriles Material zu begegnen. Auch hier sollten die zur Verwendung gekommenen Kohlblätter immer nur einmal benutzt werden.

Spezielle Heilbäder, Packungen und Wickel

Der Milchwickel

Der Milchwickel ist ein altes Rezept aus Rußland und wird insbesondere bei Entzündungen der Gallenblase eingesetzt. Wir tauchen dazu ein Tuch, das groß genug ist, den Raum zwischen Brustbein und rechter Körperseite zu überdecken, in frische, kalte Milch, so daß es gut feucht ist, aber nicht tropft. Dieses Tuch legen wir so unter den rechten Rippenbogen, daß der Rippenbogen selbst noch etwa zwei Finger überlappt wird. Sobald sich der Milchwickel erwärmt, wird er erneuert. Die Schmerzen lassen meistens sehr schnell nach, wenn es sich um eine banale Verstimmung handelt. Bei stärkeren Störungen wird es etwas länger dauern, und es empfiehlt sich gleichzeitig die Einnahme entsprechender naturheilkundlicher Medikamente. Bei gleichzeitig auftretendem Fieber sollte auf jeden Fall der Arzt konsultiert werden.

Umschläge mit Leinsamen

Bei Entzündungen jeder Art, wie Furunkeln, Karbunkeln, allgemein bei Eiterherden zur Aufweichung des Gewebes und zur Schmerzstillung sind Umschläge mit Leinsamen hilfreich.

Zur Verwendung kommt gemahlener Leinsamen oder Flachssamen, gegebenenfalls in Verbindung mit Bockshornkleesamenmehl. Man fertigt einen Beutel aus Gaze, der groß genug ist, um die entzündete Fläche abzudecken, füllt ihn mit dem gemahlenen Leinsamenmehl und läßt diesen Stoffsack aufkochen. Dieser Beutel wird so heiß wie möglich auf die entzündete Stelle aufgelegt, mit Tüchern gut abgedeckt und verbleibt bis zur vollständigen Abkühlung. Dann erst wird er entfernt, und die behandelte Stelle wird weiterhin gut warm gehalten.

Es ist aber auch möglich, einen Brei aus dem Mehl zu kochen, der direkt auf die Haut aufgestrichen und dann mit Tüchern und Binden abgedeckt wird. Auch er verbleibt so lange, bis er abgekühlt ist. Die behandelten Stellen anschließend mit warmem Wasser abwaschen und sofort wieder abdecken.

Die Kartoffelpackung
Man nimmt je nach Größe des zu behandelnden Areals ein halbes bis ein Pfund gewaschene und geschälte Kartoffeln, kocht diese und rührt sie einschließlich der Schale zu Mus. Diesen Brei packt man in ein Leinensäckchen bzw. streift ihn auf eine Leinen- oder Mullunterlage. Dieses Säckchen oder Kompresse legt man so heiß wie nur irgendwie verträglich auf das zu behandelnde Areal und beläßt es dort, bis es abgekühlt ist. Die behandelte Hautpartie anschließend gut mit Johannisöl einreiben und abdecken.

Spezielle Heilbäder, Packungen und Wickel

Die Heilkraft der Pflanzen

Die wichtigsten Heipflanzen und ihre Anwendungsgebiete von A bis Z

Ackerschachtelhalm (Equisetum arvense)
Diese Pflanze hat einen zweiten Namen: Zinnkraut. Früher wurde sie zum Reinigen des Zinngeschirrs benutzt. Der Ackerschachtelhalm wird eingesetzt bei Blasen- und Nierenerkrankungen, bei Steinleiden, Gicht und Ödemen. Aber auch bei Lungenleiden, Lymphdrüsen- und Bindegewebsbeschwerden wirkt sich dieses Mittel positiv aus. Tees können für Umschläge bei Ekzemen und Geschwüren sowie bei Sitzbädern für Blasenschwäche und Blasenkatarrh als Zusatzmittel Verwendung finden.
Für einen Teeaufguß sollte man rund zwanzig Gramm auf einen Liter Wasser nehmen und über den Tag verteilt zwei bis drei Tassen schluckweise trinken.

Alant, echter (Inula Helenium)
Bei dieser Pflanze finden vorwiegend die Wurzeln Verwendung. Die Pflanze ist bei allen Stoffwechselvorgängen von erheblicher Bedeutung. Ihre Anwendungsmöglichkeiten reichen von Appetitlosigkeit über Verdauungsschwäche, Magen- und Darmbeschwerden bis zu Völlegefühl und Leberstauungen. Sie wirkt stuhlfördernd und regt gleichzeitig auch die Wasserausscheidung an, was bei allen entzündlichen Vorgängen im Körper von Bedeutung ist. Daneben findet sie für den Respirationstrakt Verwendung, wo sie krampflösend wirkt. Auch bei Bronchialkatarrh ist sie einzunehmen.
Sie wird entweder in Tees, Tinkturen oder in Sirup angeboten.

Aloe (Aloë ferox)

Bei dieser Pflanze handelt es sich um ein Liliengewächs, dessen eingedickter Saft als starkes Abführmittel bekannt ist. Sie sollte nur als Zusatz zu fertigen Arzneimitteln angesehen werden, um deren oft nachteilige Nebenwirkungen abzuschwächen.

Andorn (Marrubium vulgare)

Leider ist dieses Kraut in Vergessenheit geraten. Seine heilende Wirkung erstreckt sich auf Entzündungen im Respirationstrakt sowie auf Entzündungen im Bereich der Leber und Gallenblase, des Magen- und Darmtrakts. Eine Teekur bei Hämorrhoiden und schlecht heilenden Wunden kann empfohlen werden; gleichzeitig durchgeführte Sitzdampfbäder mit Andorn steigern die positive Wirkung.

Bei Rückenschmerzen kann ein Teeaufguß zubereitet werden, wobei auf einen Liter Wasser zehn Gramm der Blätter und oberen Teile der blühenden Pflanze kommen; täglich sollte man zwei bis drei Tassen Tee trinken. Der Absud der Pflanze kann im übrigen zu Bädern und Waschungen des Rückens eingesetzt werden. Auch Kompressen mit dem Absud können auf die schmerzenden Stellen im Rückenbereich aufgelegt werden.

Anis (Pimpinella anisum)

Anis kennen wir als Zutat zu den Weihnachtsplätzchen und insbesondere von unseren Reisen in die Provence als Salatgewürz. In der Medizin findet es als krampflösendes Mittel bei Magen- und Darmbeschwerden sowie bei Bronchialkatarrhen seinen Einsatz. Es ist fast allen auf das Intestinum (lat. Darmkanal) ausgerichteten Tees

Die wichtigsten Heilpflanzen und ihre Anwendungsgebiete von A bis Z

beigemischt und vor allem als alkoholische Lösung in Form von ätherischem Öl wirkungsvoll.

Arnika (Arnica montana)
Aus Arnikablüten wird eine Tinktur hergestellt, die in der naturheilkundlichen Arzneimitteltherapie eine wesentliche Rolle spielt. Bei Verstauchungen, Thrombosen, Blutergüssen und Quetschungen, bei Entzündungen der Mundschleimhäute, zum Spülen von Wunden, für die Anfertigung von Kompressen, bei Hauterkrankungen – überall sollte an Arnika gedacht werden. In der Homöopathie wird sie als krampflösendes und kreislaufanregendes Mittel eingesetzt.

Bärlauch (Allium ursinum)
Die Wirkung dieser Pflanze ist ähnlich der des Knoblauchs, in ihrer Wirkung jedoch etwas schwächer. Zu beachten ist, daß diese Pflanze nach Möglichkeit als Bärlauchwein verwandt werden sollte, da sie durch das Trocknen viele Wirkstoffe einbüßt. Aus diesem Grund ist sie kaum als Tee einzusetzen.

Baldrian, echter (Valeriana officinalis)
Der Baldrian ist ein weitbekanntes Heilmittel. Es kommen die Wurzeln zur Verwendung, wobei heutzutage der mexikanische Baldrian mit seiner intensiveren Wirkung in der Medizin ein umfangreiches Einsatzgebiet findet. Baldrian wirkt beruhigend auf das zentrale Nervensystem; er wird bei nervösen Erschöpfungs- und Überarbeitungszuständen, bei depressiven Patienten und nervösen Herzstörungen eingesetzt, d. h. überall da, wo das vegetative Nervensystem sich störend bemerkbar macht.

Daneben wirkt Baldrian aber auch krampflösend und beseitigt Blähungen. Baldrian kann in vielerlei Form, insbesondere in Verbindung mit anderen Medikamenten über den Handel bezogen werden. Es sollte zunächst immer einmal versucht werden, mit Baldrian zurechtzukommen, bevor man zu chemischen Beruhigungsmitteln greift. Selbst bei Einnahme über einen längeren Zeitraum zeigt Baldrian keine schädigenden Gewöhnungen.

Berberitze (Berberis vulgaris)
Diese Pflanze gehört in jede Hausapotheke. Sie hat einen hohen Vitamin C-Gehalt und sollte bei fiebrigen Erkältungskrankheiten sofort eingesetzt werden. Bei Entzündungen im Nieren-Blasen-Bereich, bei Grieß und Steinleiden, auch der Gallenblase, sollte man die Berberitze immer zu Hilfe ziehen. Darüber hinaus ist sie ein hervorragendes Leber- und Gallenmittel. In Reformhäusern und Apotheken ist ein Sirup aus Berberitze fertig zu kaufen. Bei Entzündungen im Rachenbereich wird ein Absud zubereitet, mit dem man nach Geschmack und Verträglichkeit verdünnt gurgelt.

Bibernelle (Pimpinella major)
Die Wurzel dieser Pflanze leistet besonders im Frühjahr und im Herbst, d. h. in Zeiten großer Erkältungsgefahr gute Dienste. Sie fördert den Auswurf und sollte bei Katarrhen der Luftwege, Heiserkeit und Entzündungen der Mund- und Rachenhöhle immer zur Hand sein. Gleichzeitig regt sie die Sekretion des Magens an. Man kann sie als Tee einsetzen oder fertigt sich einen Extrakt aus einem Teil Wurzel und fünf Teilen Weingeist; dreimal täglich zwanzig bis vierzig Tropfen auf Zucker einnehmen.

Die wichtigsten Heilpflanzen und ihre Anwendungsgebiete von A bis Z

Bitterklee (Menyanthes trifoliata)

Diese Pflanze gehört zu der Familie der Enziangewächse und enthält, wie diese, Bitterstoffe, die sich vor allem auf die Magen- und Darmtätigkeit positiv auswirken. Bei Appetitlosigkeit, Blähungen und Völlegefühl sollte man an diese Pflanze denken. Aber auch bei Kopfschmerzen und Migräne, die oft auf Störungen im Verdauungstrakt zurückzuführen sind, greife man zum Bitterklee.

Ein Teeabsud wird aus fünfzehn Gramm der getrockneten Blätter und einem halben Liter Wasser zubereitet und beseitigt, wenn man etwa drei Gläser davon täglich trinkt, in vielen Fällen vorbeugend die aufgeführten Beschwerden.

Bockshornklee (Trigo nella foenum graecum)

Hier handelt es sich um eine Pflanze, die schon in ganz alten Aufzeichnungen erwähnt wird. Sie liefert uns den wirkstoffreichen Bockshornkleesamen. Zur Verwendung gelangt das Pulver aus diesem Samen, das bei Abszessen als Umschlag sowie bei Furunkeln, Drüsenschwellungen, offenen Beinen, Neuralgien, Gelenkentzündungen, rheumatischen Beschwerden und Ischias mit Erfolg eingesetzt wird.

Ein Tee aus Bockshornklee ist ein gutes Beruhigungsmittel bei Bronchialkatarrhen und quälendem Reizhusten; gleichzeitig dient es zur Kräftigung bei Schwächezuständen.

Brennessel (Urtica dioeca)

Die Brennessel läßt sich ebenfalls in vielfältiger Weise lindernd einsetzen, wobei bis heute noch nicht alle Möglichkeiten erschlossen sind. Sie wirkt auf den gesamten Magen-Darm-Bereich einschließlich der Bauchspeicheldrüse anregend und hat eine, wenn auch nicht starke, so doch bemerkbare blutzuckersenkende Wirkung. Sie fördert die Blutbildung und die Harnausscheidung und ist deshalb ein hervorragendes Mittel gegen Rheuma und bei Ödemen.

Ein Brennesselsalat im Frühjahr kommt unserer gesamten Gesundheit zugute. Auch als Zusatz von Haarwassern findet die Brennessel Verwendung.

Brunnenkresse (Nasturtium officinalis)

Die Brunnenkresse kennt jedermann als Küchengewürz: Sie dient als Zusatz zu Salaten; aus der Kresse selbst läßt sich aber auch ein vitaminreicher Rohsalat zubereiten. Vom Vitaminreichtum einmal abgesehen, ist die Brunnenkresse stoffwechselanregend insbesondere bei Schilddrüsenerkrankungen; bei Hautausschlägen wirkt sie regulierend. Außerdem ist sie appetitanregend, verdauungsfördernd, galletreibend und beseitigt chronische Müdigkeit.

Brunnenkresse kann entweder als Tee oder auch als Frischsaft in der Apotheke oder im Reformhaus erworben werden.

Dill (Anethum graveolens)

Dill kennen wir als vorzügliches Küchengewürz bei eingelegten Gurken, speziell zubereiteten Lachssorten, bei Soßen, Suppen usw. In der Medizin wird es als harntreibendes Mittel und zur Vermeidung von Blähungen verwandt, d. h. zur Förderung der Verdauung.

Ehrenpreis, echter (Veronica officinalis)

Ein Tee aus dieser Pflanze diente schon unseren Vorfahren als Volksheilmittel gegen Entzündungen im Atmungstrakt, d. h. bei

Die wichtigsten Heilpflanzen und ihre Anwendungsgebiete von A bis Z

Erkältungen, Husten, Bronchialkatarrhen, aber auch bei schlecht heilenden Wunden, Ekzemen usw. Bei Hautkrankheiten können Kompressen mit einem Teeabsud von dieser Pflanze oft überraschende Erfolge erbringen.

Eibisch (Althaea officinalis)
Von dieser Pflanze kann man sowohl die Blütenblätter als auch die Wurzeln verwenden. Die Pflanze ist reizmildernd und bewährt sich bei Bronchialkatarrhen, Rachenkatarrhen, Heiserkeit, Halsentzündungen. Sie eignet sich ferner für magen- und darmberuhigende, entzündungsmildernde Behandlungen sowie als Packung bei Umschlägen und als Zusatz für Bäder.

Eiche (Quercus species)
Brauchbar ist vor allen Dingen die Rinde junger Triebe, aber auch die Früchte mit ihren typischen Eierbechern sowie die Blätter können eingesetzt werden. Vorwiegend werden die Produkte als Absud zu Spülungen verwandt, hier besonders als Gurgelmittel bei Entzündungen im Mundbereich, in der Rachenhöhle, bei Hämorrhoiden, bei unterschiedlichen Ausschlägen bis hin zu Verbrennungen. Aber auch beim lästigen Weißfluß aus der Scheide können sich Spülungen mit einem Absud aus Eichenrinde, -blättern oder -früchten positiv auswirken. Insgesamt haben diese Absude eine stark entzündungshemmende Eigenschaft. Als Zusatz in Tees werden sie gegen Durchfall und bei Schleimhautschädigungen benutzt.

Engelsüß (Polypodium vulgare)
Der Wurzelstock, der eine auswurffördernde Wirkung hat, wird bei

Erkrankungen im Bereich des Atmungstrakts eingesetzt; gleichzeitig regt er aber auch die Tätigkeit von Darm und Leber an. Ein Absud wird aus zwanzig bis dreißig Gramm und einem Liter Wasser zubereitet. Davon trinkt man täglich ein bis zwei Tassen schluckweise, wobei nach Belieben mit etwas Honig oder braunem Zucker gesüßt werden kann.

Enzian, gelber (Gentiana lutea)
Die Wurzeln des gelben Enzians enthalten sehr viele Bitterstoffe und regen aus diesem Grund die gesamten Verdauungsorgane an. Enzian ist daher bei allen Erkrankungen im Leber-, Gallen-, Magen- und Darmbereich mit gutem Erfolg einzusetzen und findet auch während der Rekonvaleszenz Verwendung, da er appetitanregend ist, die Abwehrkräfte fördert und das Gefäßsystem stimuliert. Menschen, die an einer Übersäuerung, d. h. an einer Überproduktion von Magensäure leiden, sollten keinen Enzian nehmen.
Viele von uns kennen den Enzian in Form des alkoholischen Getränks, der nach dem Essen getrunken auch schwere Speisen bekömmlich macht.

Erdrauch, echter (Fumaria officinalis)
Diese Pflanze ist eines der besten Blutreinigungsmittel. Immer dann, wenn der Körper zur Ausleitung einer Hilfestellung bedarf, d.h., wenn die Funktionen von Darm, Niere, Leber und Galle angeregt werden sollen, ist die Einnahme eines Aufgusses aus dieser Pflanze zu empfehlen. Selbstverständlich ist sie deshalb auch ein hervorragendes Ausleitungsmittel bei Hautausschlägen. Denken Sie immer daran, daß die Haut unser größtes Organ ist und Erkran-

Die wichtigsten Heilpflanzen und ihre Anwendungsgebiete von A bis Z

kungen der Haut oft nur das verzweifelte Bemühen des Körpers ausdrücken, Krankheitsstoffe aus dem Körper auszuscheiden.

Faulbaum (Frangula alnus)
Die Rinde des Faulbaums ist ein ganz hervorragendes und altbewährtes Abführmittel. Gleichzeitig wird durch sie der Gallenfluß gefördert, so daß sie auch bei Leber- und Gallenbeschwerden eingesetzt werden kann. Sie wirkt zuverlässig ohne störende Begleitsymptome. Auch bei Hämorrhoiden sowie Milzleiden sollte man an die Faulbaumrinde denken.
Ein altes Rezept: Vierzig Gramm der Rinde in einem halben Liter Wasser kochen. Zehn Gramm Fenchel und zehn Gramm Selleriewurzel zusetzen, den Aufguß eine Viertelstunde ziehen lassen, durchseihen; dann täglich ein bis zwei Tassen trinken. Es wird Ihnen guttun.

Fenchel (Foeniculum vulgare)
Fenchel ist als blähungswidriger und krampflösender Tee bei Verdauungsstörungen und bei Störungen im Magen-Darm-Bereich bekannt. Darüber hinaus gibt es ihn heute auch als Instant-Tee für die gleichen Beschwerden, er sollte ebenfalls immer im Hause sein. Gleichzeitig wirkt der Fenchel vorzüglich bei Bronchialkatarrhen, bei Asthma und als Tee zur Spülung entzündeter Augen. Auch in der Kosmetik wird Fenchel bei Gesichtsdampfbädern zur Behandlung von müder, welker Haut verwandt.

Fichte (Pinus silvestris)
Hier finden vor allen Dingen die Knospen Verwendung, und ihr

Einsatzgebiet ist vielfältig. Ein Extrakt aus den Knospen hilft bei allen Erkrankungen im Atmungstrakt, d. h. bei Husten, Bronchitiden, rauhem Hals und zur Desinfektion der Mundhöhle. Bei Entzündungen, Wunden, Brandwunden tun Umschläge mit einem Absud von Fichtenknospen hervorragende Dienste.

Kauen Sie vorbeugend im Sommer, wenn Sie einen Spaziergang durch den Wald machen, frische Fichtenknospen. Ihre Abwehrkräfte werden dadurch erheblich gesteigert.

Gänsekraut (Potentilla anserina)

Bei Störungen im kleinen Becken, d. h. während der Menstruation, bei Unterleibsbeschwerden, starken Blutungen, Zwischenblutungen, bei allgemeinen Krämpfen, deren Ursache in diesem Körperbereich zu suchen ist, findet diese Pflanze Verwendung.

Ein altes Rezept: Der Saft des frisch ausgepreßten Krauts, mit dem Saft des grünen Roggens zu gleichen Teilen gemischt und die gleiche Menge Wasser zugesetzt, wird regelmäßig während des Tags schluckweise getrunken und kann bei Frauen, die an den beschriebenen Beschwerden leiden, insbesondere an Periodenschmerzen, natürlich und besonders hilfreich wirken.

Geißraute (Galega officinalis)

Diese Pflanze hat eine leicht harn- und schweißtreibende Wirkung. Darüber hinaus senkt sie den Blutzuckerspiegel, so daß sie ein bekömmliches Mittel zur begleitenden Behandlung von Diabetes ist. Bei der Frau wirkt sie während der Stillzeit anregend auf die Milchsekretion.

Aber auch als Hustenmittel ist sie nicht zu verkennen. Zwei bis drei

Die wichtigsten Heilpflanzen und ihre Anwendungsgebiete von A bis Z

Tassen täglich von einem Aufguß (dreißig bis sechzig Gramm auf einen Liter Wasser) wirken in vielen Fällen Wunder.

Gurkenkraut (Borago officinalis)
Gurkenkraut kennen wir als Küchengewürz für Salate, als Zusatz an Kräuteressig, Soßen, Dressing usw. Als Heilkraut wirkt es entzündungshemmend bei rheumatischem Syndrom und bei Erkältungskrankheiten. Ferner ist es stoffwechselanregend und leitet daher gut aus.

Hafer (Avena sativa)
Der Hafer besitzt heilende und wohltuende Eigenschaften. Bei geeigneter geringer Dosierung ist er ein hervorragendes Beruhigungsmittel und gut geeignet gegen Einschlafstörungen. Waschungen und Bäder mit Haferstroh sind bei Entzündungen im Bereich der Genitale hilfreich.
Kochen Sie ein Kilo Hafer in zwei Liter Wasser so lange, bis das Wasser zur Hälfte eingekocht ist. Seihen Sie es durch, mischen Sie dem Wasser etwas Honig zur Abrundung des Geschmacks bei und trinken Sie täglich drei bis vier Tassen in kleinen Schlucken. Außerdem können Sie von Haferstroh einen Absud ansetzen und diesen Bädern beimischen. Sie können aber auch den Absud zur Befeuchtung von Tüchern bei Packungen verwenden.

Heckenrose (Rosa canina)
Wir kennen ihre Früchte als Hagebutten. Diese sind besonders Vitamin C-reich und als Tee in der Apotheke, im Reformhaus oder in der Drogerie zu beziehen. Sie steigern die Abwehrkräfte in kal-

ten, nassen Jahreszeiten, sind gut gegen Erkältungs- und Infektionskrankheiten. Auch bei entzündlichen Harnwegsbeschwerden hilft Hagebuttentee. Desgleichen hat sich eine vierzehntägige Kur mit Hagebuttentee zur Nachbehandlung überstandener Krankheiten bewährt. Verwenden Sie dabei keine Beuteltees; denn für medizinische Zwecke eignen sich die im Handel erhältlichen portionierten Teepackungen nicht.

Herbstzeitlose (Colchicum autumnale)
Achtung! Diese Pflanze ist sehr giftig. Deshalb können Präparate, die diese Pflanze enthalten, immer nur durch den Arzt verordnet werden. Sie wirken gegen verschiedene Gelenkerkrankungen, insbesondere gegen Gichtanfälle.

Hirtentäschchen, gewöhnliches (Capsella bursa pastoris)
Dieses Heilkraut hat eine sehr gute blutstillende Wirkung, die insbesondere bei Monatsblutungen beachtet werden sollte. Darüberhinaus wirkt es leicht harntreibend und kreislaufanregend. Außerdem kann ein Absud der getrockneten Blätter Ohrentzündungen lindern und zu Spülungen, bzw. Ohrenbädern oder Kompressen auf das Ohr eingesetzt werden.

Holunder (Sambucus niger)
Ein Glas heißen Holunderbeersafts hilft bei Erkältungen, Grippe, fiebrigen Zuständen und Rheumatismus. Der Tee aus den Blüten des schwarzen Holunders ist, heiß getrunken, schweißtreibend. Tee aus den Holunderblättern ist blutreinigend und harntreibend und eignet sich hervorragend als Gurgelmittel bei Halsentzündungen.

Die wichtigsten Heilpflanzen und ihre Anwendungsgebiete von A bis Z

Holunder hat einen besonders hohen Gehalt an Vitamin B, wirkt blutbildend und lindert Neuralgien.

Isländisches Moos (Cetraria islandica)
Bei allen Entzündungserkrankungen im Atmungstrakt, Erkältungskrankheiten und Grippe ist ein Tee aus dieser Flechte nützlich. Denn er besitzt eine sehr starke antibiotische, schleimlösende Eigenschaft; zum anderen wirkt er anregend und stimuliert die Widerstandskraft.

Johannisbeere, schwarze (Ribes nigrum)
Die Früchte der schwarzen Johannisbeere haben einen sehr hohen Vitamin C-Gehalt und schmecken als Gelee, Sirup oder Fruchtsaft hervorragend. Sinngemäß sind sie ein gutes Mittel zur Steigerung der Abwehrkräfte; ein Glas mit heißem schwarzem Johannisbeersaft mit Bienenhonig gesüßt wirkt Wunder bei einem grippalen Infekt. Ein Tee aus den Blättern der schwarzen Johannisbeere erhöht die Harnausscheidung und wirkt stark schweißtreibend. Daher findet der Tee auch im rheumatischen Formenkreis Verwendung. Ein Teeabsud (dreißig Gramm auf einen Liter Wasser), von dem täglich zwei bis drei Tassen schluckweise getrunken werden, ist ein vorzügliches Nierenmittel.

Johanniskraut (Hypericum perforatum)
Diese Pflanze ist vielseitig verwendbar. Sie unterstützt das Stoffwechselgeschehen, insbesondere bei Störungen im Bereich des Magen-Darm-Leber-Galle-Systems, wenn diese nervöse Ursachen haben.

Die Pflanze findet heute in zunehmendem Maße Verwendung gegen Verstimmungen im vegetativen Bereich bis hin zur Depression. Insoweit ist es auch verständlich, daß diese Pflanze bei Menstruationsstörungen, die vielfach auf nervliche Ursachen zurückzuführen sind, positive Auswirkungen hat. Bei rheumatischen Beschwerden, Wunden, Geschwüren und Verbrennungen leisten Öle in Verbindung mit Johanniskrautöl gute Dienste. Entsprechende Präparate auf der Grundlage des Öls aus dieser Pflanze sind in den Apotheken erhältlich.

Kalmus (Acorus calamus)
Der Wurzelstock des Kalmus hilft bei chronischen Gastritiden, d. h. bei Übersäuerungen des Magens mit Blähungen, bei Magenkatarrh und allgemeinen Verdauungsbeschwerden. Man sollte ihn als Bittermittel auch beim Würzen von Speisen nicht vergessen. Ebenso kann er Bädern oder Umschlägen zugesetzt werden.

Kamille, echte (Matricaria chamomillae)
Die Kamille ist ein echtes Volksmittel, und sie darf in keiner Hausapotheke fehlen. Äußerlich angewandt beschleunigt sie bei jeder Art von Entzündung und bei Wunden in Form von Kompressen die Heilung. Bei Schmerzen im Magen- und Darmbereich wirkt die Kamille entzündungshemmend und entkrampfend. Kamillendampfbäder bei Entzündungen im Kopfbereich, Spülungen mit Kamillenextrakt im Mund bei Mund- und Rachenentzündungen, Dampfbäder bei urogenitalen Entzündungen und Hämorrhoiden – immer wieder ist die Kamille hilfreich. Es gibt sie in mancherlei Form im Handel zu kaufen. Lassen Sie sich beraten.

Die wichtigsten Heilpflanzen und ihre Anwendungsgebiete von A bis Z

Kerbel (Anthriscus cerefolium)

Wir alle kennen den Kerbel als Gewürz an Salaten, Soßen und Suppen. Aber auch in der Medizin findet er vielfach Verwendung zur Anregung des gesamten Stoffwechselgeschehens im Sinne einer Blutreinigung. Er löst Wasserstauungen im Körper, regt die Verdauung an und ist ein probates Mittel zum Baden der Augen, wenn diese durch Rauch oder Wind gerötet, bzw. überanstrengt wurden.

Klatschmohn – Feuermohn (Papaver rhoeas)

Die Blütenblätter dieser Pflanze sind schleimhaltig und wirken beruhigend. Sie werden vielfach als Zusatz zu Schlaftees verwandt. Außerdem finden sie Verwendung bei Reizzuständen des Atmungstrakts, d. h. bei Husten, Katarrhen, Nasenschleimhautentzündungen, Infektionen im Bereich des Rachens und der Mundhöhle.

Klette (Arctium lappa oder Arctium minus)

Aus früheren Zeiten ist noch das Klettenwurzelöl bekannt, das für unsere Vorfahren bei Haarausfall und Haarkrankheiten ein Allheilmittel war. Auch heute erfüllt es für den gleichen Zweck noch gute Dienste. Darüber hinaus haben die Wurzeln und Blätter stark blutreinigende Eigenschaften. Sie sind daher sehr gut bei Hautleiden wie Flechten, Ekzemen, Furunkeln oder Karbunkeln einzusetzen. Gleichzeitig wirken sie galletreibend und fördern die Harnausscheidung.

Knoblauch (Allium sativum)

Knoblauch ist für unsere Gesundheit ein ganz wichtiges Heilmittel. Es wirkt blutdrucksenkend im Sinne eines Ausgleiches und ist ein vorzügliches Mittel bei Durchblutungsstörungen, insbesondere bei Arteriosklerose. Die stark antibiotische Pflanze bewährt sich bei Bronchialkatarrhen und bakteriellen Magen- und Darmstörungen. Auch bei Darmparasiten tut sie gute Dienste. Knoblauchprodukte sind in verschiedener Form im Handel erhältlich, vorwiegend als Kapseln; diese haben den Vorteil, daß sie nicht unangenehm riechen. Auch ein Knoblauchtee, etwa dreißig Gramm Knoblauch, gepreßt in einem Liter Wasser gekocht und warm über den Tag getrunken, fördert das Wohlbefinden. Bei rheumatischen Beschwerden können stark schmerzende Körperteile mit Knoblauchsaft eingerieben werden.

Koreander (Coriandrum sativum)
Koreander kennen wir ebenfalls vorwiegend aus der Küche als Zusatz zu Sauerkraut, Kohlgerichten und bei Wurstwaren. Im Bereich der Medizin wirkt er krampflösend und verdauungsfördernd. Er verhindert Blähungen und regt den Stoffwechsel insgesamt an.

Kümmel (Carum carvi)
Der Kümmel ist ein wohltuendes Heilmittel bei allen Magen- und Darmstörungen, bei schlechter Verdauung, Blähungen und Verkrampfungen hin bis zu Magenkrämpfen. Er ist aber auch ein beliebtes Gewürz in Verbindung mit Käse, Fleisch, Wurst und den verschiedensten Kohlgerichten.

Labkraut, echtes (Galium verum)
Diese Pflanze besitzt eine ausgesprochen wohltuende Wirkung bei eingeschränkter Nieren- und Leberfunktion, d. h., sie verfügt über

Die wichtigsten Heilpflanzen und ihre Anwendungsgebiete von A bis Z

eine stark blutreinigende Eigenschaft. Außerdem wirkt sie lösend bei Stauungen im Pfortader- und Lymphsystem. Deshalb sollte das Labkraut immer dort eingesetzt werden, wo Erkrankungen im kleinen Becken vorliegen, d. h. im Urogenitalbereich bis hin zur Prostatitis. Als Absud kann es für Umschläge bei Wunden und Entzündungen benutzt werden.

Lavendel (Lavendula spica)
Lavendel ist zum einen nervenberuhigend und vielen auf Naturbasis hergestellten Schlaf- und Beruhigungsmitteln zugemischt. Gleichzeitig aber wirkt er krampflösend, fördert den Gallenfluß und beseitigt Blähungen. Eine Lösung aus Alkohol und ätherischem Lavendelöl ergibt eine hervorragende Mischung zum Einreiben bei Kopfschmerzen im Bereich des Schultergürtels und Nackens und wirkt entspannend.

Liebstöckel (Levisticum officinalis)
Auch hierbei handelt es sich wieder um ein Küchengewürz. In der Medizin wird es eingesetzt bei Magen- und Darmkatarrhen, insbesondere bei Untersäuerung gegen Blähungen, und bei Rheuma als ausleitendes Mittel, da es wassertreibend wirkt. Auch bei Ödemen, die herz- oder nierenbedingt sind, ist es zu empfehlen.
Darüber hinaus wird es als Nervenmittel angewandt. Ein Aufguß (zehn Gramm auf einen Liter Wasser, unter Verwendung der Wurzel), den man täglich schluckweise trinkt, stärkt die Nerven.

Lorbeer (Laurus nobilis)
Der Lorbeer ist reich an Aromastoffen, die sich verdauungsfördernd

auswirken. Das Öl der Beeren, das in der Apotheke als reines ätherisches Öl erhältlich ist, unterstützt die Durchblutung der Haut; deshalb finden wir es in vielen Salben und Einreibungen wieder. Es eignet sich vorzüglich als Mittel zur Behandlung des rheumatischen Symptomkomplexes.

Maiglöckchen (Convallaria majalis)

Vorsicht! Diese Pflanze ist sehr giftig. Aus dem Gesamtextrakt des Maiglöckchens stellt die pharmazeutische Industrie Herzpräparate her, die jedoch vom Arzt verordnet werden müssen. Auch in der Naturheilkunde verwendet man bei homöopathischen Dosierungen das Maiglöckchen.

Meerrettich (Armoracia lapathifolia)

Die geriebene Meerrettichwurzel regt die Sekretion im Magen- und Darmbereich an und fördert die Verdauung, insbesondere dann, wenn wir ein fettes opulentes Mahl zu uns genommen haben. Zum anderen fördert aber der Meerrettich auch die Tätigkeit der Niere, wirkt antibiotisch und leistet bei Bronchialkatarrhen, Nieren- und Blasenentzündungen, grippalen Infekten sowie Erkältungen gute Dienste.

Ein altes Rezept: Sechzig Gramm geriebener Meerrettich, dreißig Gramm Fichtensprossen und dreißig Gramm Brunnenkresse in zwei Liter Wasser acht Tage stehen lassen, dann aufbrühen, durchseihen. Von diesem Aufguß abends und morgens je ein Glas trinken, um Gicht und rheumatische Beschwerden erfolgreich zu bekämpfen.

Die wichtigsten Heilpflanzen und ihre Anwendungsgebiete von A bis Z

Petersilie (Petroselinum hortense)

Petersilie ist außerordentlich reich an Vitamin C und sehr gesund. Aber auch in der Medizin schätzt man ihre Wirkung als harntreibendes, die Nierenausscheidung förderndes Mittel. Bei Entzündungen im Nieren- und Blasenbereich, bei der Reizblase sowie bei Ödemen hilft Petersilie besonders gut.

Zum allgemeinen Wohlbefinden trägt ein Absud (dreißig Gramm Petersilie auf einen Liter Wasser) bei, von dem täglich eine bis zwei Tassen getrunken werden sollten. Bei der Zubereitung werden das Kraut und die Wurzel gleichermaßen benutzt.

Pfefferminze (Mentha piperita)

Der Pfefferminztee ist allgemein bekannt. Bei jeder Form von Magen- und Darmbeschwerden, bei Beschwerden im Leber-Gallen-Bereich, bei Kopfschmerzen, bei Schlaflosigkeit – stets ist der Pfefferminztee ein probates Mittel. Er wirkt auch galletreibend, sollte jedoch bei Gallensteinen, die zu einem Verschluß führen können, nur vorsichtig und mit Zustimmung des Arztes eingenommen werden. Das Menthol der Pfefferminze enthält desinfizierende, krampflösende und schmerzstillende Stoffe. Darüber hinaus findet die Pfefferminze auch in der Küche bei der Herstellung von Süßigkeiten, Likören usw. Verwendung.

Raute (Ruta graveolens)

Diese Pflanze ist giftig und sollte nie als Einzeltee eingenommen werden, sondern immer nur als Zusatz und auf Empfehlung des Fachmanns. Die Pflanze lindert die Schmerzen bei erschwerter Periode und ist durchblutungsfördernd. Sie sollte bei schwangeren

Frauen auch als Zusatz grundsätzlich nicht verwandt werden. Wir kennen die Raute als Bestandteil von Bitterschnäpsen zur Förderung der Verdauung. In der Homöopathie wird die Weinraute bei Kreislaufstörungen, Schwindel, Kopfschmerzen und Venenstauungen eingesetzt.

Ringelblume, echte (Calendula officinalis)
Ein Tee aus den Blüten dieser Pflanze regt die Lebertätigkeit an und ist entzündungshemmend. Eine Tinktur aus Ringelblume, die jeder Apotheker gern herstellt, wirkt stark entzündungshemmend bei Hautkrankheiten. Schlecht heilende Wunden, offene Beine, aber auch Entzündungen der Mund- und Rachenhöhle können mit Umschlägen aus Ringelblumentinkturen, bzw. mit Spülungen zur Heilung angeregt werden.

Rosmarin (Rosmarinus officinalis)
Rosmarin fördert den Gallefluß, löst Krämpfe im Magen-Darm-Kanal, wirkt ausgleichend auf den Kreislauf und stärkt gleichzeitig die Urinausscheidung. Auch bei Regelstörungen, insbesondere bei verzögerter Regel, ist Rosmarin vorzüglich geeignet. Mit Salben und Essenzen aus Rosmarinöl werden rheumatische Leiden durch Einreiben behandelt. Rosmarinbadezusätze machen munter und frisch.

Roßkastanie (Aesculus hippocastanum)
Diese Pflanze findet in der Medizin vielfache Verwendung in Fertigpräparaten, die zur Therapie venöser Durchblutungsstörungen verschiedenster Art, wie z. B. Hämorrhoiden, Venenentzün-

dungen, offener Beine, Krampfadern oder bei Veranlagung zu Thrombosen herangezogen werden. Wir können uns aber auch selbst einen Tee zubereiten, wobei wir dreißig Gramm der Blüten auf einen Liter Wasser geben und davon ein bis zwei Tassen täglich schluckweise trinken. Das Öl der Früchte, das in der Apotheke zu erwerben ist, kann, wenn man es körperwarm gemacht hat, zum Einreiben der kranken Körperteile benutzt werden.

Safran (Crocus sativus)
Safran findet in homöopathischer Aufbereitung als ätherisches Öl zur Herstellung von Tinkturen oder Salben auch in der Medizin Verwendung. Bei schmerzhafter, unregelmäßiger Periode, als Zusatz zu Augenwassern, bei ermüdeten, geröteten und entzündeten Augen wirkt es wohltuend.

Salbei (Salvia officinalis)
Salbei ist ein hervorragendes Mittel bei Erkrankungen im Rachen- und Mundbereich. Hier kann es zum Spülen und Gurgeln eingesetzt werden und entfaltet eine desinfizierende, entzündungswidrige Eigenschaft. Bei schlecht heilenden Wunden helfen Salbeiumschläge. Ein weiterer Vorzug von Salbei ist, daß er überstarke Schweißabsonderung hemmt sowie bedingt magenstärkend und galletreibend wirkt.

Schafgarbe (Achillea millefolium)
Blüten und Kraut dieser Pflanze wirken sich besonders positiv auf das gesamte Stoffwechselgeschehen aus. Zwei Schafgarbeteekuren von zwei bis drei Tagen sind blutreinigend und sollten zweimal

jährlich durchgeführt werden. Gleichzeitig wirkt sie im gesamten Magen-Darmtrakt krampflösend und beseitigt Blähungen. Auch von Frauen wird sie bei starker Periode oder Weißfluß geschätzt. Wunden, Entzündungen, Hämorrhoiden und Krampfadern sollte man immer auch mit Schafgarbe behandeln. Bei Hämorrhoiden unterstützen Sitzbäder mit Schafgarbe den Heilungsprozeß.

Schlüsselblume (Primula officinalis)
Bei dieser Pflanze sind vor allen Dingen die Wurzelstöcke von Bedeutung. Bei Husten, Heiserkeit und Bronchialkatarrh wirken sie auswurffördernd und entkrampfend. Gleichzeitig leistet sie bei Kopfschmerzen, unterschiedlichen Neuralgien und Rheumatismus gute Dienste. Sie stimuliert das Stoffwechselgeschehen und ist schweißtreibend.

Schwarzdorn (Prunus spinosa)
Die Früchte des Schwarzdorns sind besonders Vitamin C-haltig. Den Schwarzdorn können wir heute fertig aufbereitet im Reformhaus oder in der Apotheke als Elixier oder Sirup kaufen. Er ist ein vorzügliches Stärkungsmittel und wirkt bei Kindern leicht abführend.
Sie können ihn aber auch mit Zucker einmachen und bei Heiserkeit löffelweise genießen.
Aus der Wurzelrinde läßt sich ein Absud herstellen, dem Sie etwas von dem Eingemachten beigeben und damit Mund und Rachen spülen. Ein wunder, entzündeter Mund, entzündete Mandeln sowie Heiserkeit lassen sich damit kurieren.

Die wichtigsten Heilpflanzen und ihre Anwendungsgebiete von A bis Z

Schwertlilie, deutsche (Iris germanica)

Bei dieser Pflanze ist vor allen Dingen der Wurzelstock wichtig. Er ist schleimhaltig und auswurffördernd bei Husten. Deshalb enthalten auch viele Hustentees diese Pflanze. Der feuchtigkeitshaltige Wurzelstock wird ebenso in vielen kosmetischen Cremes verarbeitet. Die aufbereiteten Wurzelstöcke waren früher unter der Bezeichnung 'Veilchenwurzeln' bekannt, die den zahnenden Kindern zum Kauen gegeben wurden. Leider verdrängte der Schnuller die Anwendung dieses beruhigenden Mittels.

Sellerie (Apium graveolens)

Der Sellerie ist ein sehr Vitamin C-reiches Gemüse, belebt und hat eine appetitanregende Wirkung. Gleichzeitig enthält der Sellerie, bei dem wir nie die Blätter vergessen sollten, Stoffe, die ihn auch als Heilpflanze ausweisen. So ist er bei rheumatischen Erkrankungen wirksam, weil er die Nierentätigkeit steigert und die Harnsäure senkt. Andere Eigenschaften, die dem Sellerie zugeschrieben werden, gehören in den Bereich des Aberglaubens.

Sonnentau, rundblättriger (Drosera rotundifolia)

Diese Pflanze ist besonders wichtig bei Verkrampfungen, insbesondere im Atmungstrakt. Sie wird in Form von Tropfen, Säften oder Sirup bei Husten, Bronchitiden, Keuchhusten, Asthma, Magen- und Darmkrämpfen eingenommen. Aber auch bei Wunden zeigen Spülungen mit einem Absud gute Wirkung.

Spargel (Asparagus officinalis)

Der Spargel ist ein stark harntreibendes Mittel, denn er wirkt anregend auf Niere und Blase und baut Harnsäure ab. Eine Kur mit Spargel im Frühjahr und im Winter ist ein hervorragendes Mittel zur Entschlackung.

Spitzwegerich (Plantago lanceolata)
Diese Pflanze dient hauptsächlich für Krankheiten im Atmungstrakt und ist Bestandteil vieler Hustenmittel. Sie wirkt krampflösend, mildert den Reiz und fördert den Auswurf. Aber auch bei Magen- und Darmbeschwerden ist sie zu empfehlen. Aus dem Absud können ferner Kompressen hergestellt werden, die Entzündungen im Bereich der Haut nachhaltig lindern. Nimmt man etwas ausgepreßten Saft der Blätter auf ein Stück Watte und steckt dieses in den Gehörgang, so werden selbst heftigste Ohrenschmerzen gemildert.

Steinklee (Melilotus officinalis)
Diese Pflanze findet in vielen Heilmitteln für Gefäßerkrankungen Verwendung. Bei nervösen Kreislaufstörungen, Hämorrhoiden, Krampfadern, Ödemen, bei offenen Beinen, aber auch bei Lymphstauungen ist der Steinklee angebracht. Seine Wirkung als Rheumamittel, das aus den getrockneten Blüten und Blättern als Pulver hergestellt, angerührt und als Pflaster verwendet wird, ist nicht zu übersehen. Ein Absud von dreißig bis fünfzig Gramm auf einen Liter Wasser kann zu Waschungen und Umschlägen bei entzündeten Gelenken und mancherlei Hauterkrankungen eingesetzt werden. In der Homöopathie wird der Steinklee darüber hinaus bei Kopfschmerz und Migräne verschrieben.

Die wichtigsten Heilpflanzen und ihre Anwendungsgebiete von A bis Z

Stiefmütterchen (Viola tricolor)

Bei fiebrigen Infekten im gesamten Atmungstrakt wirkt Stiefmütterchen schleimlösend, fördert den Auswurf und senkt das Fieber. Aber auch bei rheumatischen Beschwerden ist es ein probates Mittel, denn es fördert die Ausscheidung durch die Nieren und den Darm und wird damit zu einem der wichtigsten Blutreinigungsmittel, das sich auch bei verschiedenen Hautkrankheiten positiv auswirkt. Wir können einen Teeabsud herstellen, den wir dann als Kompressen auf befallene Hautpartien legen. Oder wir kochen uns einen Tee, den wir mit Honig oder braunem Zucker süßen; wir können aber auch eine fertige Tinktur in der Apotheke oder dem Reformhaus erwerben. Beim Teeaufguß sollten wir vierzig bis sechzig Gramm auf einen Liter Wasser verwenden und zwei bis drei Tassen täglich schluckweise trinken.

Süßholz (Glycyrrhiza glabra)

Süßholz ist ein hervorragendes Mittel zur Entgiftung des Körpers; es regt den gesamten Stoffwechsel an, Verstopfungen werden abgebaut, und die Funktionen der Niere werden aktiviert. Insofern ist es ein gutes Mittel auch bei Rheuma. Gleichzeitig wirkt es schleim- und krampflösend und wird auch als Hustenmittel angeboten; außerdem wird aus ihm Lakritz hergestellt. Es sollte jedoch niemals im Übermaß angewandt werden. Kleine Reize sind förderlicher als große Dosierungen.

Taubnessel, weiße (Lamium album)

Menstruationsstörungen und Weißfluß können durch die Taubnessel gelindert werden. Darüber hinaus besitzt sie aber auch krampflösende Eigenschaften, insbesondere für den Darm und bei Bronchialkatarrhen. Ein Absud, bei dem zwanzig bis dreißig Gramm auf einen Liter Wasser verwandt werden, kann als Dampfbad gegen Ohrentzündungen verabreicht werden.

Tausendgüldenkraut, echtes (Erythraea centaurium)

Mittel aus dieser Pflanze gehören als Pulver, Tinktur oder Tee in jede Hausapotheke. Es ist ein bekanntes Bittermittel mit einem sehr umfangreichen Anwendungsbereich. Zum einen hilft es bei allen Stoffwechselbeschwerden, Magen- und Darmkatarrhen, Gärungsbeschwerden, Leber- und Gallestauungen und bei Kreislaufschwäche; auf der anderen Seite ist es ein wirksames Stärkungsmittel nach Infektionen. Auch als Mittel bei krampfartigen Beschwerden bewährt es sich außerordentlich gut.

Rezept: Von einem Teeaufguß (etwa dreißig Gramm auf einen Liter Wasser) sollte morgens und abends eine Tasse getrunken werden, wobei man nach Geschmack süßen oder auch verdünnen kann.

Thymian (Thymus vulgaris)

Der Thymian ist in der Medizin eine sehr wichtige Pflanze. Das aus ihm gewonnene ätherische Öl hat einen sehr stark desinfizierenden Charakter. Es handelt sich hier um das Thymol, das in der Aromatherapie Anwendung findet. Bei Krankheiten im Atmungstrakt, d.h. bei Bronchialkatarrhen, Husten, Keuchhusten, Asthma sowie bei Erkrankungen der Atmungsorgane, wirkt er krampflösend, entzündungshemmend und auswurffördernd. Thymian regt den Kreislauf an und wirkt bei Magen- und Darminfektionen stärkend und desinfizierend. Einige Tropfen des ätherischen Öls als Ein-

Die wichtigsten Heilpflanzen und ihre Anwendungsgebiete von A bis Z

reibemittel vermindern rheumatische Beschwerden. Aromatisiertes Thymianöl kann auch Mundwässern zur Desinfizierung oder gegen schlechten Mundgeruch zugefügt werden.

Veilchen (Viola odorata)
Ein Teeaufguß von zehn Gramm auf einen Liter Wasser, gesüßt und schluckweise getrunken, ist ein hervorragendes Mittel bei Bronchialkatarrh. Es kann aber auch bei festsitzendem Schleim als Gurgelwasser benutzt werden. Als ätherisches Öl in Form alkoholischer Lösungen wirkt es gleichzeitig stark desinfizierend bei allen Erkrankungen des Atmungstrakts.

Vogelknöterich (Polygonum aviculare)
Das Kraut dieser Pflanze enthält Gerbstoffe und Kieselsäure. Deshalb wird es bei Menstruationsbeschwerden, insbesondere bei starker Mensis angewandt, da es blutstillend wirkt. Bei Durchfallserkrankungen und Darmkatarrhen hilft Vogelknöterich ebenfalls. Darüber hinaus ist die Pflanze bei Beschwerden der Atmungsorgane und zur Festigung des Bindegewebes heranzuziehen.

Wacholder (Juniperus communis)
Wacholderbeeren sind verdauungsfördernd und intensivieren die Harnausscheidung und die Gallenproduktion. Deshalb kommt ihnen besonders bei Infektionsgefahr eine wichtige Funktion zu, da sie die Reinigung des Körpers unterstützen. Im Frühjahr sollten wir als Reinigungskur über 14 Tage fünf bis zehn Beeren pro Tag kauen oder einen Tee davon aufbrühen. Dazu nimmt man etwa dreißig Gramm auf einen Liter Wasser, fünfzehn Minuten kochen, fünf-

zehn Minuten ziehen lassen, dann durchseihen und zwei bis drei Tassen pro Tag trinken. Das ätherische Öl in den Nadeln und Zweigen des Wacholders wirkt stark desinfizierend und kann außerdem als Zusatzmittel in Wannenbädern gegen Erkältung und Rheuma verwandt werden. Bei Reizungen der Nieren sollten Wacholderbeeren oder Bäder mit Wacholderöl nicht genommen werden. Auch ein Wacholderschnaps ist gut für die Verdauung und für die Blase.

Walderdbeere (Fragaria vesca)
Tee aus Erdbeerblättern, wie wir ihn in der Apotheke, im Reformhaus oder in der Drogerie kaufen können, ist ein gutes Mittel gegen Entzündungen jeder Art, insbesondere bei leichten Magen- und Darmkatarrhen. Deshalb sollte man öfter einmal Teetage mit Walderdbeeren einlegen, d. h., über den Tag verteilt vier bis fünf Tassen täglich trinken.

Waldrebe, aufrechte (Clematis recta)
Die Homöopathie bevorzugt diese Pflanze und setzt sie bei verschiedenen Beschwerden im Bereich des männlichen Urogenitaltrakts und bei begleitenden Lymphdrüsenentzündungen ein. Sie kann auch als Teeaufguß verwendet werden. Dazu nimmt man zwanzig bis dreißig Gramm auf einen Liter Wasser und trinkt täglich eine bis zwei Tassen schluckweise.

Walnußbaum (Juglans regia)
Beim Walnußbaum können sowohl die Schalen der Nüsse als auch die Blätter verwandt werden. Die Blätter haben einen hohen Gehalt an Gerbstoffen und sind wichtig bei Bädern gegen Ausschläge,

Die wichtigsten Heilpflanzen und ihre Anwendungsgebiete von A bis Z

Entzündungen und Eiterungen. Innerlich eingenommen, helfen sie bei Katarrhen (z. B. Darmkatarrh). Aus dem Nußkreuzchen, das sind die Membranen, die sich in der Nuß selbst befinden, kann ein Blutreinigungstee hergestellt werden, der auch bei Diabetikern gute Ergebnisse zeitigt. Das Gleiche gilt für die Schalen der Nüsse. Auch sie haben stark blutreinigende Wirkung.

Wegwarte (Cichorium intybus)
Diese Pflanze ist insgesamt stoffwechselfördernd, wirkt sich positiv auf Magen und Darm aus und regt die Leber- und Gallenfunktion an. Die Ausscheidung über die Nieren wird gefördert. Die gerösteten Wurzeln dieser Pflanze kennen wir als Zichorie.

Weide (Salix species)
Bei grippalen Infekten und Erkältungskrankheiten wirkt die Weide fiebersenkend; sie entfaltet eine antibakterielle Wirkung im Bereich der Nieren, der ableitenden Harnwege und Blase. Bei rheumatoiden Beschwerden wirkt sie schmerzstillend und ableitend. Sie kann zur Therapie bei schlecht heilenden Wunden eingesetzt werden.
Aus fünfzig bis sechzig Gramm und einem Liter Wasser stellt man sich einen Absud her, den man als Zusatz zu Bädern (z. B. bei Hautkrankheiten) oder als Gurgelwasser benutzt.

Weißdorn (Crataegus oxyacantha)
Bei dieser Pflanze kommen sowohl die Blätter und Blüten als auch die Früchte zur Verwendung. Sie enthalten Stoffe, die einen stärkenden, regulierenden, wohltuenden Einfluß auf das Herz ausüben. Insbesondere bei zunehmendem Alter ist Crataegus zu

empfehlen, wenn das Herz einer gewissen Unterstützung bedarf. Auch bei beginnender Arteriosklerose, bei Schlaflosigkeit, Nervosität und bei Wechseljahrbeschwerden hilft Weißdorn. Das Präparat steht in homöopathischer Dosierung zur Verfügung, kann aber auch als Tee verwandt werden, wobei hier der kurmäßige Einsatz nur über einen längeren Zeitraum zum Erfolg führt.

Wermut (Artemisia absinthium)
Wermut regt die Verdauung an, hilft bei Appetitlosigkeit, Leber-, Galle- und Verdauungsstörungen, starken Blähungen; darüber hinaus fördert er die Nierentätigkeit und wirkt sich günstig auf die Menstruation aus.
Jedoch sollte man während der Schwangerschaft aufgrund der die glatte Muskulatur erregenden Eigenschaft besonders vorsichtig sein. Beim Wermut gilt in besonderem Maße die alte Regel, daß weniger mehr sein kann. Nie zu große Mengen und auch nicht über einen zu langen Zeitraum einnehmen. Denn sonst kann es zu Störungen des zentralen Nervensystems kommen.

Winter- und Sommerlinde (Tilia cordata, Tilia platyphyllos)
Der Lindentee gehört ebenfalls in jede Hausapotheke. Bei Infektionen und Erkältungskrankheiten sollte er heiß getrunken werden, gegebenenfalls unter Zusatz von Honig. Denn er löscht zum einen den Durst und trägt andererseits durch heftiges Schwitzen zur Ausleitung schädigender Krankheitserreger bei. Der Tee kann auch aus der inneren Rinde hergestellt werden, wirkt entzündungshemmend und ist ein gutes Rheumamittel .

Die wichtigsten Heilpflanzen und ihre Anwendungsgebiete von A bis Z

Wurmfarn, echter (Dryopteris filix mas)

Der Wurzelstock, der früher oft gegen Würmer verwandt wurde, kommt heute kaum noch zum Einsatz, da er giftig ist. Zu Einreibungen, bzw. Fußbädern wird jedoch der Wurzelextrakt nach wie vor herangezogen. Fußbäder mit Zusätzen aus Farnwurzelextrakt bewähren sich besonders bei Krampfaderschmerzen, Wadenschmerzen und kalten Füßen. Die Einreibung empfiehlt sich bei rheumatischen Beschwerden und Gicht.

Zitronenmelisse (Melissa officinalis)

Die Zitronenmelisse wirkt bei allen nervösen Erregungszuständen entspannend und beruhigend. Sie hilft bei nervös bedingten Schmerzen im Verdauungstrakt, nervösen Magenschmerzen, Einschlafstörungen und Angstgefühlen. Aber auch gegen Erkältungskrankheiten ist die Pflanze beliebt. Neben den Extrakten, die im Handel zu kaufen sind, sollte man den ganz normalen Tee aus den Blättern nicht unberücksichtigt lassen. Gerade in Zeiten großer Anspannung tragen drei bis vier Tassen Tee, insbesondere abends vor dem Schlafengehen zum Wohlbcfindcn bei.

Zwiebel (Allium cepa)

Die Zwiebel besitzt eine stark antibiotische Wirkung, ist harntreibend und wirkt bei Verdauungsschwäche positiv auf den Magen-Darm-Trakt. Sie regt die Tätigkeit der Bauchspeicheldrüse, der Schilddrüse wie überhaupt das gesamte Drüsensystem bei Drüsenfunktionsschwäche an. Bei Entzündungen der Nieren, ableitenden Harnwege und Blase trägt sie zur Gesundung bei und wirkt sich wohltuend auf den Kreislauf aus.

Zubereitungen aus der Küche der Natur

Damit Sie die Möglichkeiten der Heilkräuter richtig ausnutzen können, seien an dieser Stelle einige Hinweise zur Zubereitung genannt.

Der Aufguß
Die normale Form der Zubereitung eines Tees ist die des Aufgusses. Dafür nimmt man die Teemischung oder den Einzeltee, so wie man ihn in der Apotheke gekauft hat. Nach Angabe gibt man einen oder zwei Teelöffel in eine Tasse, gießt kochendes Wasser darüber, deckt die Tasse mit einer Untertasse ab, so daß die Aromastoffe nicht entweichen können, und läßt das Ganze fünf bis zehn Minuten ziehen. Danach seiht man den Aufguß durch ein Tuch oder Sieb, so daß der klare, gefilterte Tee zurückbleibt. Diesen trinkt man schluckweise und über den ganzen Tag oder bestimmte Zeiträume verteilt.

Der Absud
Beim Absud gibt man den Tee oder die Teemischung in einen Tiegel, und zwar ein bis zwei Eßlöffel auf einen halben Liter Wasser und läßt diesen aufkochen. Danach muß der Absud zugedeckt etwa zehn bis fünfzehn Minuten ziehen und wird anschließend durch ein Tuch oder Sieb geseiht. Die klare Teemischung in einen Thermosbehälter füllen und sich daraus nach Wahl und Angabe bedienen.
Das Ganze kann jedoch noch verstärkt werden, wenn man den Tee zunächst drei bis vier Stunden in Wasser einweicht und erst dann

aufkocht. Bei Tees mit harten Pflanzenteilen, Wurzeln, Kernen oder ähnlichem empfiehlt sich diese Methode zur Freisetzung aller Wirkstoffe.

Der Kaltwasserauszug
In den Fällen, in denen nur bestimmte Pflanzenwirkstoffe benötigt werden, jedoch die Gefahr besteht, daß diese durch Erhitzen zerstört werden, weicht man den Tee (z. B. Sennesblätter, Leinsamen, Bärentraubenblättertee oder andere Sorten) über Nacht auf, seiht ihn durch und kann den auf kaltem Wege gewonnenen Tee handwarm oder kalt mit Honig gesüßt zu sich nehmen.

Zubereitungen aus der Küche der Natur

Die Heilkraft der Hände

Die Heilkraft der Hände

Neben der Heilkraft des Wassers und der therapeutischen Anwendung der Heilpflanzen haben sich in der Naturheilkunde wie in der gesamten Medizin auch manuelle Therapieformen in steigendem Maß durchgesetzt. Die Heilkraft der Hände ist deshalb auch die dritte Säule, auf der das in diesem Buch vermittelte Praxiswissen zur Selbsthilfe für den mündigen Patienten beruht.
Die Akupunktur, die immer nur von einem geschulten Therapeuten ausgeführt werden sollte, wurde dabei bewußt ausgespart.
Selbsthilfe können wir in vielen Fällen jedoch ohne Risiko mit der Akupressur und Fußreflexzonentherapie leisten. Beide Verfahren werden hier so vorgestellt, daß Sie sie mit etwas Übung nachvollziehen können.
Eine dritte Möglichkeit, bei der durch den Einsatz der Hände positive Heilwirkungen ausgeübt werden können, ist das Energetische Ausgleichssystem EAS, eine Wiederentdeckung aus der jahrtausendalten Tradition des natürlichen Heilens. Diese Methode habe *ich in einem eigenen Buch unter dem Titel, Rolf Stühmer: Die Heilkraft der Hände, Gesundheit durch das Energetische Ausgleichssystem EAS* ausführlich erläutert und dargestellt.
Eine weitere Methode, die sich mittlerweile über viele Jahre umfangreich bewährt hat, ist das Ya-Ya-System, bei der Klammern in bestimmte Hautpunkte gesetzt werden und damit ein therapeutischer Heilreiz erzeugt wird. Auch diese Methode habe ich in einem eigenen Buch beschrieben.
Ich möchte auf die Beschreibung dieser beiden letztgenannten Methoden im vorliegenden Buch verzichten. Ich würde beiden Verfahren nicht gerecht werden, wenn ich sie nur anreiße.

Akupressur

Die Akupressur, das heilende Stimulieren von Druckpunkten an unserem Körper, kann auf unterschiedliche Art und Weise durchgeführt werden. Man massiert entweder mit einem Finger, dem Zeigefinger oder dem Mittelfinger, die angegebenen Punkte, wobei diese Massage leicht rotierend im Uhrzeigersinn vorgenommen werden sollte. Der Druck muß dabei individuell gesteuert werden. Es gibt keine Norm. Die Punkte sollten etwa drei Minuten behandelt werden. Aber auch hier bitte variieren! Die zweite Möglichkeit ist, die angegebenen Punkte mit der Fingerkuppe, z. B. der beiden Mittelfinger, leicht zu beklopfen, ebenfalls etwa drei Minuten. Auch ein entsprechender Holzstab mit abgerundeten Kanten läßt sich zur Punkt-Massage verwenden. Das übt jedoch einen sehr starken Reiz aus, so daß die Gefahr der Überreizung besteht. Man gehe niemals schematisch vor, sondern fühle sich in die Punkte hinein und merke die Reaktionen selbst!

Die Akupressur wird vorwiegend dort eingesetzt, wo Schmerzen sind. Aber vergessen wir dabei bitte nicht, daß die Schmerzen immer ein Alarmsignal sind und daß sie uns etwas mitteilen sollen. Wenn also die Ursache der Schmerzen nicht bekannt ist, so ist es verkehrt, diese Schmerzen zu beseitigen. Deshalb sollten wir immer auch durch den fachkundigen Therapeuten abklären lassen, was die Ursache der Schmerzen ist. Wissen wir aber, worum es sich dreht, sollten wir die Möglichkeiten der Akupressur ausnutzen.

Magnetpflaster plus Akupressur

Zusätzlich zur Akupressur können wir durch den Einsatz von kleinen Magneten, die wir auf bestimmte Körperstellen kleben,

Die Heilkraft der Hände

neue Energien zuführen. In der Mitte verschiedener Magnete befindet sich außerdem eine kleine Goldkugel, die, wenn man den Finger auf den aufgeklebten Magneten setzt und im Uhrzeigersinn rotieren läßt, zusätzlich akupressiert, also Störungen im energetischen Feld auflöst. Diese Kombinationsmethode ist ganz besonders aktiv, unschädlich und hilfreich.

Bevor man die Pflaster aufklebt, reinigt man die Hautstellen sorgfältig von Schweiß, Schmutz und Cremes, so daß eine gute Haftung gewährleistet ist. Klebt man die Pflaster auf behaarte Stellen, so sollte man die Haare abrasieren.

Die Magnetpflaster bleiben zwei bis vier Tage an Ort und Stelle. Hier gibt es keine Norm, und jeder sollte hier selbst seinen Weg finden, indem er versucht, in sich hineinzuhören. Die Magneten selbst sind Dauermagneten und verlieren ihre Intensität nicht. Aus hygienischen Gründen sollten sie jedoch nur einmal benutzt werden. Menschen mit Pflasterallergien sollten die Pflaster nicht benutzen. Auch Träger von Herzschrittmachern dürfen Magnetpflaster nicht verwenden.

Wenngleich die Pflaster wasserfest sind, empfehle ich, an den Tagen, an denen Pflaster geklebt worden sind, nicht zu baden oder zu duschen, sondern auf sorgfältiges Waschen auszuweichen.

Neben den auf den Zeichnungen (die den Packungen beiliegen) angegebenen Punkten, die sich aus der Erfahrung als besonders hilfreich für bestimmte Erscheinungsbilder herausgestellt haben, können Sie die Pflaster grundsätzlich überall dorthin kleben, wo Sie Schmerzen haben. Erfühlen Sie mit den Spitzen Ihrer Finger genau Ihren Schmerzpunkt und kleben Sie dorthin das Pflaster. Natürlich können Sie diese individuellen Schmerzpunkte auch mit den in der Zeichnung angegebenen Punkten kombinieren.

Abb. 14 Rechter Fuß

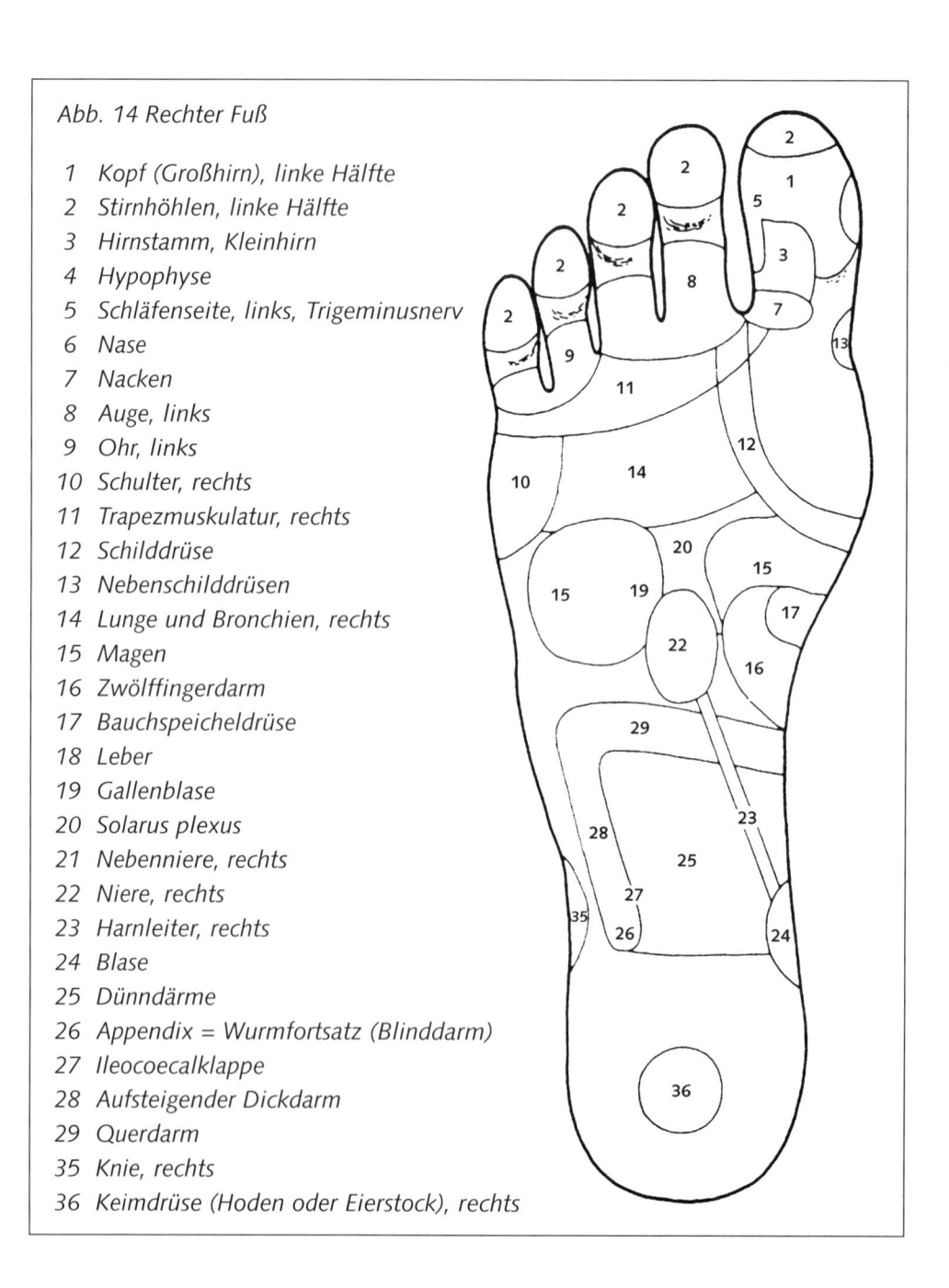

1. Kopf (Großhirn), linke Hälfte
2. Stirnhöhlen, linke Hälfte
3. Hirnstamm, Kleinhirn
4. Hypophyse
5. Schläfenseite, links, Trigeminusnerv
6. Nase
7. Nacken
8. Auge, links
9. Ohr, links
10. Schulter, rechts
11. Trapezmuskulatur, rechts
12. Schilddrüse
13. Nebenschilddrüsen
14. Lunge und Bronchien, rechts
15. Magen
16. Zwölffingerdarm
17. Bauchspeicheldrüse
18. Leber
19. Gallenblase
20. Solarus plexus
21. Nebenniere, rechts
22. Niere, rechts
23. Harnleiter, rechts
24. Blase
25. Dünndärme
26. Appendix = Wurmfortsatz (Blinddarm)
27. Ileocoecalklappe
28. Aufsteigender Dickdarm
29. Querdarm
35. Knie, rechts
36. Keimdrüse (Hoden oder Eierstock), rechts

Die Heilkraft der Hände

Abb. 13 Linker Fuß

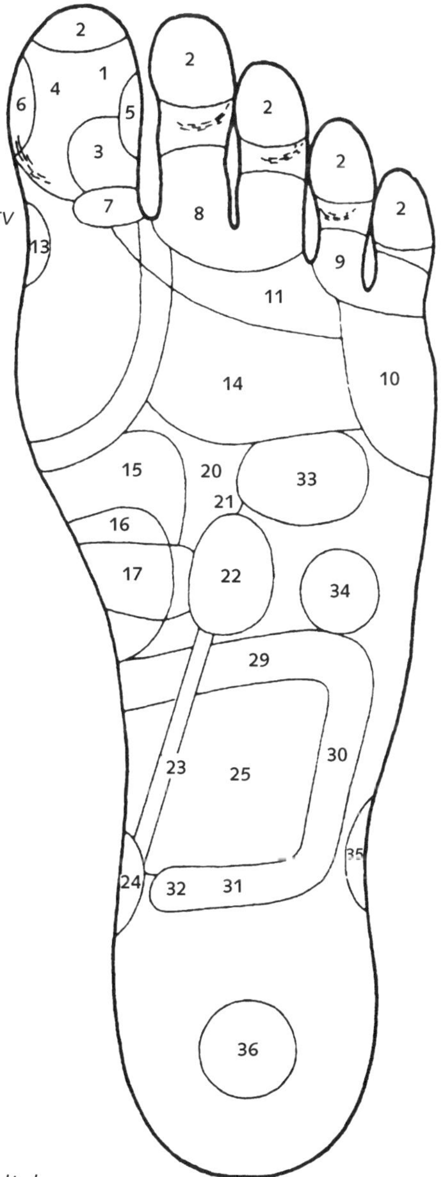

1 Kopf (Großhirn), rechte Hälfte
2 Stirnhöhlen, rechte Hälfte
3 Hirnstamm, Kleinhirn
4 Hypophyse
5 Schläfenseite, rechts, Trigeminusnerv
6 Nase
7 Nacken
8 Auge, rechts
9 Ohr, rechts
10 Schulter, links
11 Trapezmuskulatur, links
12 Schilddrüse
13 Nebenschilddrüsen
14 Lunge, Bronchien, links
15 Magen
16 Zwölffingerdarm
17 Bauchspeicheldrüse
20 Solarus plexus
21 Nebenniere, links
22 Niere, links
23 Harnleiter, links
24 Blase
25 Dünndärme
29 Querdarm
30 Absteigender Dickdarm
31 Mastdarm
32 Darmausgang
33 Herz
34 Milz
35 Knie, links
36 Keimdrüse (Hoden oder Eierstock), links

Die Strahlung des Magneten beträgt etwa 500 bis 600 Gauß. Durch die Anwendung der Magnetpflaster in Verbindung mit Akupressur werden 'Knoten' im Bereich des Leitungsnetzes für die Vitalenergie im menschlichen Körper entwirrt, Gefäß- und Muskelverspannungen beseitigt und die Durchblutung gefördert. Die Magnetpflaster können auch ohne Akupressur für sich allein eingesetzt werden. Sie sind in der Apotheke zu kaufen.

Fußreflexzonenmassage

Bei Schmerzen im Körper und bei Organstörungen können wir die Füße zur Therapie mit heranziehen. Zum anderen können wir über den Zustand des Körpers und seiner Organe auch die Füße befragen. Gesunde Füße sind geschmeidig ohne harte Hornhaut. Stark bewachsene, verhärtete Stellen weisen oft auf gestörte Organe hin.

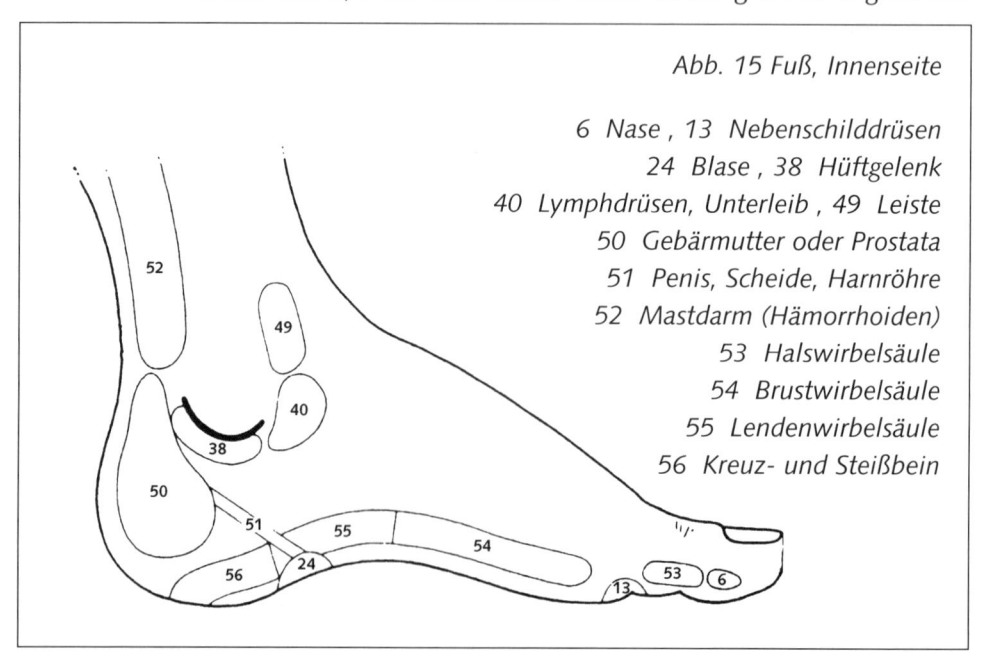

Abb. 15 Fuß, Innenseite

6 Nase, 13 Nebenschilddrüsen
24 Blase, 38 Hüftgelenk
40 Lymphdrüsen, Unterleib, 49 Leiste
50 Gebärmutter oder Prostata
51 Penis, Scheide, Harnröhre
52 Mastdarm (Hämorrhoiden)
53 Halswirbelsäule
54 Brustwirbelsäule
55 Lendenwirbelsäule
56 Kreuz- und Steißbein

Die Heilkraft der Hände

Die Reflexzonenmassage sollte nur am gesunden Fuß ausgeübt werden: Der Fuß ist gleichmäßig in seiner Temperatur, keine Entzündungen, keine Schuppenbildungen, kein Fußpilz.

Wie wird die Massage durchgeführt?
Man nimmt dafür Daumen oder Zeigefinger und massiert die einzelnen Zonen des Fußes gleichmäßig, wobei der Druck jeweils so stark sein soll, daß er gut vertragen wird. Der Druck soll nicht schmerzhaft sein, sondern leicht in die Tiefe fühlen.
Eine solche Massage sollte etwa zehn bis fünfzehn Minuten dauern, auf jeden Fall so lange, bis alle Zonen des Fußes gut durchblutet sind. Tritt während der Massage Schweißbildung am Körper auf, so ist die Massage abzubrechen. Wir sollten die Fußreflexmassage nicht nur dann durchführen, wenn wir krank sind, son-

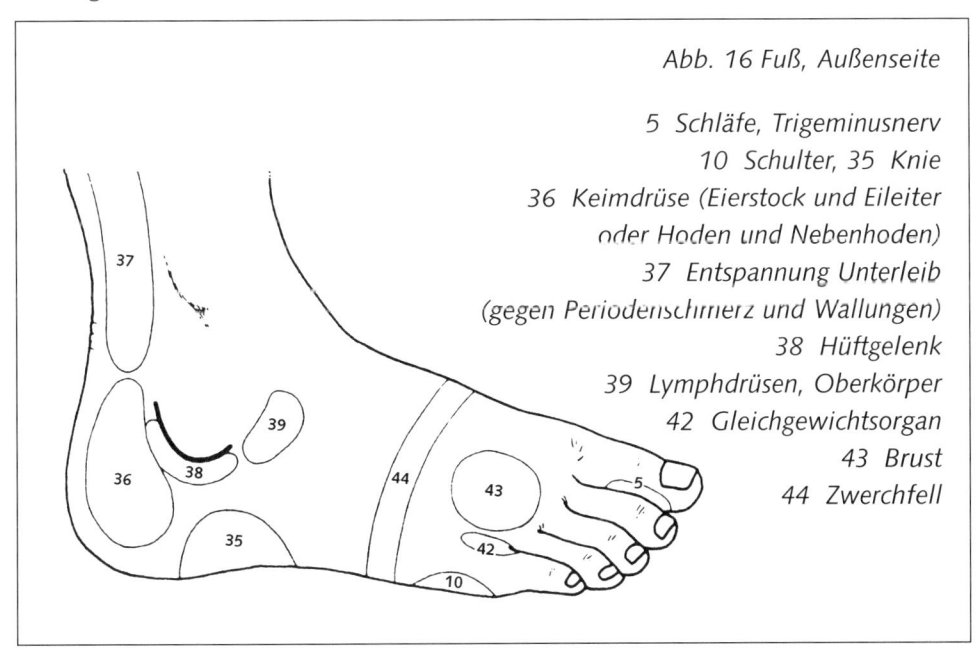

Abb. 16 Fuß, Außenseite

5 Schläfe, Trigeminusnerv
10 Schulter, 35 Knie
36 Keimdrüse (Eierstock und Eileiter
oder Hoden und Nebenhoden)
37 Entspannung Unterleib
(gegen Periodenschmerz und Wallungen)
38 Hüftgelenk
39 Lymphdrüsen, Oberkörper
42 Gleichgewichtsorgan
43 Brust
44 Zwerchfell

dern sie in unser allgemeines Gesundheitsprogramm aufnehmen. Jeden zweiten Abend oder aber dann, wenn wir besonders gefordert waren, tut diese Massage wohl und läßt in vielen Fällen Beschwerden gar nicht erst aufkommen. Nach jeder Fußreflex-

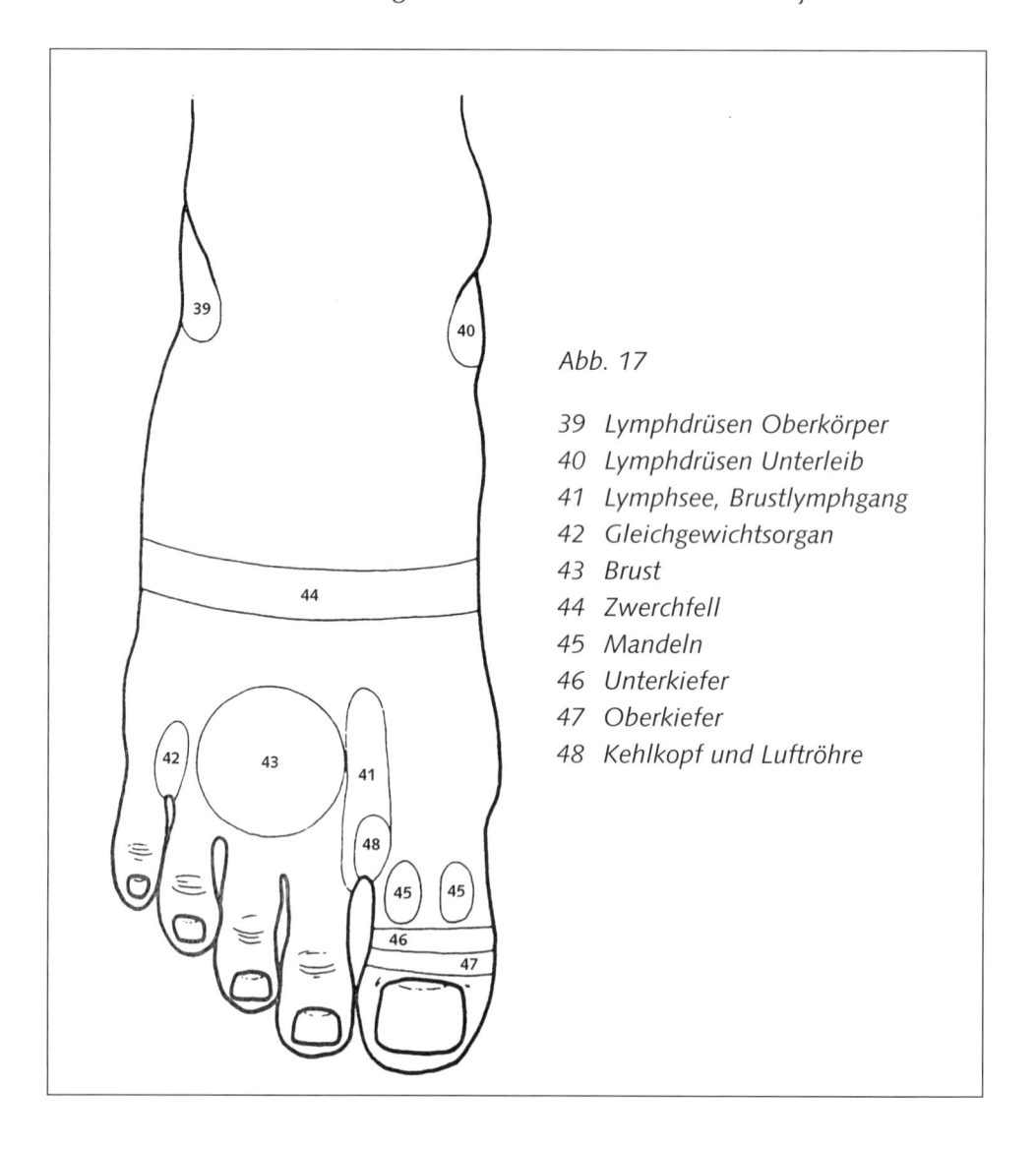

Abb. 17

39 Lymphdrüsen Oberkörper
40 Lymphdrüsen Unterleib
41 Lymphsee, Brustlymphgang
42 Gleichgewichtsorgan
43 Brust
44 Zwerchfell
45 Mandeln
46 Unterkiefer
47 Oberkiefer
48 Kehlkopf und Luftröhre

massage sollte eine Viertel- bis halbe Stunde geruht werden. Sie werden merken, daß von der Fußreflexmassage eine ganz deutliche Wirkung ausgeht, insbesondere dann, wenn sie unterstützend zu einer anderen Medikation durchgeführt wird.

Aufgrund der deutlichen Wirkung der Fußreflexmassage sollte diese bei bestimmten Krankheiten, wie z.B. Gallensteinen, Nierensteinen, Krebs, und nach Operationen nur in Übereinstimmung mit dem behandelnden Therapeuten durchgeführt werden.

Nach einer Fußreflexmassage kann es zu vermehrter Ausscheidung von Harn und Stuhl kommen, ein Zeichen dafür, daß abgelagerte Schadstoffe ausgeleitet wurden. Die Sekretion im Nasen- und Rachenbereich kann sich erhöhen, so daß der Eindruck entsteht, einen Schnupfen mit erhöhtem Auswurf zu bekommen. Auch hier handelt es sich um Ausleitung von Schadstoffen. Auch die Schweißabsonderung am Körper kann sich steigern.

Nach einer Fußreflexmassage kann verstärkte Müdigkeit auftreten, die in einen tiefen erquickenden Schlaf übergeht. Hier sollte man immer nachgeben, deshalb tut eine Fußreflexmassage vor dem Schlafengehen, in vorsichtiger Form ausgeführt, besonders gut.

Alte, verschleppte Krankheitszustände können aktiviert werden. Das ist nur positiv. Wenn wir das durch andere naturheilkundliche Mittel unterstützen, nicht erschreckt aufhören, sondern weitermachen, so werden wir uns endgültig befreien. Eine speziellere therapeutische Fußreflexmassage gehört in die Hände des geschulten Fußreflextherapeuten.

Humoral-Therapie (Säfte-Lehre)

Humoral-Therapie (Säfte-Lehre)

Schon vor über 3000 Jahren wurde im Westen und Osten die sogenannte Humoralpathologie oder Säfte-Lehre zur Vorsorge und bei Krankheit eingesetzt. Dieses praktische und wertvolle erprobte Heilwissen alter Zeiten und Völker ist lange in Vergessenheit und in Mißkredit geraten, erlebt aber heute in der **Ganzheitsmedizin** eine Renaissance.

Aus den positiven Erfahrungen der täglichen Praxis ist es nicht vertretbar, diese Form der Therapie einfach als Schwindel, Scharlatanerie oder suggestive Methode hinzustellen. Die Erfolge zeigen sich immer wieder bei Gesunden und Kranken, die von Ärzten und Heilpraktikern mit diesen alten überlieferten Verfahren behandelt werden.

Man sollte die gesunde Urteilskraft des Menschen nicht unterschätzen und die Dinge nicht mit dem Hang weiter Kreise zum Geheimnisvollen und Mystischen abtun. Ohne nennenswerte Heilerfolge läßt sich auf die Dauer der Mensch, insbesondere der kranke Mensch nicht zum Narren halten. Der Kreis gebildeter und kritischer Menschen, die sich auf naturheilkundliche Möglichkeiten besinnen und diese für ihre Gesunderhaltung oder -werdung einsetzen, vergrößert sich zunehmend.

Alle diese Heilmethoden haben gemeinsam, daß sie sich nicht nur mit der erkrankten Zelle oder dem erkrankten Organ allein beschäftigen, sondern daß sie das **Blut** und die übrigen Körpersäfte als die hauptsächlichen Träger des Lebens und der Krankheiten betrachten.

Ich glaube, daß die nur wissenschaftliche Medizin unrecht daran tut, diese Methoden über die Achseln anzusehen und mit einem ungläubigen Lächeln abzutun, lediglich weil sie nicht in ihr System passen.

Die humoralpathologische Betrachtung ist eine **Säfte-Lehre**. Sie wendet sich an die Körperflüssigkeiten, den humoralen Consensus partium, welcher neben dem nervösen Consensus die Verbindung zwischen allen Organen und Zellen untereinander herstellt: Corpora non agunt nisi fluida. (Die Körper wirken nicht, wenn nicht flüssig.)

Sie sucht durch Beeinflussung des Gesamtorganismus auf dem Weg des Blut- und Stoffwechsels auch die scheinbar isolierten Organerkrankungen zu heilen, was ja auch überraschend häufig in einem von der spezifisch orientierten Medizin oft kaum mehr für möglich gehaltenen Ausmaß gelingt.

Die offizielle lokalistische, nur symptomatische Medizin gibt z. B. bei Kopfschmerzen, Migräne oder Herpes zoster meist nur schmerzstillende oder lokale Mittel, zumal wenn sie keine greifbaren Ursachen im Kopf selbst oder in anderen Organen findet. Eine rasche Heilung oder eine Verhinderung des Rückfalls kann nur schwer bewerkstelligt werden.

Humoral-Therapie (Säfte-Lehre)

Gute Erfolge sind jedoch mit der blutreinigenden und ableitenden Humoraltherapie zu erreichen, und zwar ohne Rücksicht darauf, ob man den chemischen oder bakteriellen Erreger der Krankheit gefunden hat oder nicht. Häufig erfährt der Patient, der an einem Tinnitus (Hörsturz) oder an einem Menièreschen Drehschwindel leidet und dem schulmedizinisch nicht geholfen werden kann, eine spontane Besserung nach dem Baunscheidtieren oder Schröpfen.

Die Reihe solcher Beispiele aus den verschiedensten medizinischen Spezialfächern läßt sich zu Hunderten weiterführen, wobei das Prinzip immer das gleiche ist:

Das Streben der offiziellen Medizin, auf exakter lokaler Diagnose und einer daraus abgeleiteten ethiologischen Therapie eine Lokalbehandlung aufzubauen, hat zwangsläufig zur Vernachlässigung zahlreicher, zwar bloß empirisch bewährter, aber doch unentbehrlicher Heilmethoden geführt, die eine Beeinflussung des Gesamtorganismus bezwecken.

Unter diesem Gesichtspunkt sollten die anschließend aufgeführten Methoden wie die Blutegelbehandlung, der Baunscheidtismus, das Schröpfen gesehen werden.

Schröpfen

Das Schröpfen ist eine Methode der Humoralpathologie (Säftelehre). Es basiert auf empirischem Wissen und wurde schon bei den ältesten Kulturvölkern angewandt. In den Schriften des Hippocrates wird das Verfahren bereits ausführlich beschrieben, und im 16., 17. und am Anfang des 19. Jahrhunderts fanden sich wichtige Befürworter dieser Medizin in Kreisen der medizinischen Wissenschaft.

Bis heute ist das Schröpfen fester Bestandteil der Naturheilkunde geblieben, und immer mehr Therapeuten erkennen den Nutzen und die heilsame Breite dieser Methode.

Mit dem Schröpfen können bei präziser Indikationsstellung hervorragende Ergebnisse erzielt werden. Auch bei klinisch erfolglos vorbehandelten Fällen werden noch überraschende Ergebnisse erreicht. In der Begleitbehandlung zu schulmedizinischen Verfahren ist das Schröpfen ein positives Moment.

Wir unterscheiden das blutige und das unblutige Schröpfen.
Das blutige Schröpfen ist als örtlicher Aderlaß eine Methode, die entzündungswidrig, schmerz- und krampfstillend, blutverdünnend und blutreinigend wirkt und eine ab- und ausleitende Wirkung hat. Es sollte, da es einen wesentlichen Einfluß auf das Stoffwechselgeschehen und die Entlastung des Kreislaufs hat, überall dort verwendet werden, wo Stauungen, Hyperämien und Anhäufung von zuviel Körpersubstanz infolge pathogener Krank-

heitsstoffe vorhanden sind. Das blutige Schröpfen sollte nach Möglichkeit in Verbindung mit gleichzeitiger Ableitung über die Nieren und den Darm durchgeführt werden. Es hat eine antiphlogistische Wirkung und nimmt somit einen entscheidenden Einfluß auf die gesamten Immunitätsvorgänge des Körpers ein. Das blutige Schröpfen ist eine Maßnahme, die immer nur dem fachkundigen Therapeuten überlassen werden sollte. Aus Ihrem Wissen um diese Möglichkeit können Sie zum kompetenten Gesprächspartner Ihres Therapeuten werden.

Das unblutige Schröpfen ist vor allem ein Hautreizmittel. Durch das erzeugte Hämatom mit einer optimalen Wirkung im Sinne einer Eigenblutbehandlung hat es eine durchgreifende segmentale Wirkung.

Ich möchte in diesem Zusammenhang auch auf die diagnostischen Möglichkeiten hinweisen, die in der segmentalen Betrachtungsweise der Hautreflexzonen liegen. Wir wissen um den Zusammenhang innerer Organe mit äußeren Hautbezirken (z. B. den Head'schen Zonen). Durch das unblutige Schröpfen kann ein peripherer Reiz über die Reflexzone auf das Organ ausgeübt werden. Diese reflektorischen Behandlungen haben tiefgreifende positive Einflüsse. (Prof. Dr. med. Alfred Pischinger, *Das System der Grundregulation*, Karl F. Haug Verlag Heidelberg, ISBN 3-7760-0580-0)

Abhängig von der zu schröpfenden Fläche werden gläserne Schröpfköpfe verschiedener Größe und Art verwandt. In der Praxis

Schröpfen

können wir einfach ein dickwandiges Wasserglas, ein Likörglas oder ein gläsernes Yoghurtgefäß nehmen.

Wir nehmen einen Watteträger, tauchen die Watte in Brennspiritus und zünden die Watte an. Wir können auch ein Feuerzeug mit einer großen Flamme einsetzen. Wir halten den brennenden Wattebausch oder die Flamme des Feuerzeugs 2 bis 3 Sekunden in den Schröpfkopf. Es entsteht im Schröpfkopf ein Unterdruck. Der Schröpfkopf wird nun schnell und ruckartig auf die Haut aufgedrückt und etwas festgehalten. Haut und Untergewebe werden in das Glas hineingezogen.

Es empfiehlt sich beim unblutigen Schröpfen, die Haut vorher mit einer Schröpfsalbe einzureiben. Dieses sollte nach Möglichkeit großflächig geschehen. Die Verwendung der Schröpfsalbe führt zu einer erhöhten Gewebsdurchblutung und erleichtert das Ansetzen des Schröpfkopfs.

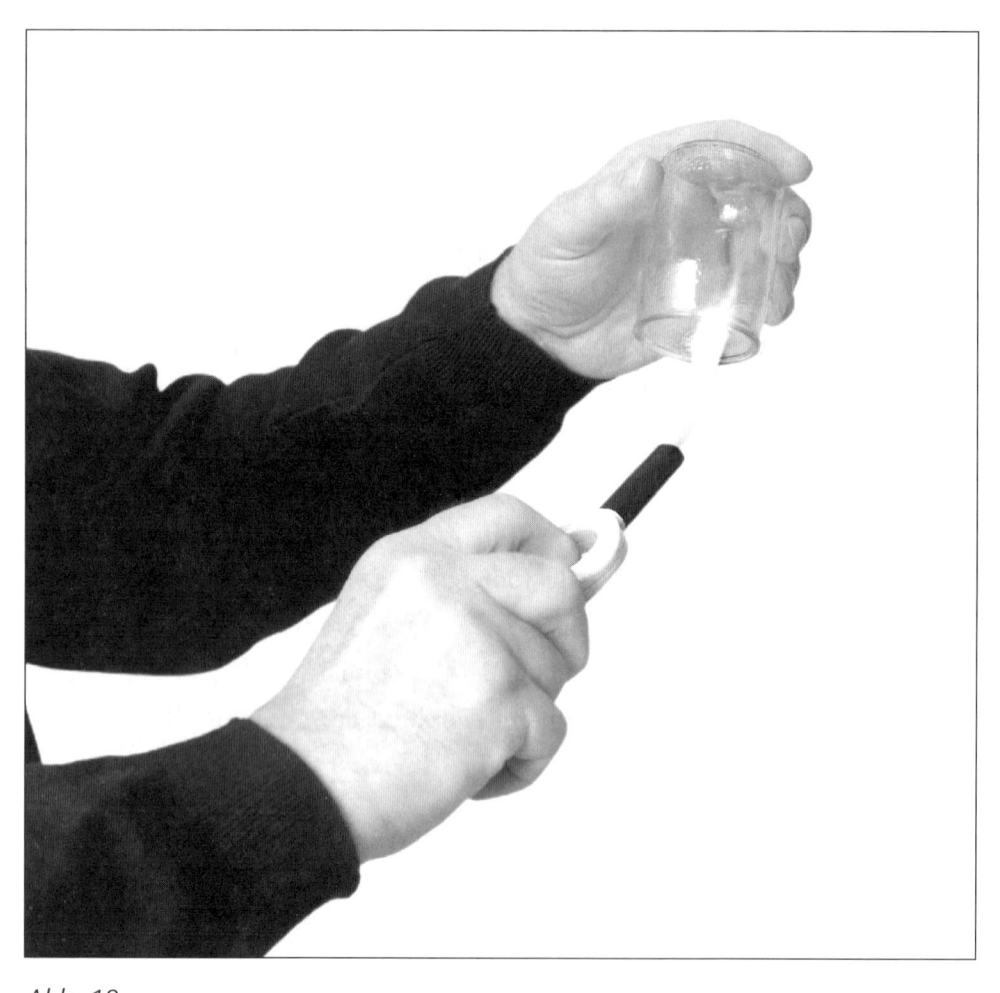

Abb. 18

Beim Aufsetzen des Schröpfkopfes wird dieser möglichst dicht an die zu schröpfende Stelle des Körpers in die linke Hand genommen. Das Feuerzeug wird entflammt und die Flamme für 3 bis 4 Sekunden in das Glas gehalten. Es entsteht ein relatives Vakuum. Das Glas wird zügig auf die zu schröpfende Stelle gedrückt und für ca. 5 Sekunden festgehalten.

Schröpfen

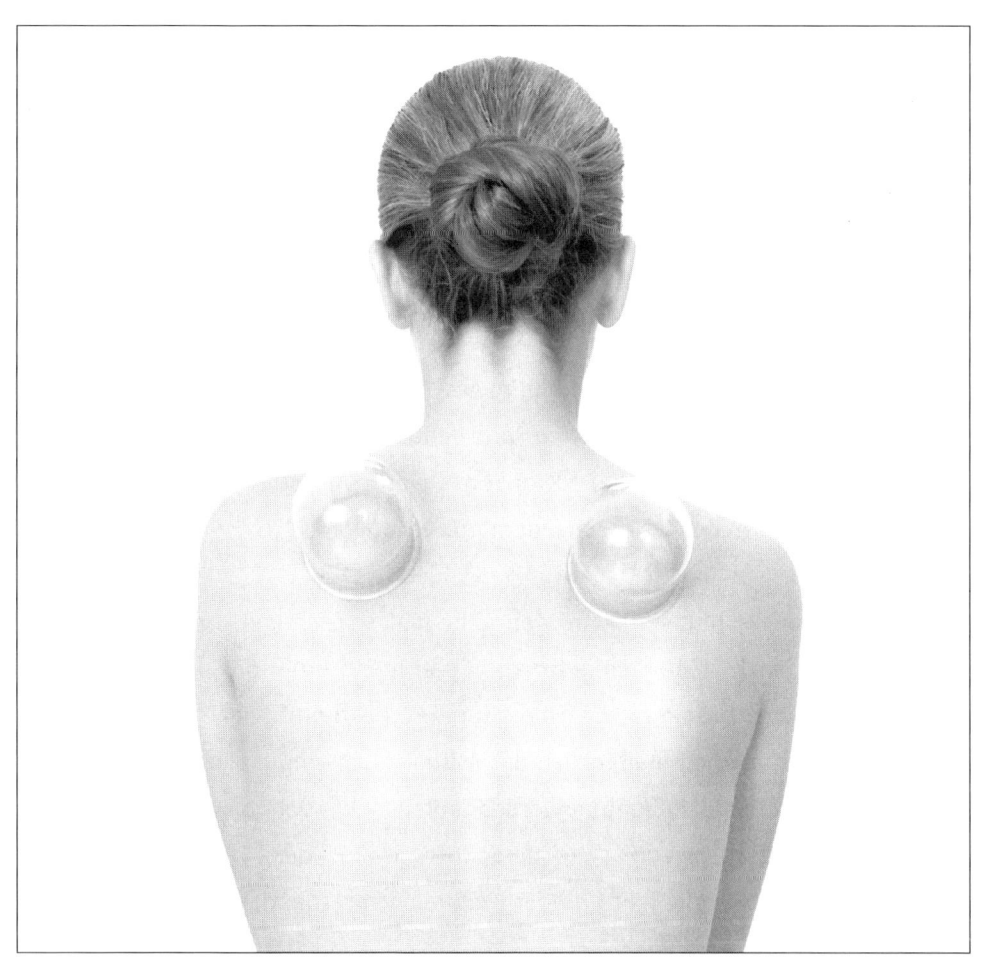

Abb. 19

. . . und so sollte es aussehen, wenn die Schröpfköpfe auf dem Körper sitzen

Schröpfmassage

Eine Schröpfmassage sollte nicht länger als 3 bis 4 Minuten dauern. Der Behandelte sollte anschließend mindestens eine Viertelstunde liegenbleiben. Durch die Schröpfmassage entstehen großflächige Hämatome. Eine anschließende Bestrahlung der so behandelten Hautbezirke mit einer Infrarotsonne verstärkt die Wirkung.

Ob blutig oder unblutig geschröpft wird, ist ausschließlich eine Frage der Erfahrung und abhängig von der Verfassung des Gesunden oder Kranken. Das unblutige Schröpfen wird normalerweise von jedem gut vertragen.

Beim blutigen Schröpfen sollte man vorsichtiger verfahren und sich nach Möglichkeit auf weniger empfindliche Menschen beschränken. Darüber hinaus bestimmt der Charakter der Krankheit maßgeblich das Mittel. Auch empfindliche oder weniger robuste Patienten werden bereit sein, sich blutig schröpfen zu lassen, wenn der Therapeut das für den Erfolg der Heilung notwendig hält und der Kranke entsprechend aufgeklärt wird.

Bei Hypotonikern, durch Krankheit oder andere Umstände geschwächte Patienten sollte vorsichtig blutig geschröpft werden. Es ist selbstverständlich, daß an Stellen, wo große Blutgefäße verlaufen, Krampfadern hervortreten und insbesondere an den Innenseiten der Extremitäten nicht blutig geschröpft wird. In keinem Fall darf bei Patienten, die unter gerinnungshemmenden Mitteln stehen, wie z. B. Marcumar, blutig geschröpft werden. Es sollte darüber hinaus auch niemals direkt über der Wirbelsäule blutig geschröpft werden.

Die einzige Ausnahme ist hier der Bereich über dem fünften Lumbalwirbel. Hier werden bei Patienten mit essentieller Hypertonie, bei Plethorikern, Anomalien im Sexualbereich, Blasenstörungen, Kopfschmerzen, Schlaflosigkeit und klimakterischen Beschwerden gute Erfolge erzielt.

Das blutige Schröpfen ist eine glückliche Vereinigung von Reiztherapie und entlastender Therapie, bei der es kaum zu Zwischenfällen oder störenden Nebenwirkungen kommt und der Erfolg sich schnell einstellt. Das Schröpfen sollte immer eingebunden gesehen werden in andere naturheilkundliche Maßnahmen, bzw. schulmedizinische Behandlungsmethoden. So kann z. B. bei einer Pneumonie oder Pleuritis das Schröpfen erhebliche Erleichterung, sogar oft völlige Besserung bringen eventuell zusammen mit einem verordneten Antibiotikum. Der Therapeut allein kann entscheiden, ob diese Behandlungsform ausreicht oder zum Wohle des Patienten moderne medizinische Mittel zusätzlich eingesetzt werden müssen.

Ich möchte noch auf die reflektorischen und krampfstillenden Möglichkeiten des Schröpfens hinweisen. Das gilt insbesondere bei Gallen- und Nierenkoliken, Magen- und Darmspasmen. Hier kann man entweder im Gebiet der Hautreflexzone behandeln oder aber nahe dem Ort der Erkrankung. Jedoch sollte man über diese Möglichkeiten nicht einen eventuell notwendigen chirurgischen Eingriff vergessen.

Die vorstehend aufgeführten Einsatzmöglichkeiten sind nicht die einzigen für die Schröpfkopfbehandlung. Man sollte vielmehr bei allen entzündlichen schmerzhaften und gestauten Zuständen die Möglichkeiten des Schröpfens in die Überlegung einbeziehen.

Indikationen (siehe nachstehend Abb. 20 bis 28):
Apoplexie, Asthma (kardial und bronchial), Augenleiden verschiedener Genese, Bronchitis in akutem und chronischem Stadium, Depressionen, Gallenkolik, Hypertonie, Hypotonie, Ischias, Kopfschmerzen, Kehlkopfentzündung, Lebererkrankungen verschiedener Genese, LWS-Schmerzen, Lumbago, Lungenerkrankungen verschiedener Genese, Magen- und Darmspasmen verschiedener Genese, Migräne, Myogelosen, Neuralgien, Nierenerkrankungen verschiedener Genese, chronische Obstipation, Ohrensausen, Plethora, Pleuritis, Periarthritis, Pneumonie, rheumatische Beschwerden verschiedener Genese, Schmerzen und Entzündungen im Bereich der Bauchspeicheldrüse, Schmerzen im Bereich der Brustwirbelsäule, Schmerzen insbesondere im Klimakterium mit begleitenden Depressionen, Schwindel verschiedener Genese, venöse Stauungen, Tonsillitis, Verkrampfungen jedweder Art.

Schröpfen

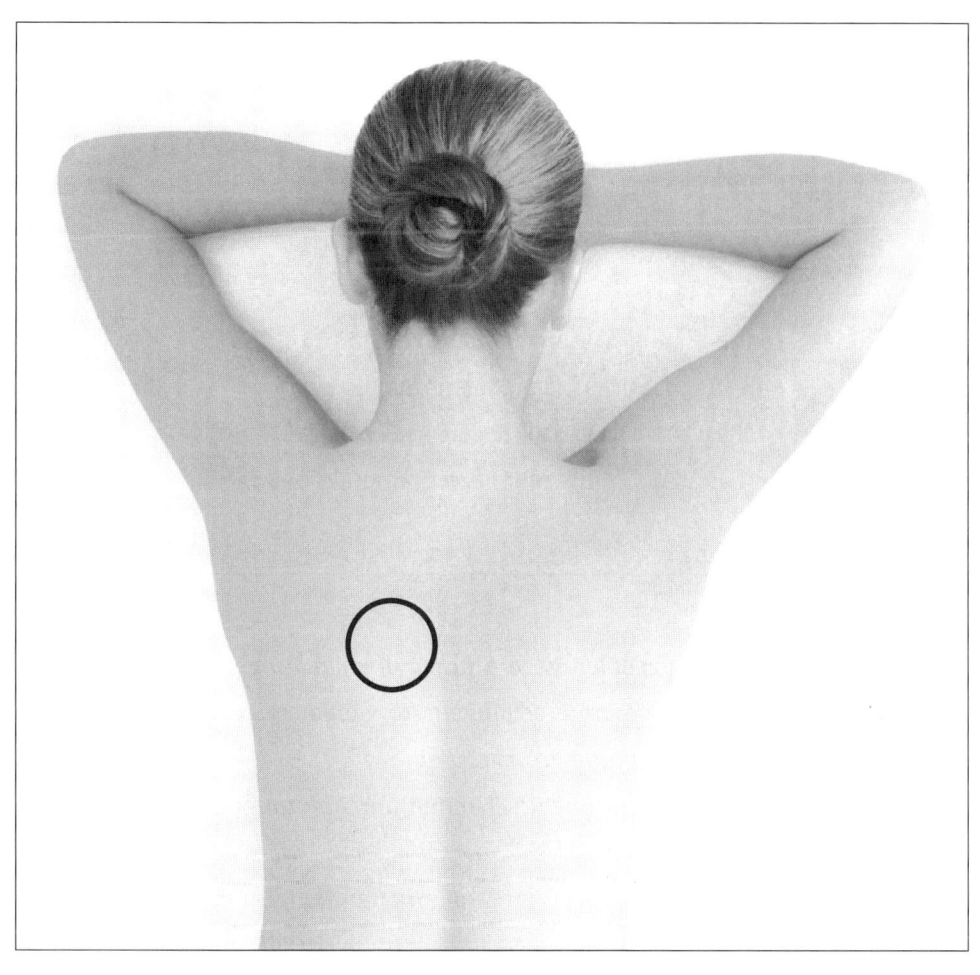

Abb. 20

Blutiges oder unblutiges Schröpfen, abhängig von der Hautbeschaffenheit, im Bereich der Reflexzonen des Magens.

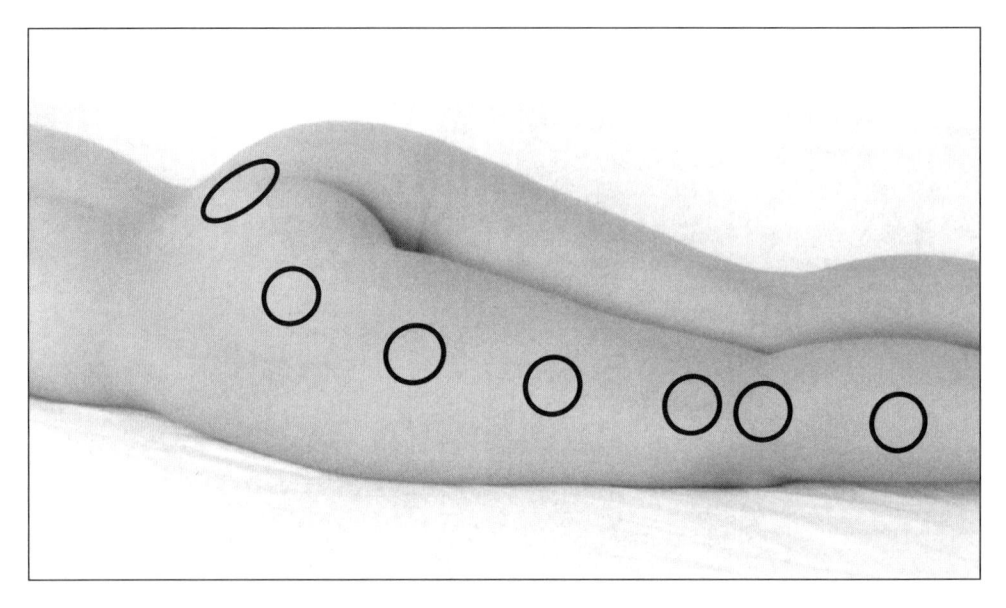

Abb. 21

Ein sehr dankbares Einsatzgebiet ist die Schröpfbehandlung beim Ischias. Hier empfiehlt es sich, oft das gesamte schmerzhafte Gebiet mit mehreren Schröpfköpfen entlang des Beins unblutig zu schröpfen.

Eine vorherige Behandlung mit entsprechenden durchblutungsfördernden Salben ist empfehlenswert.

Durch den Therapeuten kann eine Parallelbehandlung mit Ohrakupunktur durchgeführt werden. Das ist vielversprechend; eventuell mit Kauterisation; gleichzeitige Bestrahlung des Lendenwirbelbereichs mit Unisol-Lampe und insbesondere die gleichzeitige Behandlung mit elektromagnetischen Bestrahlungen bringt bei dem Patienten, der häufig schwer hinkend in die Praxis kommt und sich kaum bewegen kann, oft schon in der ersten Behandlung völlige Schmerzfreiheit. Solche Behandlungen sollten in drei- bis viertägigem Abstand wiederholt werden.

Schröpfen

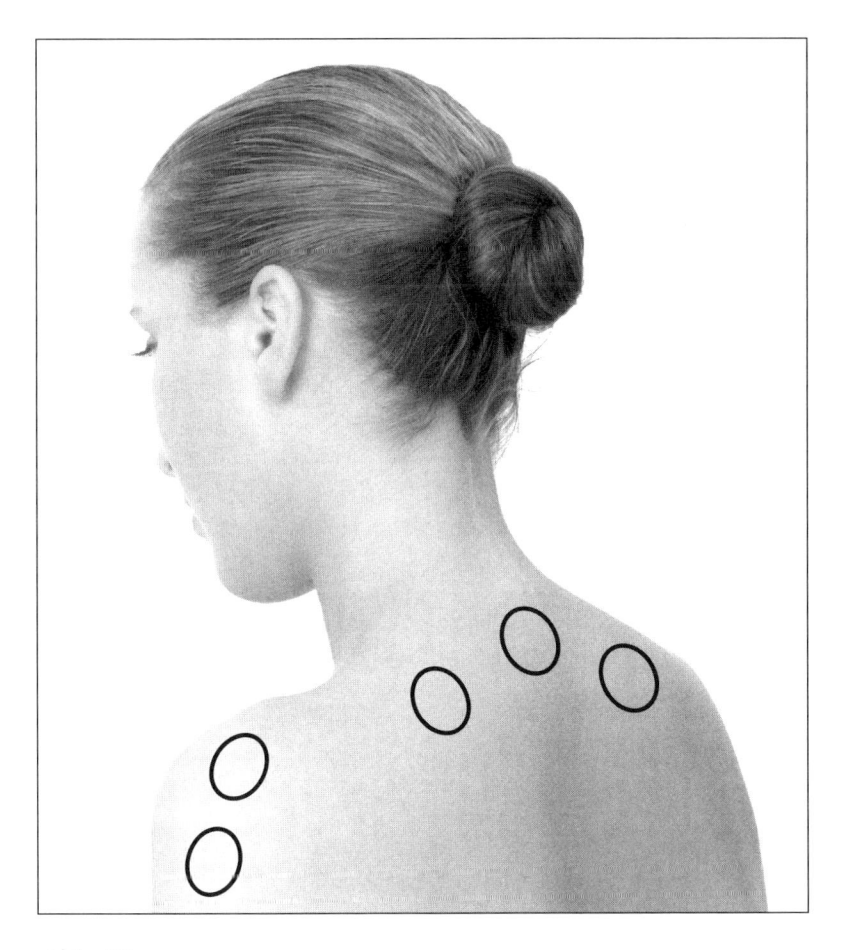

Abb. 22

Bei Schmerzen im Schulter- und Armbereich, bei Muskelerkrankungen infolge Überanstrengung, z. B. durch laufendes Schreibmaschinenschreiben, und bei Gefäßkrämpfen hat sich der Einsatz von Schröpfköpfen als sehr positiv erwiesen. Eine gemeinsame Behandlung mit der Ya-Ya-Methode bringt besonders gute und schnelle Ergebnisse. Hier kann schon nach der ersten Behandlung in vielen Fällen mit Schmerzfreiheit gerechnet werden. Das gilt auch für Myogelosen im Schulterbereich.

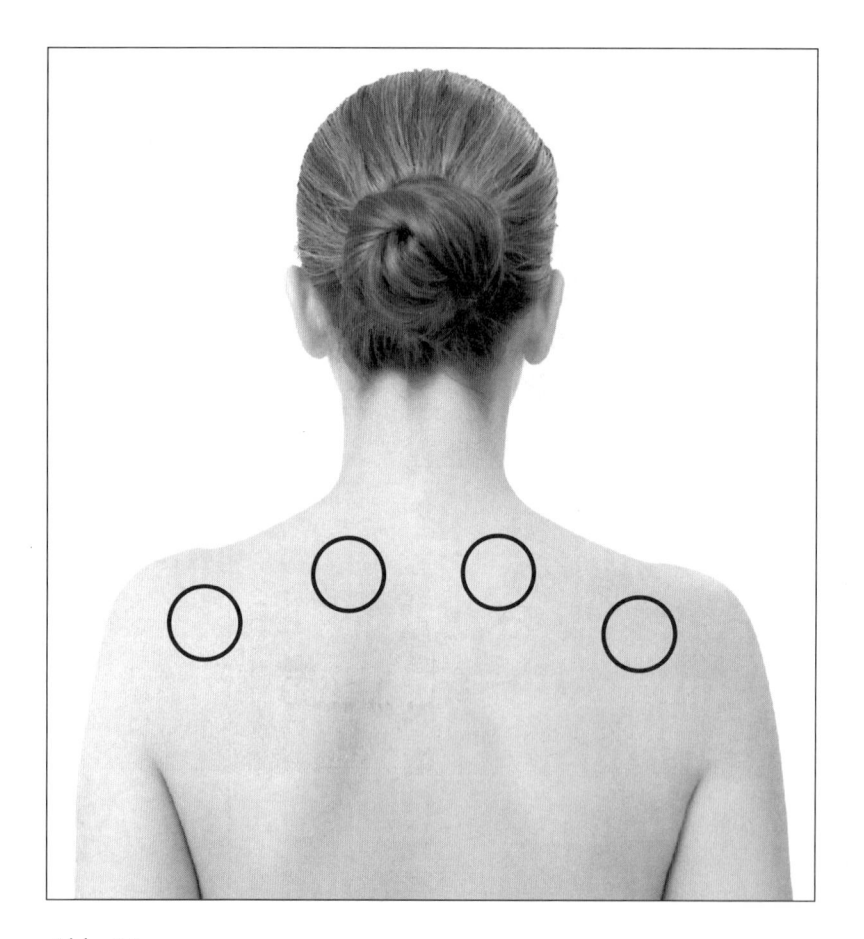

Abb. 24

Schröpfen im Bereich des Nackens und hinter dem Ohr ist ebenfalls angezeigt bei Entzündungen des Auges, bei Schwindel, Ohrensausen, Hypertonie, chronischen Mandelentzündungen, Kehlkopfentzündungen, Drüsenschwellungen.

Beim Schröpfen im Bereich des Halses und hinter dem Ohr müssen die entsprechenden Vorsichtsmaßregeln beachtet werden. Bei Kopfschmerzen, insbesondere durch Entzündungen im Bereich des Kopfes (z. B. chronischen Mandelentzündungen, Nebenhöhlenentzündungen usw.) wirken blutige Schröpfköpfe im Schulter-Halswinkel als Begleittherapie entgiftend und antiphlogistisch.

Schröpfen

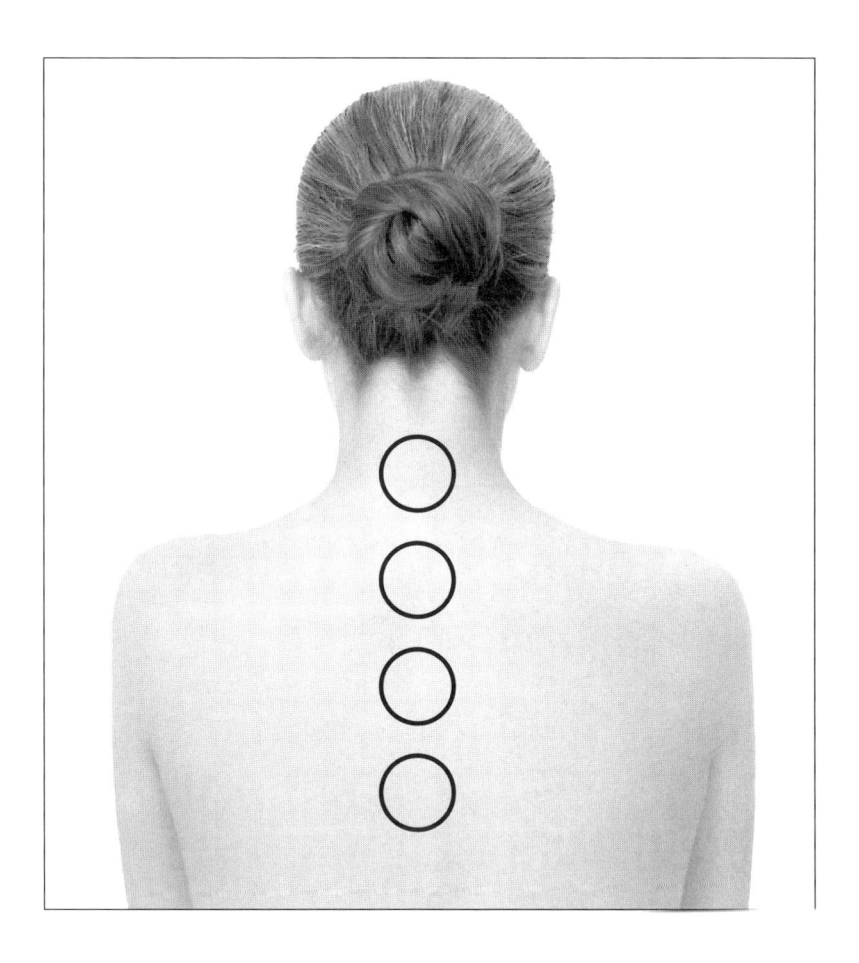

Abb. 25

Sehr gute Wirkungen, die oft ans Wunderbare grenzen, können bei Hypotonikern und sehr geschwächten Patienten erreicht werden. Bei diesen Patienten setzt man mehrere Schröpfköpfe exakt über die obere Brustwirbelsäule. Diese Behandlung bedarf der Wiederholung. Der Patient empfindet danach eine Befreiung, neue Lebenskraft, und die Hypotonie wird oft langanhaltend beseitigt.

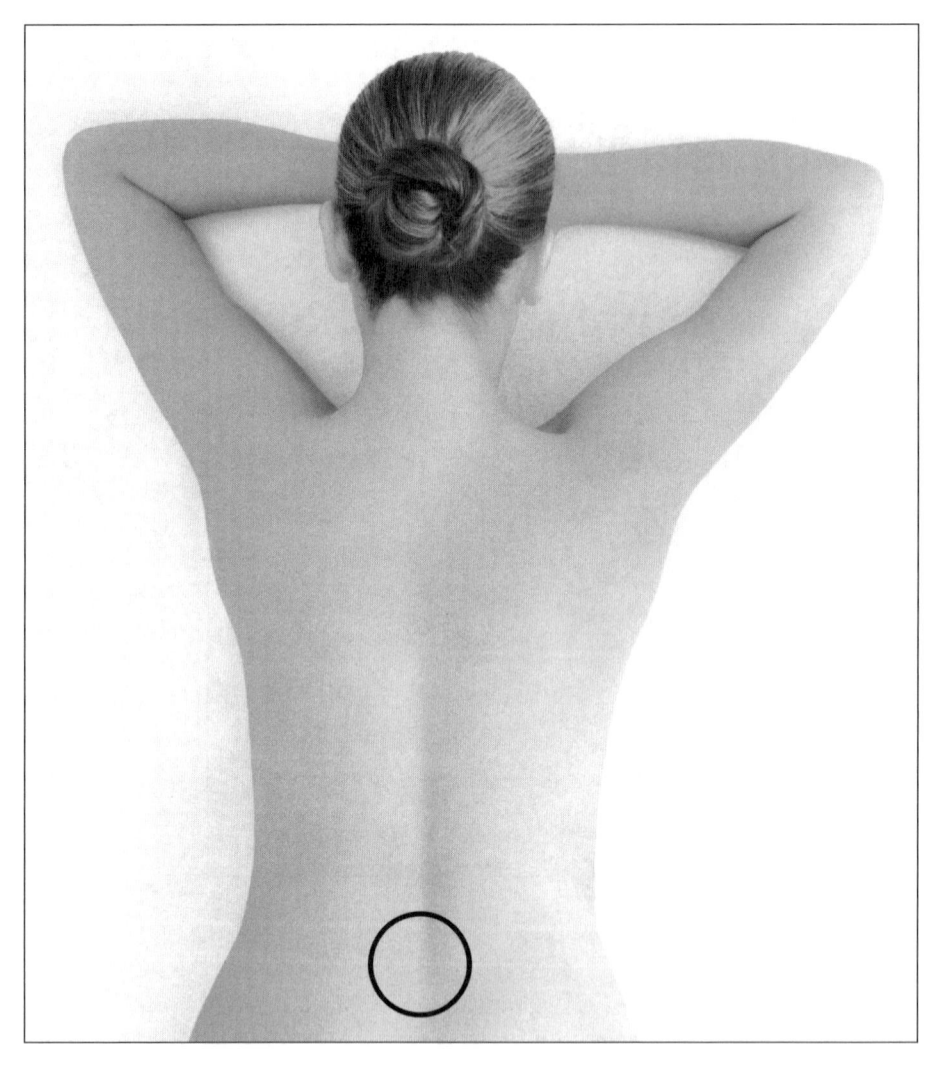

Abb. 26
Schröpfen bei Bluthochdruck oder Lendenwirbelsäulenbeschwerden

Schröpfen

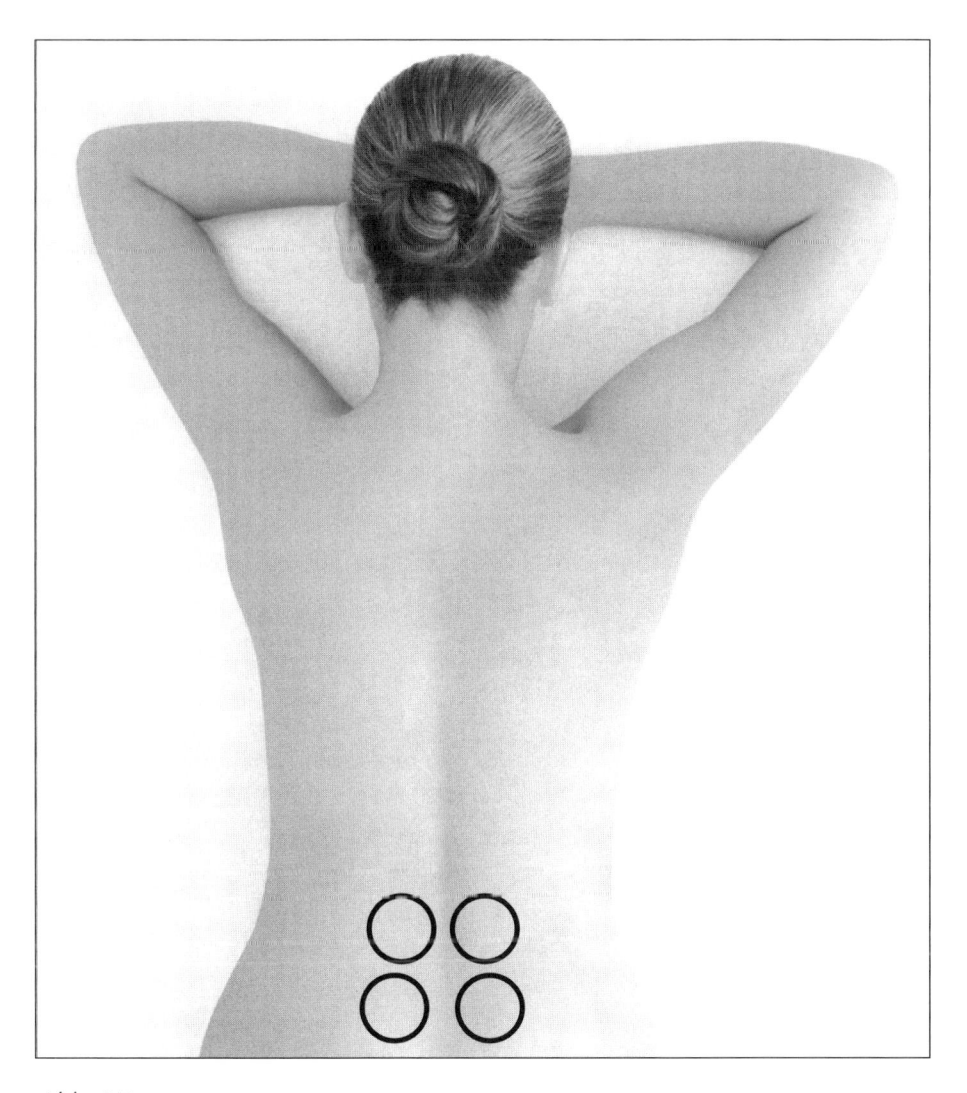

Abb. 27
Schröpfen bei Bluthochdruck oder Lendenwirbelsäulenbeschwerden

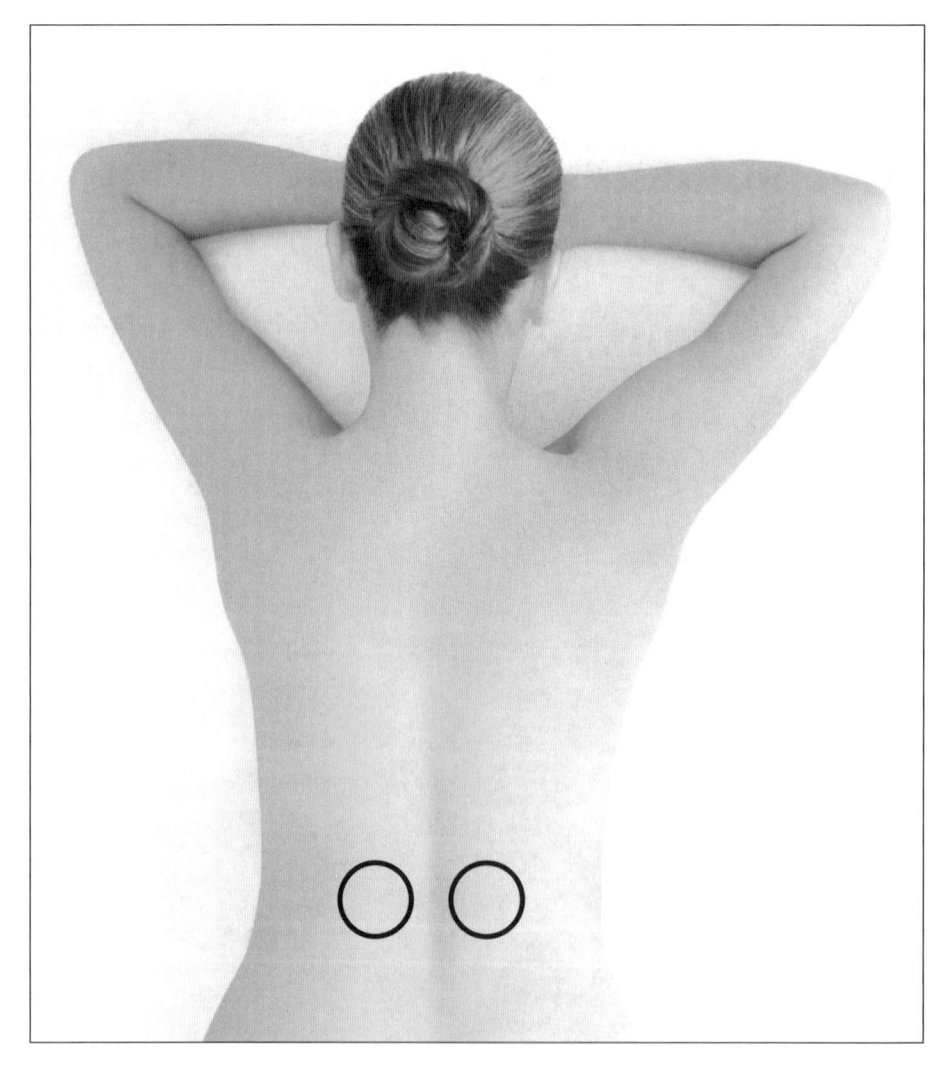

Abb. 28
Schröpfen im Nierenbereich, bei Kräftebedarf, Ischias und Schmerzen im Lendenwirbelsäulenbereich

Schröpfen

Blutegel

Der Blutegel ist ein wertvoller Helfer im Dienste der Gesundheit. Es werden vor allen Dingen die deutschen und ungarischen Blutegel verwandt.

Der Blutegel gehört zur Gruppe der Ringelwürmer. Er hat im hinteren Bereich eine große und im vorderen eine kleine Haftscheibe. Der Mund hat drei mercedessternartig gezähnte Kieferplatten. Er lebt in ruhigen Teichen und Sümpfen und kann zwei Jahre fasten. Die Verdauung einer einzigen Blutmahlzeit dauert ein halbes bis zu zwei Jahren.

Die Verwendung des Blutegels ist in der Medizin bis in die frühesten Überlieferungen zurückzuverfolgen, und es sind uns umfangreiche Indikationsverzeichnisse überliefert worden. Im 18. und 19. Jahrhundert war die Verwendung des Blutegels so in Mode gekommen, daß man von Vampirismus sprach.

Wie wirkt nun eigentlich der Blutegel? Darüber ist viel berichtet worden. Der Blutegel sondert aus seinen Halsdrüsen zum einen Hirudin, zum anderen Histamin aus. Das Hirudin wirkt auf den Lymphstrom beschleunigend, antithrombotisch, gerinnungshemmend und steigert das Immunsystem. Vom Histamin wird angenommen, daß es in dieser Form unmittelbaren Einfluß auf die histaminabhängigen Stoffwechselvorgänge ausübt und somit bei jeder Entzündung eingreift.

Darüber hinaus gibt es eine weitere Hypothese, die bis heute aber noch nicht schlüssig bewiesen, aber auch nicht widerlegt ist. Danach bewirkt der Blutegel durch verschiedene nachgewiesene Bakterienstämme, die bei ihm beheimatet sind, eine massive Stimulation des Immunsystems. Das wäre ungefähr vergleichbar mit den Vakzinen.

Wir sehen, daß die Blutegelbehandlung durch viele sich ergänzende Wirkungsmechanismen einen erheblichen Einfluß auf den Körper ausüben kann.

Sobald der Egel angesetzt ist und gebissen hat, gibt es eine leichte quaddelartige Rötung um die Bißstelle herum. Der Egel gibt sein Sekret ab, und zwar in der ersten Phase Histamin. Das hat zur Folge, daß die Gefäße, insbesondere die Kapillaren durch das rhythmische Saugen geweitet werden und dadurch mehr Blut zusammenläuft. Nach diesem Vorgang gibt der Blutegel das Hirudin ab. Die Folge ist, daß über einen Zeitraum von 8 bis 10 Stunden nach Abfallen des Egels die Bißstelle langsam weiterblutet, der Lymphstrom beschleunigt wird, die Lymphe vermehrt in die Gewebsspalten einfließt und zusammen mit den Schlackenstoffen und dem Blut abfließt. Das Gewebe wird entstaut, die Zellatmung verbessert, frisches Blut kann nachfließen. Die Gefahr einer Embolie wird herabgesetzt und eine krampflösende, schmerzstillende Wirkung erzeugt.

Durch die schon vorher angesprochenen Bakterienstämme wird die Leukozytenbildung beschleunigt und eine bakterizide Wirkung hervorgerufen. Außerdem ergeben sich bei dem Blutentzug durch den Egel die gleichen positiv therapeutisch nutzbaren Erscheinungen wie bei anderen Blutentzugsverfahren:

Verminderung der Blutviskosität, Verbesserung des Kreislaufs, Anregung zur Blutneubildung und Ausschwemmung von Schlackenstoffen.

Die Blutegelbehandlung ist kein nur lokales Geschehen, sondern zweifellos eine erhebliche Umstimmung für den Gesamtorganismus. Sie greift tief in den Säftehaushalt ein und erfaßt den ganzen Menschen. Eine Übertragung von Erregern oder eine Infektion durch den Blutegel hat es bisher bei sachgemäßer Behandlung noch nicht gegeben. Wie bei allen anderen Blutentzugsverfahren ist auch die Wirkung des Blutegels noch nicht letztlich schlüssig nachgewiesen. Trotzdem wissen wir, daß es häufig zu erstaunlich positiven Reaktionen für den kranken Menschen oder bei der Vorbeugung kommt. Wir sollten uns dieser therapeutischen Möglichkeit allein oder als Zusatzbehandlung zu anderen Verfahren bedienen.

Die Blutegel werden über eine Apotheke geliefert. Sie werden in einem genügend großen Glas mit einem durchlöcherten Deckel gehalten, so daß eine geregelte Luftzufuhr gegeben ist. Das Glas steht kühl und im Halbdunkel. Das Wasser im Blutegelgefäß wird jeden Tag gewechselt, da sonst die Blutegel durch ihre eigenen Ausscheidungen Schaden nehmen könnten.

Bei einer beabsichtigten Blutegelbehandlung sollten die vorgesehenen Hautareale zwei bis drei Tage vorher nicht mit Seife gewaschen oder eingecremt werden, da der Blutegel gegen chemische Substanzen außerordentlich empfindlich ist. Er würde gegebenenfalls nicht anbeißen.

Der Blutegel ist ein empfindliches Tier, und man sollte mit ihm immer vorsichtig umgehen, ihn nicht gewaltsam mit einer Pinzette aus dem Glas nehmen, sondern sich vielmehr eines Holzspatels bedienen oder aber sogar die eigene Hand nehmen. Hierbei ist natürlich Vorsicht geboten; denn sonst beißt er sich schon an der Hand fest.

Wenn wir den Blutegel ansetzen wollen, so empfiehlt es sich, an der vorgesehenen Stelle entweder vorher einen feuchtwarmen Umschlag zu machen oder aber die Stellen mit Wärmelampen zu bestrahlen. Wenn der Blutegel schlecht beißt, sollte man vorher die Haut leicht ritzen, gegebenenfalls mit einem Baunscheidtgerät, so daß etwas Blut austritt. Das Anbeißen kann so beschleunigt werden. Der Blutegel wird, damit er nicht ausweichen kann, in ein Likörglas gesetzt, das auf die beabsichtigte Stelle gekippt wird.

Wir sollten immer langsam und behutsam vorgehen. Tage, an denen Föhn oder Wetterumschwünge bevorstehen, sollten bei einer Blutegelbehandlung ausgeklammert werden.

Das Anbeißen des Blutegels ist kaum fühlbar. Es gibt lediglich ein leichtes Brennen. Normalerweise läßt der Blutegel, wenn er einmal

Blutegel

angebissen hat, nicht los. Jedoch empfiehlt es sich, ihn unter Beobachtung zu halten, insbesondere wenn der Blutegel neben Krampfadern, Augen oder Körperhöhlen angesetzt wurde, damit ein Überwandern verhindert wird. Ganz besonders gilt das für den Bereich der Augen, die man immer vorher gut abdecken sollte.

Die Saugzeit für den Blutegel beträgt normalerweise 30 bis 60 Minuten. Der Blutegel fällt dann von selbst ab. Sollte er einmal nicht loslassen, so empfiehlt es sich, ein paar Körnchen Salz auf den Blutegel zu streuen. Er läßt dann sofort los. Der vollgesogene Blutegel wird mit Äther besprüht und so schnell abgetötet. Auf jeden Fall ist zu vermeiden, den Blutegel lebendig in die Toilette zu kippen. Die Wahrscheinlichkeit, daß er dann wieder hoch kriecht, ist groß. Darüberhinaus sollte der Blutegel immer nur einmal Verwendung finden.

Wichtig ist, daß wir uns nach einer Blutegelbehandlung für die Zeit der Nachblutung (ca. 8 Stunden) hinlegen. Die Wunde selbst wird mit einem Mullverband, der regelmäßig erneuert wird, leicht abgedeckt.

Ein Blutegel nimmt während des Saugvorgangs etwa 10 g Blut auf. Normalerweise beträgt die Menge Blut, die nach dem Abnehmen abläuft, 40 bis 60 g pro Egel. Es sollten pro Behandlung nicht mehr als jeweils 2 bis 3 Blutegel angesetzt werden.

Eine starke Nachblutung unterstützt das Heilverfahren. Große Blutgefäße oder die Nähe großer Adern sollten vom Laien immer vermieden werden. Kommt es doch einmal zu einer Verletzung, so sollte sofort der Therapeut aufgesucht werden. Für den Notfall kann etwas Clauden-Watte aus der Apotheke (blutstillende Watte) verwandt werden, die etwa 15 Minuten auf die Wunde gedrückt wird.

Bei Kindern sollte man als Faustregel pro Lebensjahr nicht mehr als einen Blutegel ansetzen. Die Erfahrung hat gezeigt, daß es therapeutisch wirksamer ist, mehrere Behandlungen an verschiedenen Tagen mit einer geringen Zahl von Blutegeln durchzuführen, anstatt eine mit vielen Blutegeln. Aber hier gibt es keine Regeln, sondern das Wo und Wieviel ist der persönlichen Erfahrung überlassen. In jedem Fall sollte man zunächst mit einem oder zwei Blutegeln beginnen und sich langsam mit der Methode vertraut machen.

Die Bißstelle und die umliegende Hautpartie können als Folge einer allergischen Reaktion stark jucken. Durch einen Quarkumschlag kann dieser Juckreiz schnell beseitigt werden.

Blutegel sollten niemals bei Menschen verwandt werden, die unter gerinnungshemmenden Mitteln stehen, wie z. B. Marcumar, oder schwere Anämien oder Hypertonien (Blutarmut oder Bluthochdruck) haben. Blutegel sollten niemals an schlecht durchbluteten, bläulich verfärbten Hautpartien angesetzt werden, niemals dicht an einen Ulcus cruris (Beingeschwür) oder an oder über ein Ekzem, sondern immer nur in Hautpartien, wo eine normale Wundheilung gegeben ist.

Blutegel

Blutegel können grundsätzlich immer überall dort angesetzt werden, wo es infolge lokaler Säftestauung zur Entzündung gekommen ist. Es gibt kaum eine Entzündung, bei der der Blutegel nicht von Nutzen ist. Das gilt insbesondere auch bei chronischen Entzündungen, bei Folgezuständen von Entzündungen, bei Blutergüssen usw., bei stark schmerzenden und verkrampften Stellen, und vergessen wir dabei bitte nicht die Verwendung des Blutegels bei Krebs in Verbindung mit unserem Therapeuten.

Die Einsatzmöglichkeiten der Blutegel sind so vielfältig, daß es kaum möglich ist, eine genaue Indikationsliste aufzustellen. Bei der Behandlung mit Blutegeln ist wie bei allen anderen Verfahren vorher eine genaue Diagnose und sorgfältige Selektion durch den Therapeuten notwendig. Es ist außerdem abzuklären, inwieweit die Blutegelbehandlung als eine Zusatztherapie zu Maßnahmen des Therapeuten angesehen werden kann.

Oft habe ich beobachtet, daß besonders hoffnungslose resistente Fälle, bei denen jede Therapie mit Medikamenten versagt hat, durch die Blutegelbehandlung erstaunlich schnell positiv heilend therapiert werden konnten.

Da durch die Blutegelbehandlung überschüssige und krankmachende Stoffwechselprodukte mit ihren Folgeerscheinungen abgebaut werden, ist das weitverbreitete Gebiet des rheumatischen Formenkreises ein dankbares Indikationsfeld für diese Therapie. Rheumatische Erkrankungen der Weichteile, Arthrose, Arthritiden verschiedenster Ursache usw. können immer, zumindest begleitend, der Blutegeltherapie zugeführt werden. Konventionelle therapeutische Maßnahmen sollten bei jeder in den rheumatischen Formenkreis hinein gehörenden Krankheit aber nicht außer acht gelassen werden.

Ein besonders dankbares Einsatzgebiet für den Blutegel ist das der chronischen Venenentzündung.

Wir alle kennen den Zustand, daß nach chronischen Entzündungen im Zahnbereich, in den Mandeln, in den Nebenhöhlen selbst mit Beseitigung des eigentlichen Entzündungsherds die Streuung von Bakterien und Toxinen nicht beseitigt ist. Häufig haben inzwischen die Erreger verschiedene Venengebiete befallen und werden nun ihrerseits zum Streuherd. Die Folge sind chronischer Rheumatismus, rheumatische Arthritis, Trigeminusneuralgien und vieles andere mehr. In solchen Fällen empfiehlt es sich, in vierzehntägigem bis dreiwöchigen Abstand direkt neben dem erkrankten Venenabschnitt Blutegel anzusetzen und diese Behandlung vier- bis fünfmal zu wiederholen.
Sind tiefer gelegene Hautvenen befallen, soll der Patient immer sofort den Arzt oder das Krankenhaus aufsuchen, um drohende Komplikationen, insbesondere die einer Lungenembolie, zu vermeiden.

Die Blutegelbehandlung ist ein hervorragendes Mittel der Naturheilkunde. Wir alle sollten uns mehr auf ihre Möglichkeiten besinnen. Wir sollten die Chancen der Blutegelbehandlung voll auszunutzen versuchen. In vielen Fällen ist die Blutegelbehandlung das Mittel, um zu verhindern, daß ein akuter degenerativer Prozeß in einen chronischen übergeht.

Indikationen (siehe nachstehend Abb. 29 bis 33):
Angina, Angina pectoris, Apoplex (Schlaganfall), Arthrose, Augenleiden verschiedener Genese, Drüsenschwellungen, Furunkel, Karbunkel, Gelenkschmerzen, gestautes Gewebe, Hämorrhoiden, Kopfschmerzen (nach Abklärung der Ursachen), Kehlkopfentzündungen, Lymphstauungen, Morbus Menière (Drehschwindel), Migräne, Mittelohrentzündung, Ohrensausen, rheumatische Erkrankungen, Sinusitis, Schwerhörigkeit, Störungen im Bereich der Leber und Bauchspeicheldrüse, Tonsillitis (Mandelentzündung), Thrombophlebitis, Ulcus cruris, Varizen (Vorsicht, nie unmittelbar auf die Ader setzen), Zahnschmerzen.

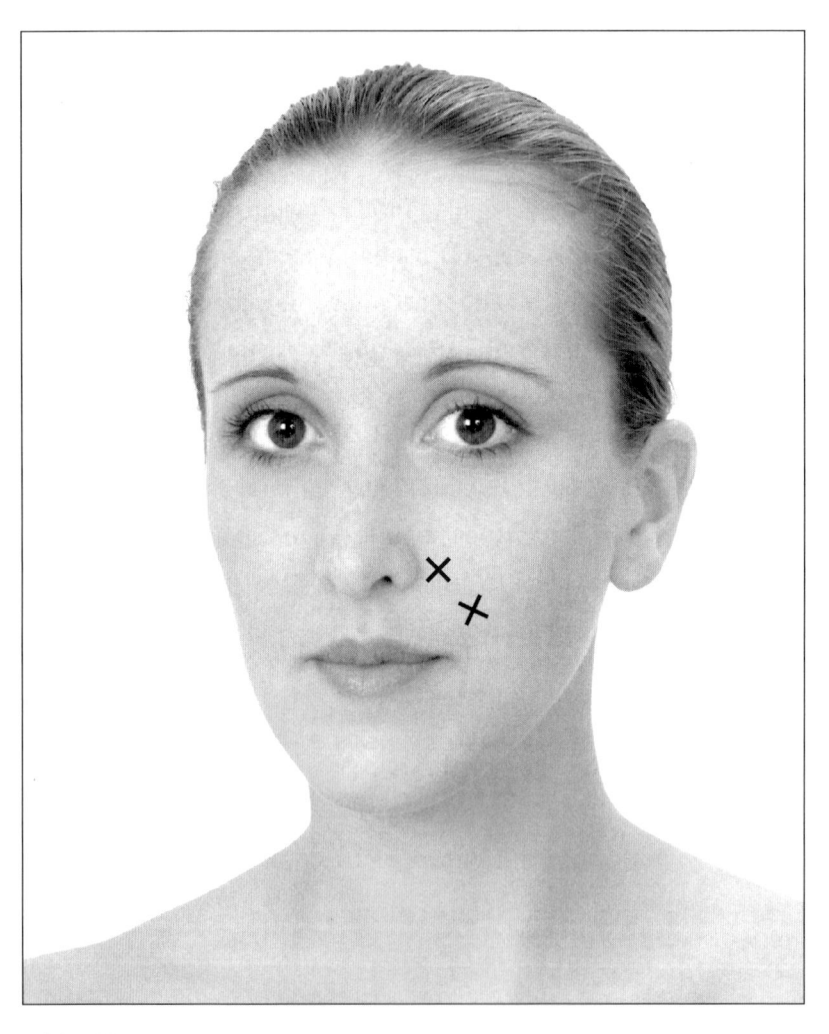

Abb. 29

Chronische Nebenhöhlenentzündungen bieten sich an für eine Blutegelbehandlung. Hier setzt man zwei bis vier Blutegel direkt über die meist schmerzempfindlichen Nebenhöhlen. Bei chronischen Erkrankungen sollte man die Behandlung im Abstand von zwei bis drei Wochen wiederholen, bei akuten Krankheiten im Abstand von fünf bis sieben Tagen.

Blutegel

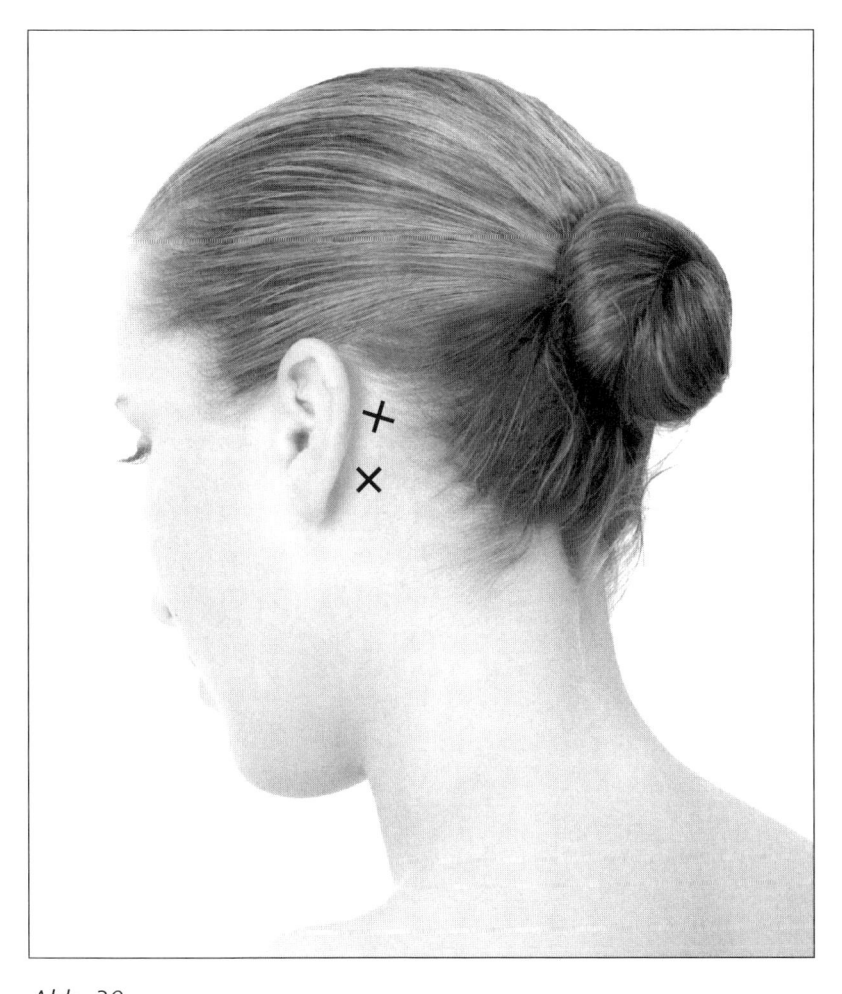

Abb. 30

Bei Ohrensausen, Schwerhörigkeit, Menièrschem Schwindel, Erkrankungen des Ohres überhaupt sollte man zwei bis drei Blutegel hinter das Ohr setzen. Bei akuten Entzündungen im Bereich des Ohres, z. B. bei einer Mittelohrentzündung, muß natürlich immer der HNO-Spezialist die Entscheidung über das Mittel der Wahl haben. Aber selbst beim Einsatz chemischer Therapeutika kann die Blutegelbehandlung als Zusatztherapie von Nutzen sein.

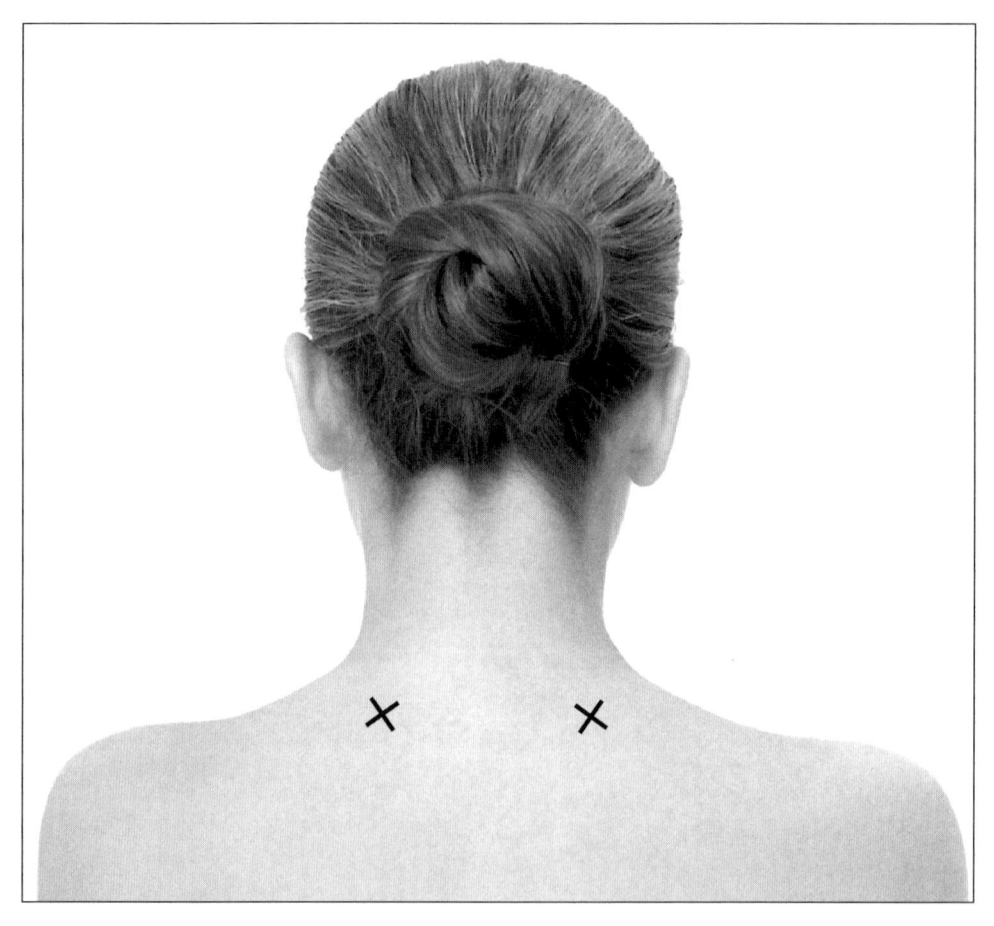

Abb. 31

Bei Erkrankungen des Auges sollte man einen bis zwei Blutegel an die Schläfe, hinter das Ohr oder an den Nacken setzen. Auch hier sollte die Behandlung als Zusatz- oder Nachbehandlung gesehen werden. Die Entscheidung über die Art der Behandlung muß dem Augenarzt überlassen werden.

Blutegel

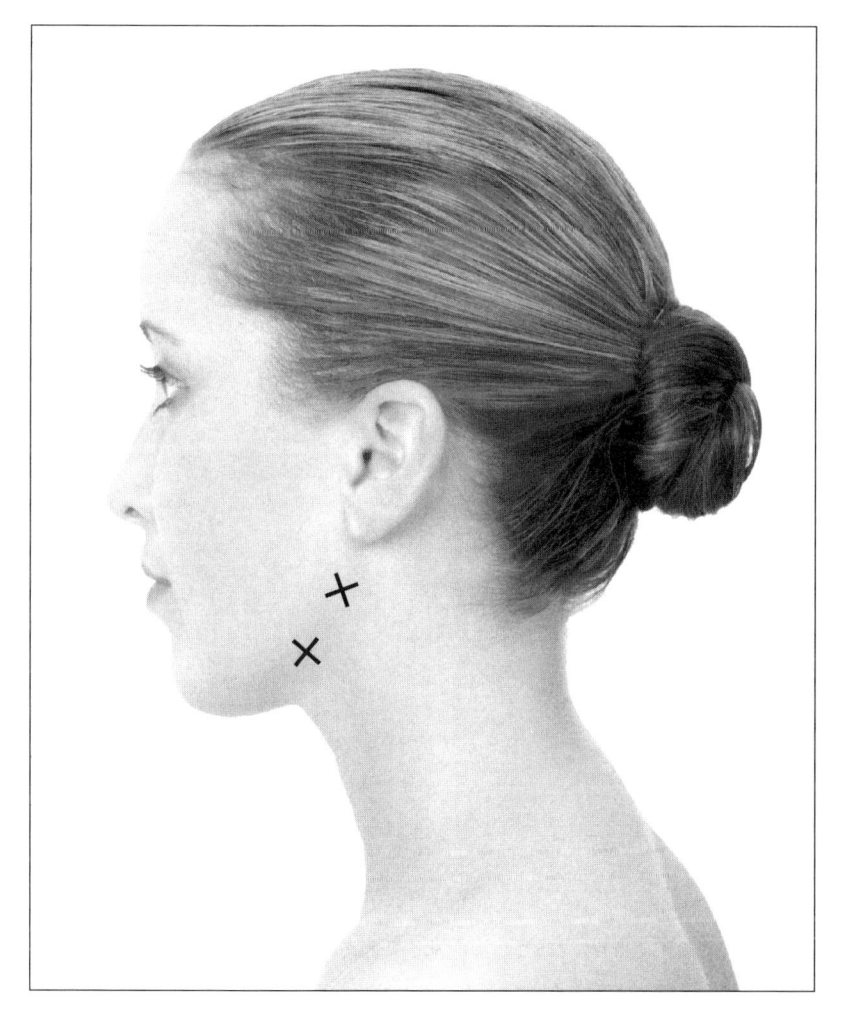

Abb. 32
Akute und chronische Mandelentzündungen sollten immer zusätzlich mit Blutegeln behandelt werden. Das Gleiche gilt für Anginen und akute oder chronische Kehlkopfentzündungen. Bei diesen Krankheitsbildern werden zwei bis drei Blutegel an die Kieferwinkel angesetzt.

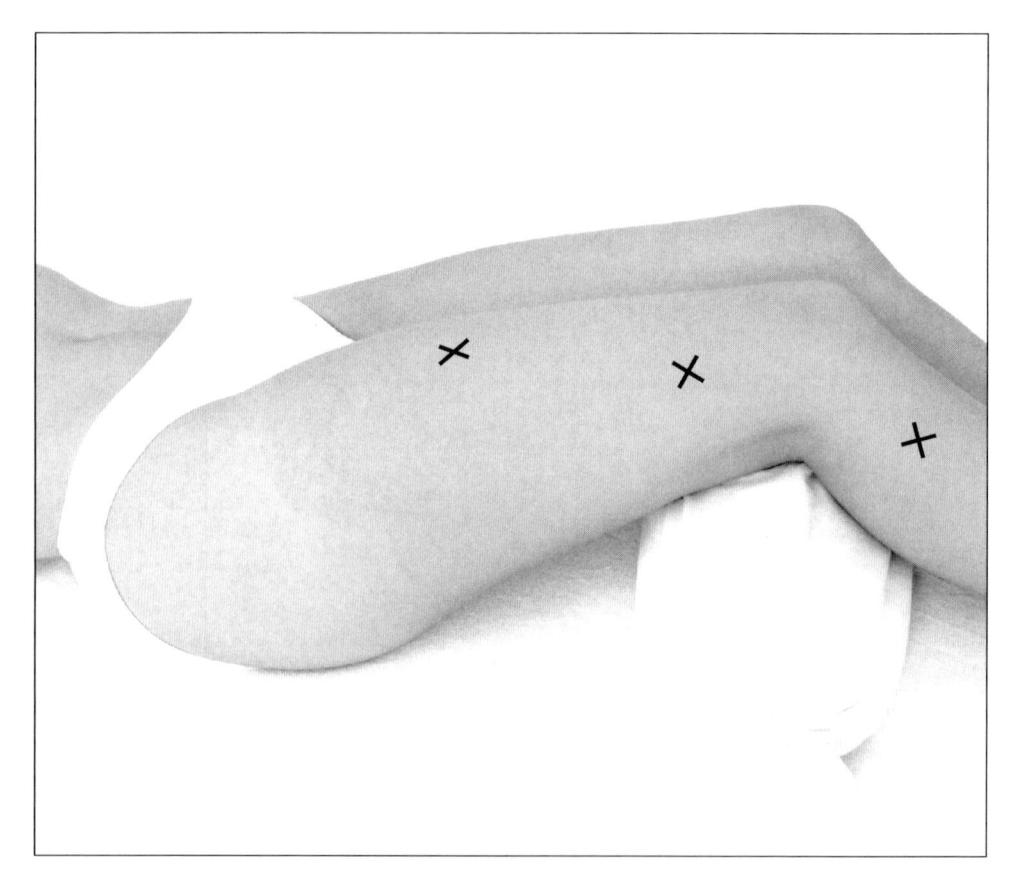

Abb. 33

Bei Krampfadern und dem Ulcus cruris als möglicher Folgeerscheinung sollte immer eine Blutegelbehandlung zusätzlich durchgeführt werden.

Die Blutegel sind hier zweckmäßigerweise über dem druckempfindlichsten Gewebe anzusetzen, niemals aber direkt auf eine Krampfader oder in das veränderte Gewebe. In einem solchen Fall kann man ruhig sechs bis acht Blutegel pro Sitzung verwenden. Eine mehrmalige Behandlung ist immer zu empfehlen. Selbstverständlich sind als Zusatz die übrigen therapeutischen Mittel zu berücksichtigen.

Blutegel

Baunscheidtismus

Die Haut ist eines der wichtigsten Organe unseres Körpers. Ohne ihre gesunde Funktion würde es weder Gesundheit noch langes Leben geben. Für die Reinigung des Körpers ist die Haut von größter Bedeutung. So werden z.B. schädigende Stoffwechselschlacken auch durch den Schweiß über die Haut aus dem Körper herausgeschwemmt.

Es ist also ganz natürlich und normal, wenn die Naturheilkunde eine Therapie wie den Baunscheidtismus verwendet, bei der gewollt und gezielt durch die Haut krankmachende Substanzen, Schlacken und Abfallprodukte des Körpers entzogen werden. Die Haut wird zum *Rieselfeld* des Körpers.

Die Haut hat ein reich entwickeltes Gefäßnetz und dadurch einen ganz wesentlichen Anteil an der geordneten Blutverteilung. Darüber hinaus wird über den Reichtum der Haut an vegetativen Nervenfasern durch ein Hautreizverfahren wie der Baunscheidtismus Einfluß auf Kreislauf und Durchblutung der inneren Organe genommen. Zusätzlich werden über die Hautnervenreize körpereigene Abwehrreaktionen, das Immunsystem, mobilisiert.

Das Baunscheidtverfahren ist zudem ein exanthemisches Heilverfahren, d. h. ein ausleitendes Verfahren. Carl Baunscheidt, der von 1809 bis 1873 lebte, entdeckte dieses Verfahren. Er litt zum damaligen Zeitpunkt seit längerer Zeit an geschwollenen, schmerzhaften Handgelenken. Eines Abends sah er, wie sich Mücken auf seine Hand setzten und ihn stachen. Am nächsten Tag waren seine Schmerzen verschwunden. Diese Beobachtung veranlaßte ihn, über den Vorgang nachzudenken und solche *Stiche* nachzuahmen.

Als Folge dieser Überlegung konstruierte er das nach ihm benannte Baunscheidtsche Instrument, von dem heute verschiedene Arten im Handel sind. Auf einem Metallkopf sind etwas 20 bis 30 Nadeln befestigt. Diese werden mit einer Spiralfeder in die oberste Schicht der Haut geschossen, immer aber nur so tief, daß es zu keiner Blutung kommt. Dies kann je nach Behandlungsfläche 10-, 20-, 30-, ja bis zu 80mal geschehen. Die Haut wird dabei leicht angestochen, also nur gereizt und sollte nicht bluten. Danach wird die

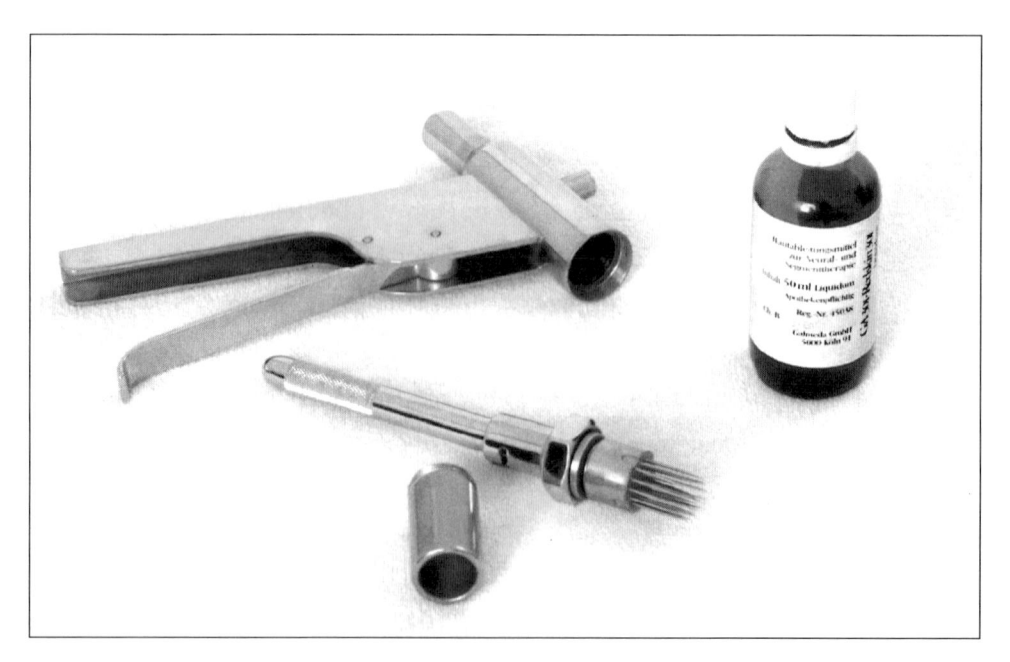

Abb. 34
Unterschiedliche Baunscheidtgeräte

Baunscheidtismus

Haut an diesen so vorbehandelten Stellen mit verschiedenen Ölen eingerieben. Je nachdem, welchen Reiz man erzielen will und wie die Beschaffenheit der Haut des Patienten ist, werden unterschiedliche Öle verwendet.

Es gibt hier verschiedene Fabrikate. Ich empfehle vor allen Dingen das Öl der Firma Galmeda unter der Bezeichnung GA301. Bei Verwendung dieses Öls werden keine Eiterpusteln erzeugt, sondern es entstehen Hautreizquaddeln als lokale Reizödeme. Bei Verwendung dieses Produkts ist der Baunscheidtimus kein Ausleitungs-, sondern ein Ableitungsverfahren. Ein bis zwei Minuten nach der Einreibung der vorbehandelten Hautpartien mit GA301 bilden sich Quaddeln, die je nach Hautbeschaffenheit zwischen 6 und 8 Stunden bestehen bleiben. Es kann ein leichtes Jucken auftreten, vor allem aber ergibt sich eine Hyperämie (Mehrdurchblutung) der behandelten Stellen, und der Patient hat ein angenehmes Wärmegefühl. Die Schmerzen werden gelindert.

Die so behandelten Stellen müssen nicht abgedeckt werden. Der Patient sollte sich 24 Stunden nach dieser Behandlung nicht waschen. Die Wirkung der Behandlung kann noch vertieft werden, wenn vor dem Zubettgehen auf die behandelten Stellen eine feuchtheiße Kompresse aufgelegt wird.
Es ist in jedem Fall zu vermeiden, daß das Öl GA301 mit den Augen oder den Schleimhäuten in Berührung kommt.

Sollen Pusteln erzeugt werden, also effektiv Krankheitsstoffe aus dem Körper ausgeleitet werden, so empfiehlt es sich, die behandelten Stellen mit einer speziellen exanthematischen Watte abzudecken. Diese Watte bleibt 2 bis 3 Tage liegen, wird mit Pflaster fixiert. In dieser Zeit entwickeln sich Eiterbläschen. Der Patient sollte zusätzlich Fencheltee, Lindenblütentee, Fliedertee, also schweißtreibende Tees trinken und jede Kälte, Nässe und Zugluft meiden. Auch heiße Milch mit Honig unterstützt die Wirkung.

Nach dem Abnehmen der Watte wird der Eiter mit einem sauberen rauhen Tuch abgewischt und die Haut anschließend mit Mandelöl eingerieben. Dadurch wird der Heilungsprozeß unterstützt. Normalerweise ist es nicht nötig, einen Verband anzulegen. Die Bläschen trocknen rasch ein und hinterlassen keine Narben. Es ist jedoch möglich, daß in den ersten Tagen eine leichte braune Pigmentierung eintritt. An exponierten Körperstellen sollte man zur Vermeidung kosmetischer Komplikationen auf Grund eventueller Depigmentierungen vorsichtig sein. Sobald die Bläschen abgeheilt sind, soll ein warmes reinigendes Bad genommen werden, dem man etwas Borax zusetzen kann.

Es ist selbstverständlich, daß das Baunscheidtgerät nach jeder Behandlung sorgfältig gesäubert und anschließend nach Vorschrift sterilisiert wird.

Soll die Wirkung des Baunscheidtismus noch verstärkt werden, so empfiehlt sich, vorher eine Schröpfmassage durchzuführen.

Baunscheidtismus

Indikationen (siehe nachstehend Abb. 35 bis 44):
Entzündungen der Eierstöcke, Angina pectoris, Asthma bronchiale, Augenerkrankungen, Blähungen, Blasenbeschwerden, Blutstauungen jeder Art (hier jedoch nicht über entzündeten Gefäßen), Bronchitiden, Depressionen (auch im Klimakterium), Diarrhoe, Dysfunktionen innerer Organe schlechthin, Drüsenschwellungen, Einschlafen der Glieder, Erbrechen, Erkältungskrankheiten, Exantheme, Flechten, funktionelle Herzbeschwerden, Grippe, Hämorrhoiden, Heiserkeit, Hypertonie, intermittierendes Hinken, Ischias, Kopfschmerzen, Krämpfe, Lebererkrankungen, Lumbago, Magenbeschwerden, Migräne, Nasenkatarrhe, Neuritis der Arme, Nierenerkrankungen (hier unbedingt vorher mit dem Therapeuten abklären), Pankreaserkrankungen in Übereinstimmung mit dem Therapeuten, Obstipation, Ohrensausen, rheumatische Gelenkerkrankungen, Schlaflosigkeit, Schmerzen/Krämpfe, Schwerhörigkeit, Schwindel, Sodbrennen, Steifigkeit der Gelenke, Urethritis (Blasenentzündungen), vegetative Disregulation, Verdauungsbeschwerden, allgemeine Vitalisation, Zahnschmerzen.

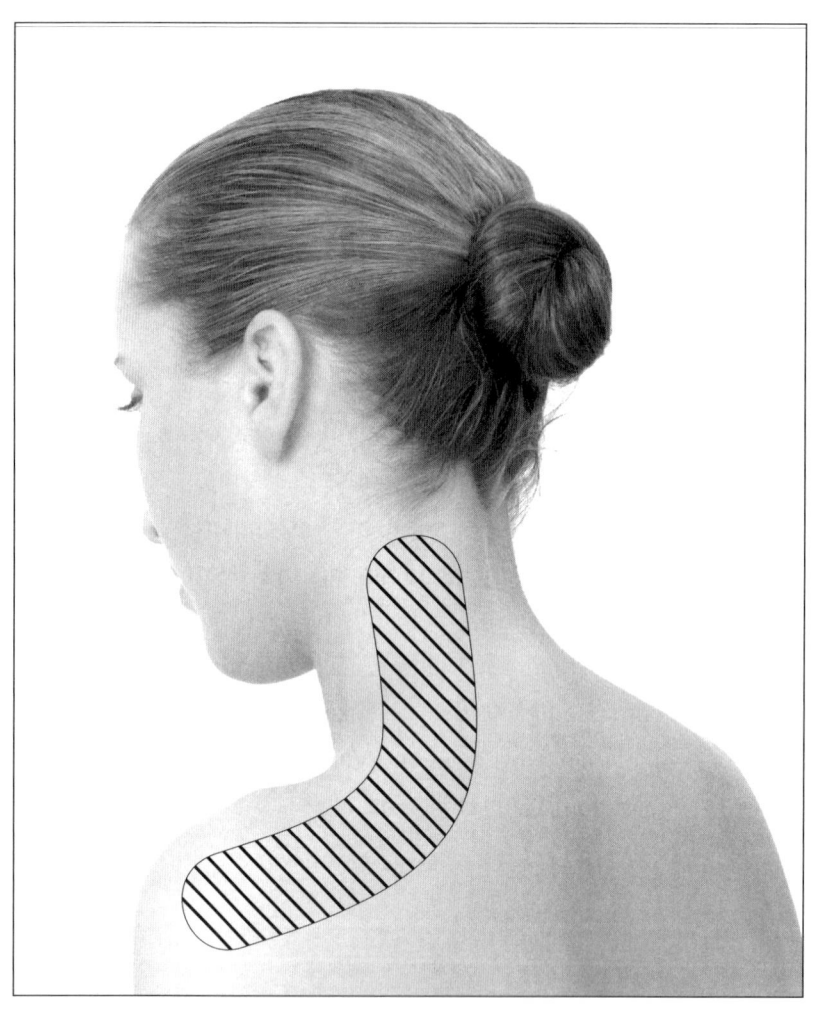

Rolf Stühmer – Das große Buch der Naturheilkunde

Abb. 35

Beim sogenannten Schulter-Arm-Syndrom, bei Ischias und Lumbago kann man mit dem Baunscheidtverfahren gute Besserung und Schmerzfreiheit erreichen.

Bei degenerativen Veränderungen im Bereich der Wirbelsäule oder bei schmerzhaften Verspannungen im Rücken sollte das gesamte Schmerzgebiet behandelt werden.

Baunscheidtismus

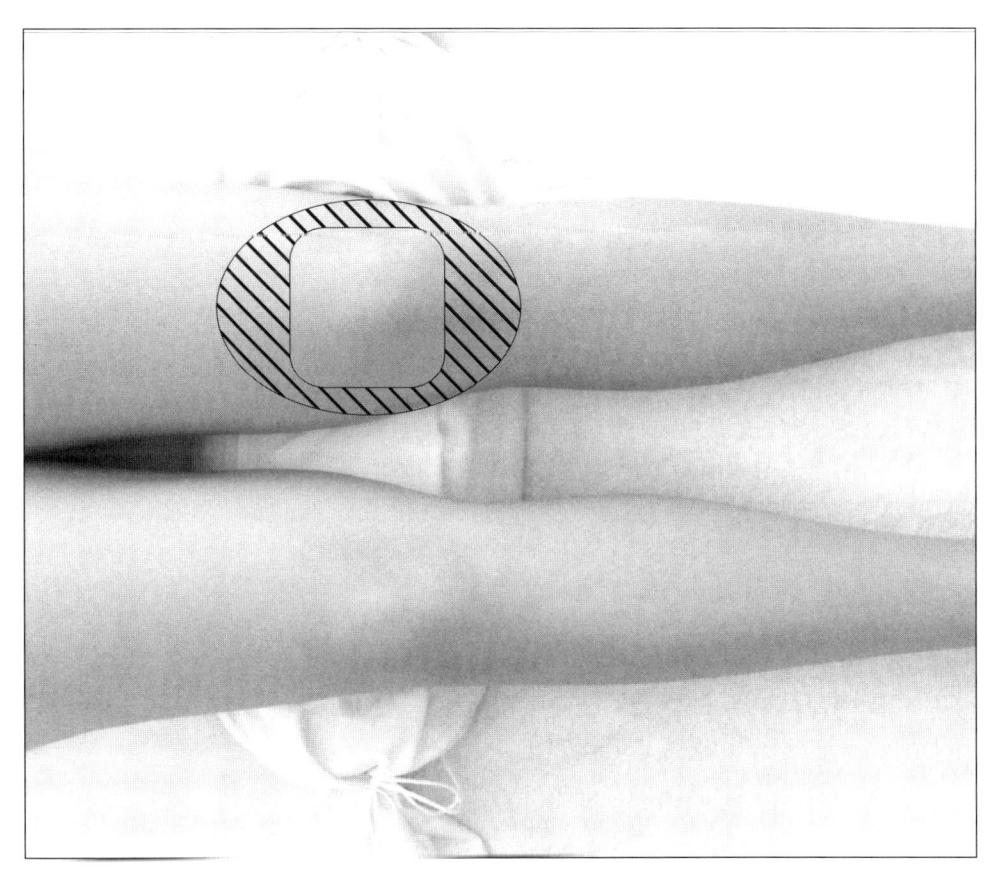

Abb. 36
Bei rheumatisch erkrankten Gelenken sollte direkt über dem Gelenk baunscheidtiert werden. Gegebenenfalls hier im Wechsel mit Blutegeln einsetzen. Die schmerzstillende Wirkung ist besonders deutlich.

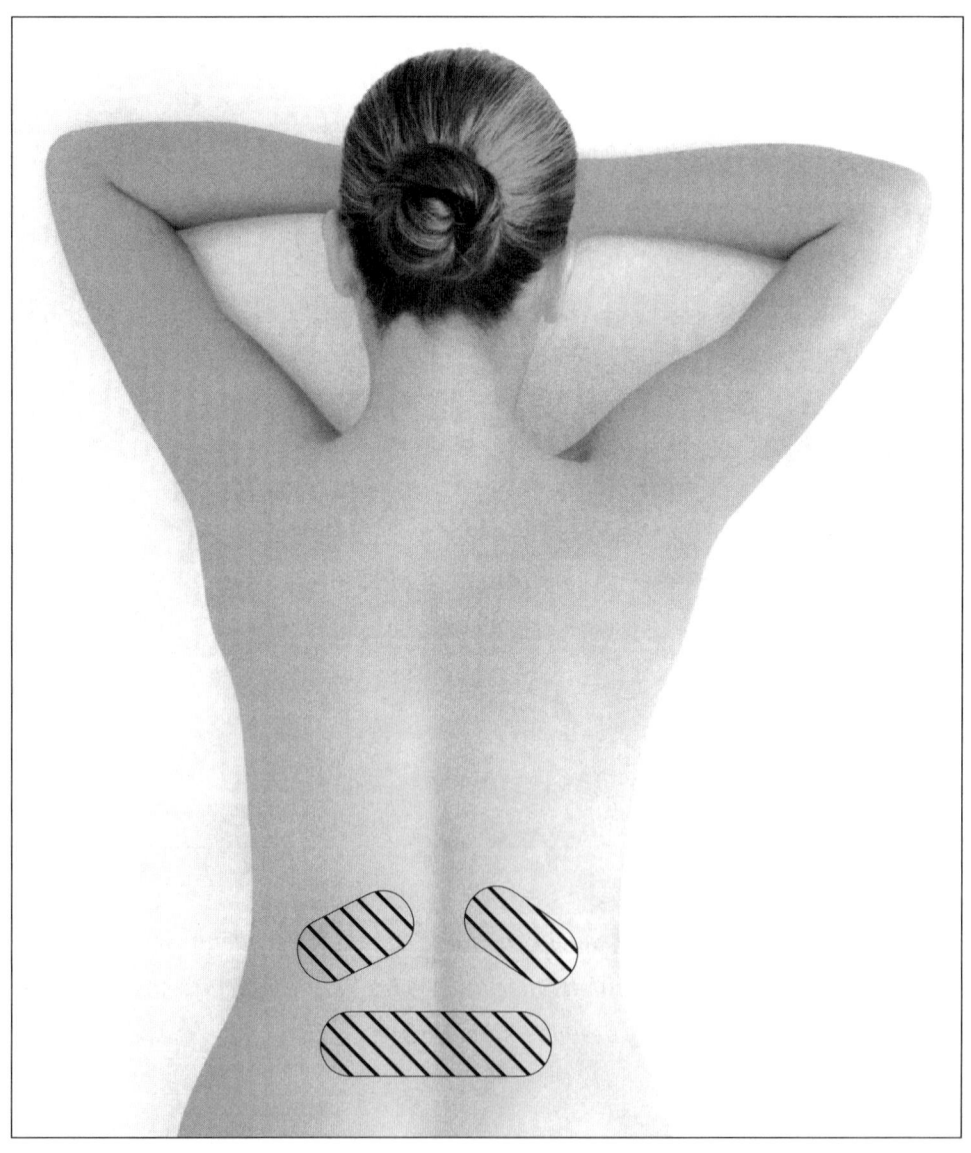

Abb. 37
Zonen zum Baunscheidtieren bei Nieren- und Darmbeschwerden, bei Schmerzen im Bereich der Lendenwirbelsäule

Baunscheidtismus

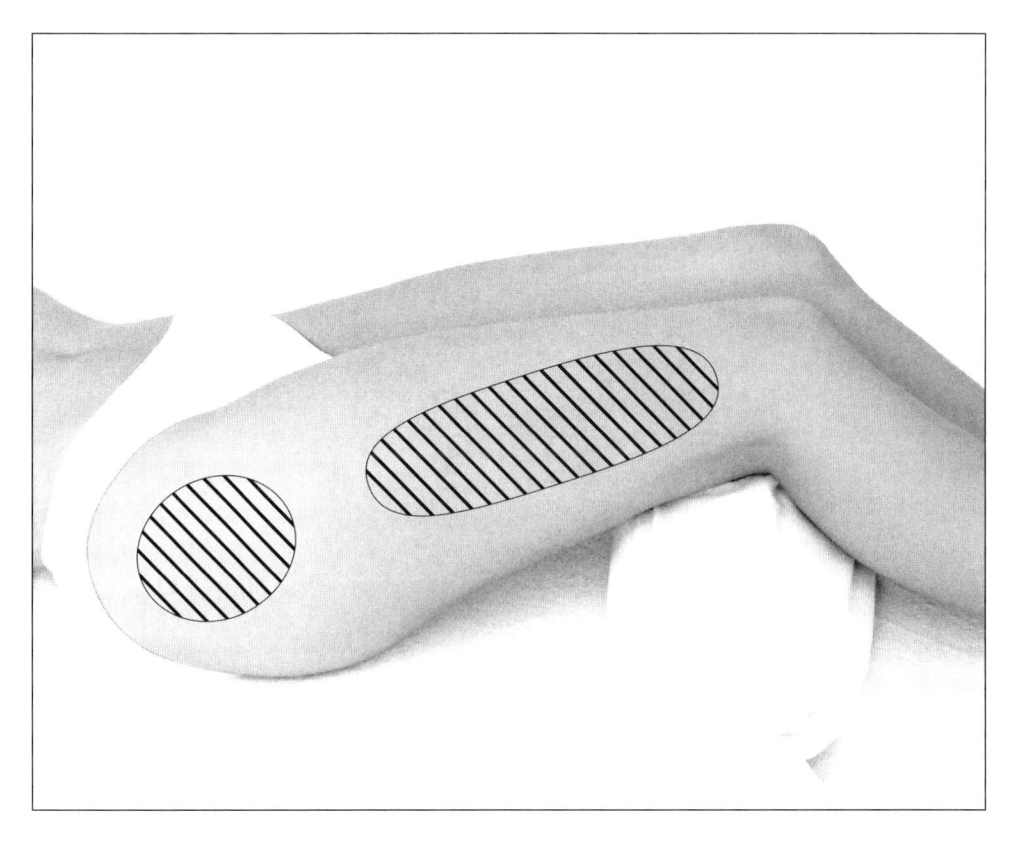

Abb. 38
Baunscheidtieren bei Hüftschmerzen, Ischias und Durchblutungsstörungen

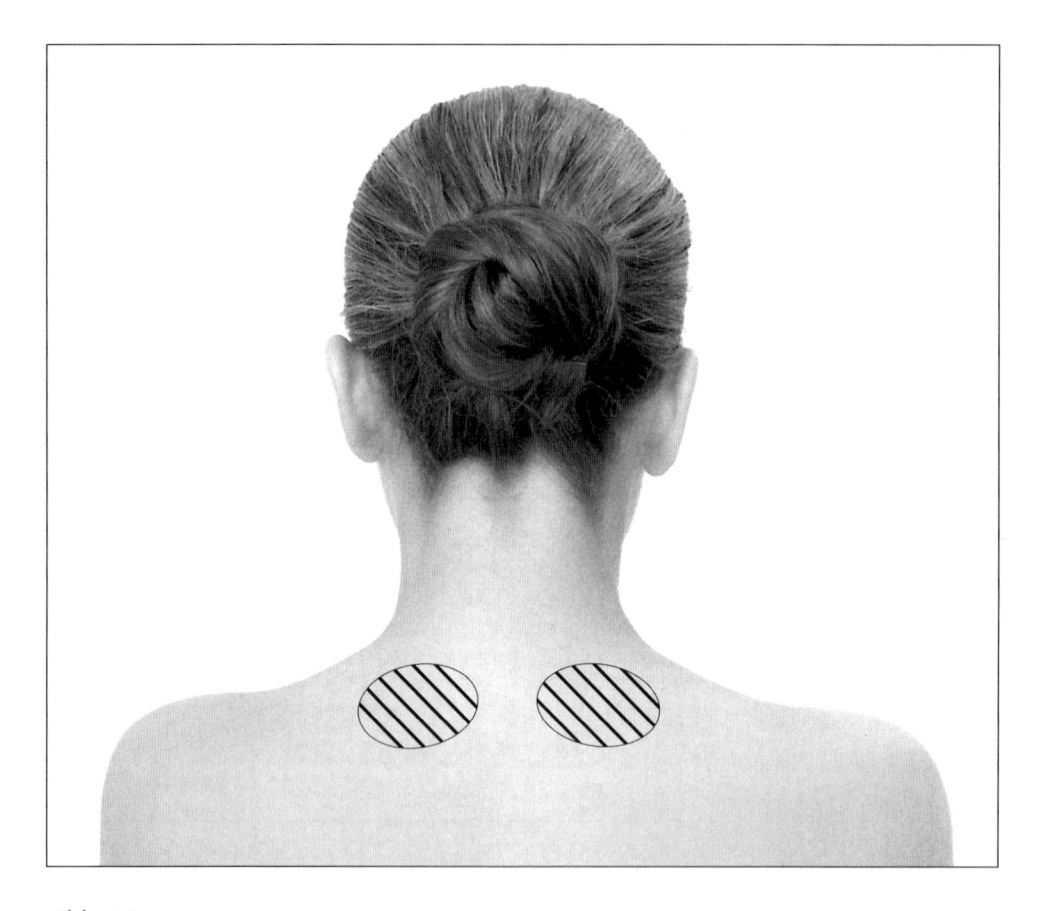

Abb. 39

Bei akuter und chronischer Bronchitis sollte immer an eine Baunscheidtbehandlung gedacht werden. Hier empfiehlt es sich, die ableitende und krampfstillende Wirkung auszunutzen.

Man sollte zwischen und unter den Schulterblättern, sowie die Partien unter den Schlüsselbeinen behandeln. Zusätzlich sollte man den Bereich unter den Rippenbögen und die Waden mitbehandeln. Das Gleiche empfiehlt sich bei allen Erkältungskrankheiten.

Baunscheidtismus

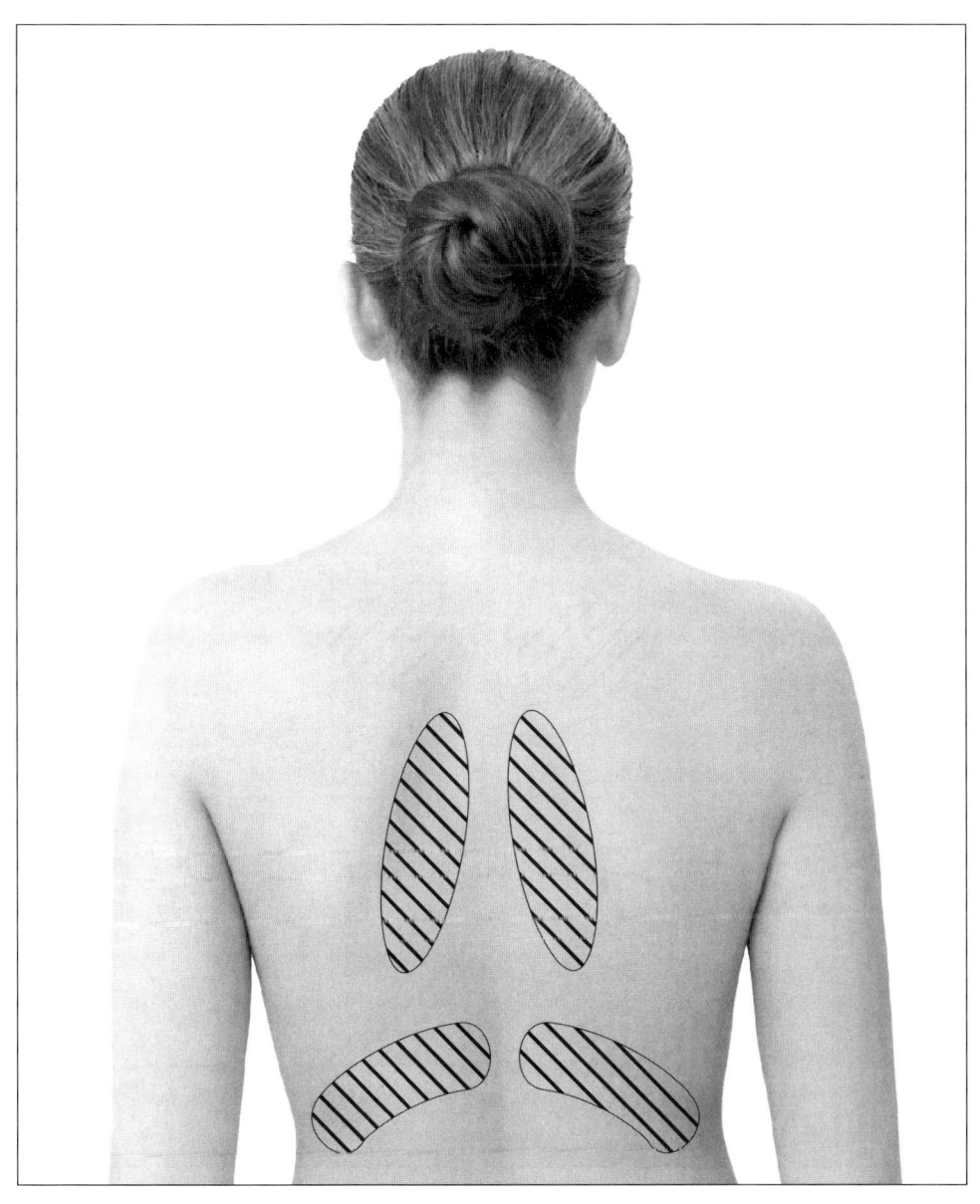

Abb. 40
Magen-Leber-Nierenbehandlung zur Forcierung von Schadstoffausleitungen.

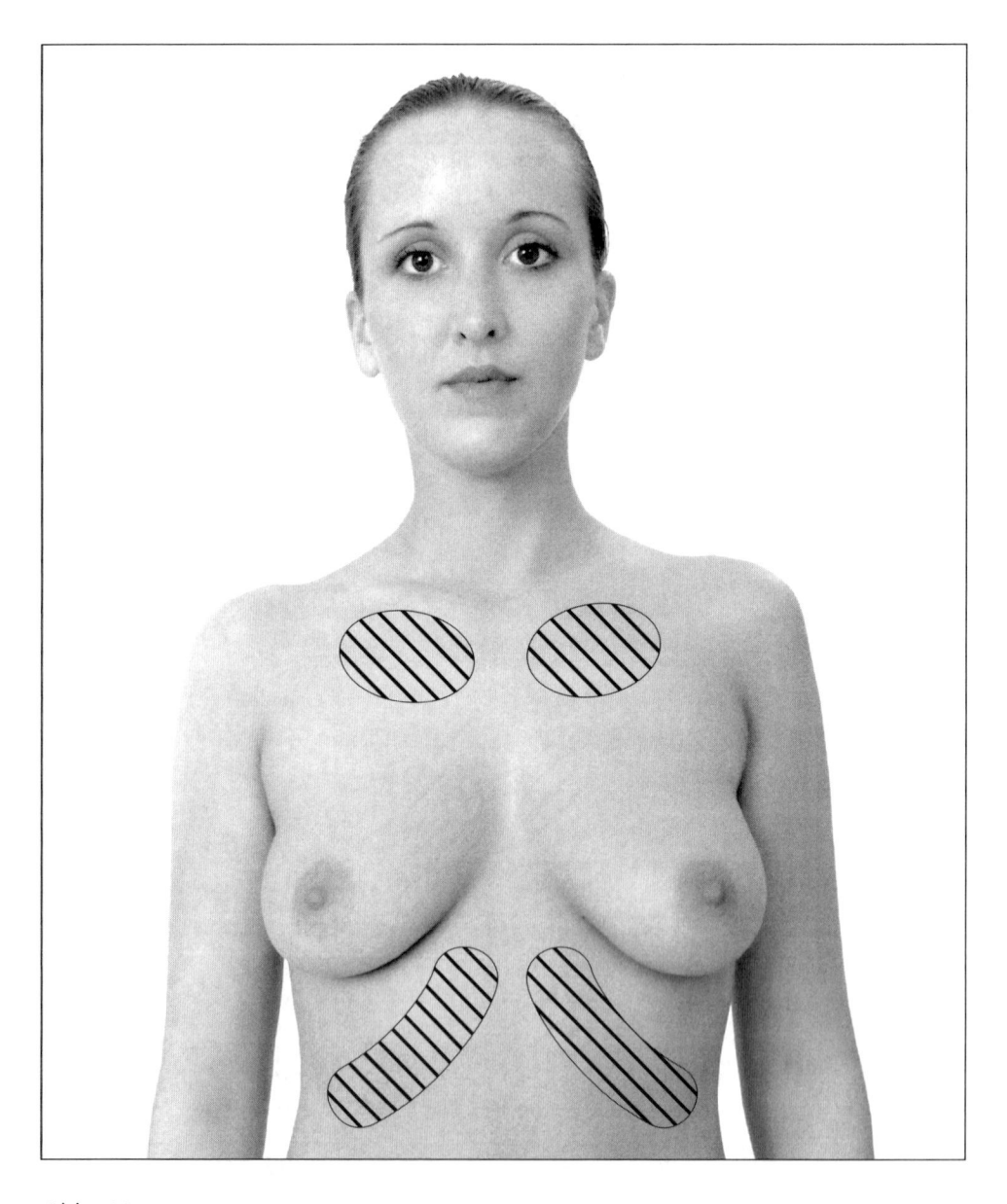

Rolf Stühmer – Das große Buch der Naturheilkunde

Abb. 41

Zur Unterstützung des Stoffwechsels; bei Bronchitis.

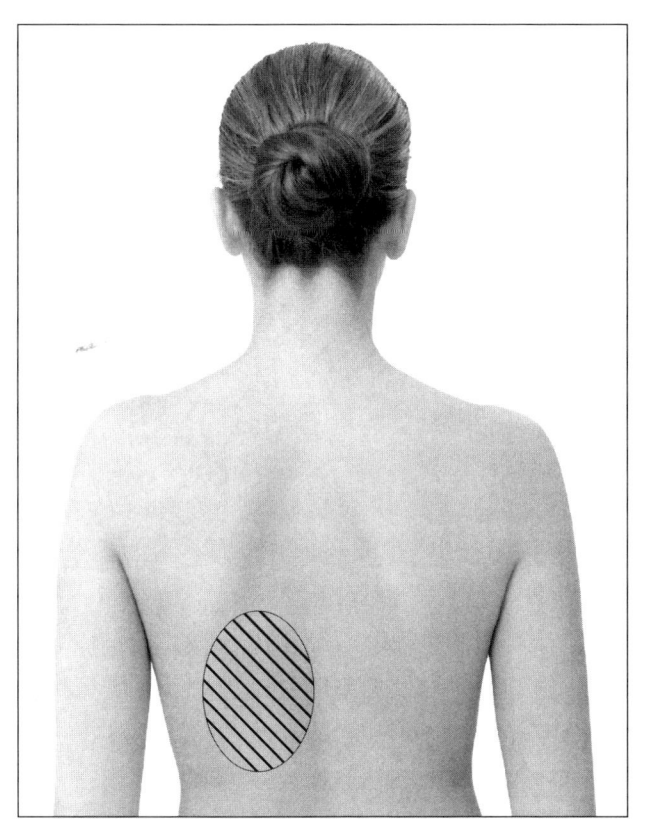

Abb. 42

Bei funktionellen Herzbeschwerden, bei Angina pectoris sollte neben der medikamentösen Behandlung im Bereich der reflektorischen Herzzonen und über dem linken und rechten Schulterblatt vorsichtig beginnend behandelt werden. Selbstverständlich sollte dies nicht bei einer dekompensierten Herzinsuffizienz erfolgen.

Bei der Dysfunktion innerer Organe oder bei Schmerzen und Krämpfen sollte man begleitend zu den übrigen Maßnahmen immer eine Baunscheidtbehandlung im Bereich der Reflexzonen vornehmen. Die genaue Diagnose des Therapeuten ist hier Voraussetzung.

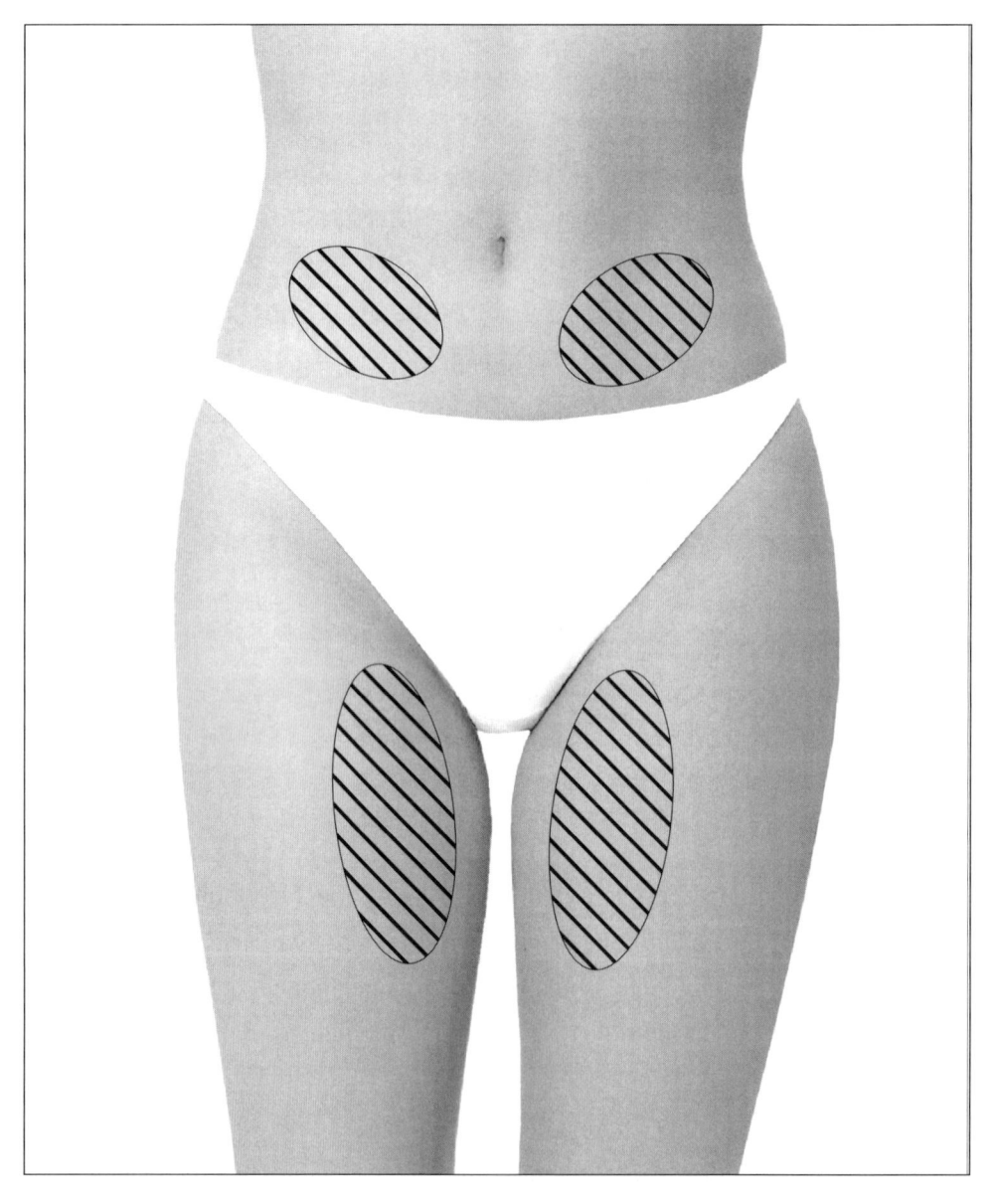

Abb. 43
Zonen des Dickdarms, bei Entzündungen, Verstopfung und Darmträgheit.

Baunscheidtismus

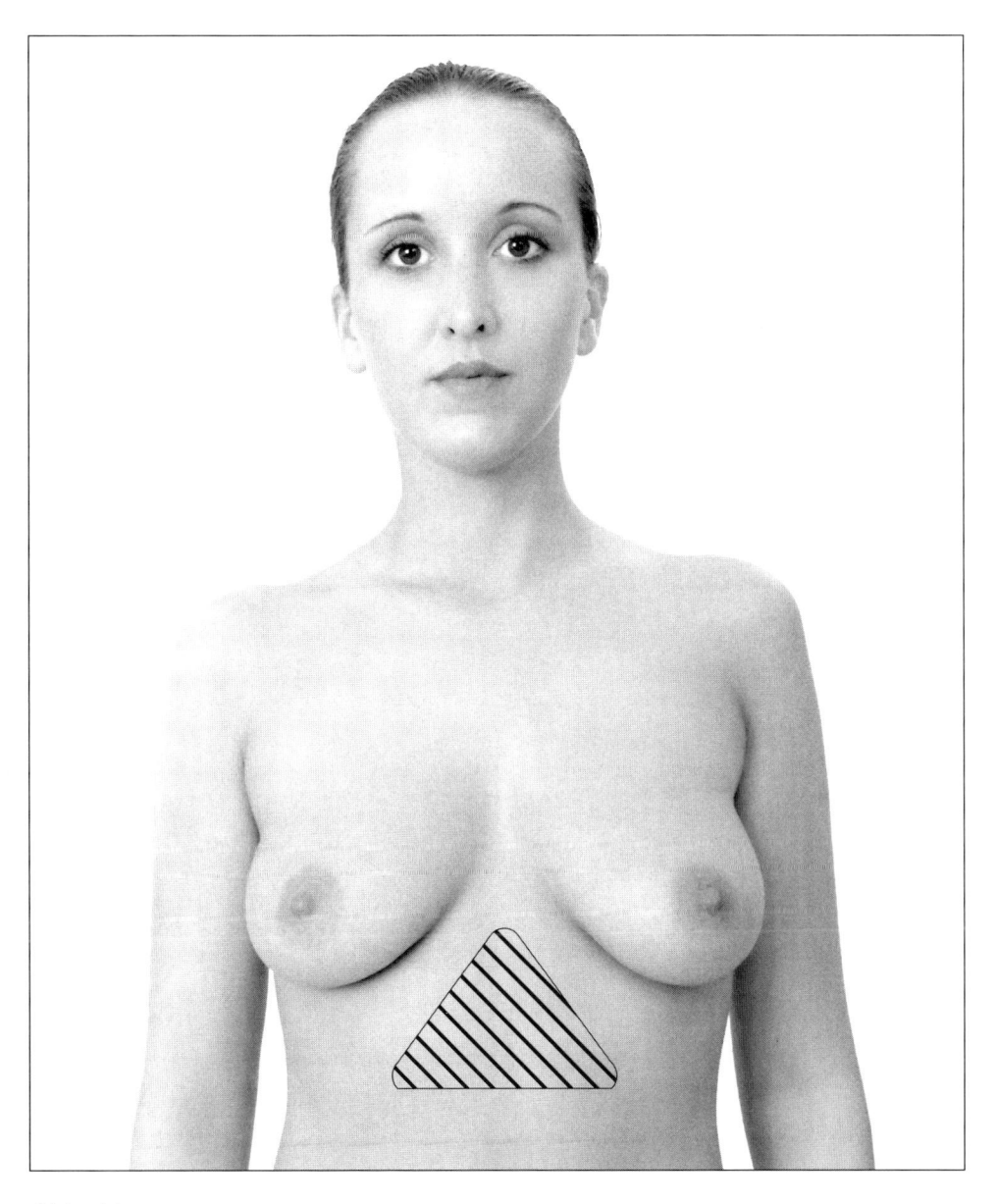

Abb. 44
Behandlung bei Obstipation (Verstopfung)

319

Vom richtigen Atmen

Gesundheit durch richtiges Atmen

Eine der Grundfunktionen des menschlichen Organismus ist die richtige Atmung. Wir sollten aufhören, nur wie ein Fisch nach Luft zu schnappen, und lernen, unseren ganz persönlichen Atem-Rhythmus zu finden, unseren Atem ruhig und gleichmäßig fließen zu lassen, ruhig einatmen und ruhig wieder ausatmen. Dabei soll der Atem ganz natürlich fließen, nicht gepreßt oder forciert, sondern strömend gleichmäßig.

Wir werden feststellen, daß wir abhängig von unserer psychischen Verfassung immer wieder anders atmen. Wenn wir wachen Sinnes unseren Atem beobachten, dann erfahren wir viel über unsere innere Verfassung.

Als Folge können wir über die Regulation des Atems belastende Erfahrungen, Sorgen und Nöte wegatmen.

Wir atmen ein, halten die Luft für etwa 3 Sekunden an und atmen dann langsam aber strömend aus. Beim Ausatmen stellen wir uns vor, daß alles, was uns belastet, herausströmt und wir ganz frei werden. Wenn wir dabei die Augen schließen, können wir uns diesen Vorgang vorstellen. Je mehr Vergangenheit und Belastung wir herauslassen, um so mehr helle Zukunft kann sich entwickeln.

Die richtige Atmung ist eine der Voraussetzungen, gesund zu bleiben und bei einer ganzen Reihe von Krankheiten wieder gesund zu werden. Dies gilt insbesondere bei Erkrankungen des Herz- und Kreislaufsystems, beim Lungenemphysem, bei Asthma, nervös-vegetativen Störungen, Störungen der Drüsentätigkeit, nach Rippenfellentzündungen oder Brustoperationen.

Wir können durch tiefes Hineinfühlen in uns selbst merken, wo der

Rhythmus gestört ist. Wir können durch die Lösung des Zwerchfells und die Atemhilfsmuskulatur in die jeweilige Störung hineinatmen. Das Zwerchfell verspannt sich bei psychischen Belastungen, und es kann nur noch zur Brustatmung kommen. Wir sind dann im oberen Teil des Körpers fixiert, können nicht mehr loslassen. Wir verlieren unseren Schwerpunkt im Hara, wie der Japaner das kleine Becken als Leibesmitte nennt. Wir werden kopflastig und können nicht mehr entspannen.

Im Atem vereinigen sich Körper und Geist.

Wir atmen ein, und beim Ausatmen stellen wir uns vor, daß der Atem die Körperregion durchfließt, die schmerzt oder verspannt ist. Das Ausatmen nimmt imaginativ alle körperlichen Beschwerden mit. Wir können mit etwas Übung diesen abfließenden Belastungen imaginativ nachschauen, können sehen, wie sie am Himmel für immer verschwinden.

Die richtige Hingabe an das lockere Atem-Geschehenlassen in der richtigen Beziehung zwischen dem Selbermachen und dem Loslassen ist die wesentliche Voraussetzung, um Blockaden und Verkrampfungen zu lösen. Richtiges Atmen kann man nur in Ruhe ohne Gewalt lernen, man muß es geschehen lassen. Hast und Unruhe führen immer zu Atemlosigkeit.

Mit dem Atem holen wir Lebensenergie, Prana, wie es die Inder nennen oder nach japanischer Interpretation Ki in den Körper und Geist. Ein Zuviel ist dabei genau so schädlich wie ein Zuwenig.

Die Atmung ist für uns so selbstverständlich, daß wir erst über ihre Bedeutung nachdenken, wenn sie gestört ist, wenn wir atemlos sind. Der Atem hat nicht auf den Körper, sondern auch auf alle mentalen Vorgänge Einfluß.

Wir wissen aus klinischen Untersuchungen, daß bei tiefem Atmen *Endorphine*, Neurotransmitter, die sich beruhigend und schmerzstillend auswirken, gebildet werden. Ängste werden abgebaut.

Der richtige Atemrhythmus erfolgt in drei Phasen:

1. dem Einatmen,
2. dem Ausatmen
3. der Atempause.

Bei der Einatmung flacht das Zwechfell ab, und die Rippen werden gehoben. Brust- und Bauchraum weiten sich aus. Die Einatmung ist ein natürliches Geschehen.

Wir atmen, um einen Gasaustausch herbeizuführen. Bei der Ausatmung werden Kohlensäure und Gifte abgegeben und gegen Sauerstoff eingetauscht. Die Ausatmung ist ein aktiver Vorgang, verstärkt durch die Muskulatur. Dabei steigt das Zwerchfell wieder an, die Rippen senken sich, der Brustraum verengt sich.

Die Atempause ist eine Phase der Ruhe zwischen diesen beiden Vorgängen.

Den Atem zu trainieren heißt, bei gesteuertem verlangsamten Atemrhythmus die Ein- und Ausatmung bewußt zu vertiefen, ohne zu überatmen. Um das zu erlernen, kann uns zunächst der Therapeut helfen. Es kann aber auch in der Beruhigung und Selbstbeherrschung des Autogenen Trainings, in der Imagination und der Meditation geübt werden. Es wird bei aktiven Maßnahmen wie Dauerlauf, Schwimmen und Sport trainiert. Im Sport wird die körperliche Leistungsfähigkeit erhöht und die geistige Konzentration vertieft.

Dabei sollte man ganz bewußt nur durch die Nase atmen. Wir werden dadurch zur Konzentration und Ruhe gezwungen, und gleichzeitig vermeiden wir körperliche Überanstrengung. Mundatmung rechtfertigt sich nur kurzfristig bei außergewöhnlicher Anstrengung. Mundatmung ist keuchend und krampfhaft.

Die Atemtherapie ist eine der besten Möglichkeiten, positiv auf den Kreislauf einzuwirken. Bei allen venösen Stauungen im Brust- oder Bauchraum sowie bei Bluthochdruck oder niedrigem Blutdruck, immer ist Atemgymnastik angezeigt. Sie sorgt nicht nur für eine bessere Durchblutung, sondern ist auch für die Entgiftung wichtig. Bei entzündlichen Krankheiten ist die Atemtherapie eine Basisbehandlung.

Durch eine gezielte Tiefatmung kann die Vitalkapazität des Menschen wesentlich erhöht werden. Bei einem gesunden Menschen beträgt sie ca. 400 bis 500 ccm. Beim trainierten Tiefatmen kann sie auf 3500 bis 4000 ccm gesteigert werden.

Durch die durch Tiefatmung gesteigerte Bewegung des Zwerchfells werden zugleich in Verbindung mit einem größeren Einsatz der Bauchmuskeln die Bauch- und Beckenorgane permanent stimuliert. Es kommt zu einem besseren Stoffwechsel und einer erhöhten Durchblutung der Kapillargefäße. Fettdepots werden abgebaut und vieles andere mehr. Blähungen während der Übungen sollten nicht beunruhigen, sondern als Zeichen des Erfolgs gesehen werden.

Gesundheit durch richtiges Atmen

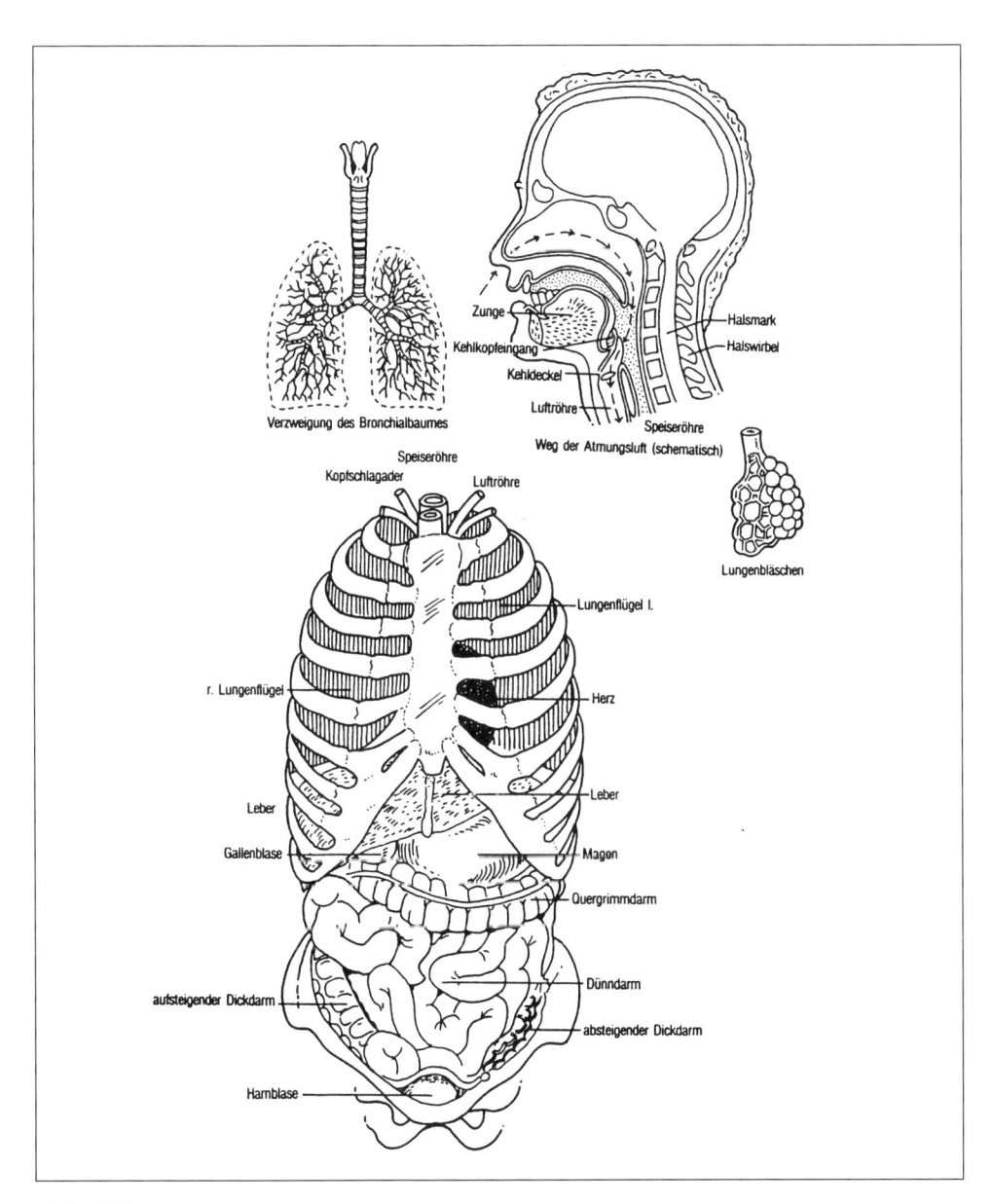

Abb. 45
Die inneren Organe des Menschen

Bei gezielten Atemübungen kommt es zu einem Ausgleich zwischen dem sympathischen und parasympatischen Nervensystem, und das heißt körperliche und geistige Harmonie.

Auch bei psychovegetativen Zuständen, Stoffwechselstörungen, Haltungsschwäche, zur allgemeinen konstitutionellen Umstimmung, zur Leistungssteigerung, zur funktionellen Entspannung, immer ist Atemtherapie wichtig und bedeutungsvoll.

Atemübungen können sowohl im Stehen, im Liegen als auch im Sitzen durchgeführt werden, wobei zweckmäßigerweise im Liegen geübt werden sollte, bis man die Therapie beherrscht. Dabei sollte man auf dem Rücken liegen und die Beine gestreckt haben. Es empfiehlt sich, zunächst einmal beide Hände auf den Leib zu legen, dabei die Augen zu schließen und nur mit den Händen zu fühlen, wo es atmet, das heißt, wo der Leib sich hebt und senkt. Dieses Gefühl prägt sich als Bild in unsere geistige Vorstellung.

Wir planen es in unseren Tagesablauf fest ein, morgens vor dem Aufstehen und abends vor dem Einschlafen, 5 oder 10 Minuten Atemtherapie zur allgemeinen Lockerung zu betreiben.

Hier ein kurzer Abriß über das, was geschieht, wenn ein- und ausgeatmet wird:

> Wenn eingeatmet wird, strömt das Blut durch das Absenken des Zwerchfells in vermehrtem Maß zum rechten Herzen. Die zur Verfügung stehende Blutmenge und damit das Schlagvolumen werden vergrößert. Dabei wird das Herz verlängert und schlanker. Durch die eingeatmete Luft vergrößert sich der Brustkorb, die Erweiterung des Herzens (Diastole) wird gefördert. Bei der Ausatmung geschieht das Gegenteil: Das Zwerchfell hebt und wölbt sich, verkürzt das

Gesundheit durch richtiges Atmen

Herz, das nun weiter wird. Das rechte Herz bekommt weniger Blut, der Blutdruck in der Hauptschlagader sinkt. Durch die Ausatmung verkleinert sich der Brustkorb und damit sinngemäß auch das Herz (Systole).

Leider atmen die meisten Menschen falsch. Grundsätzlich sollte durch die Nase eingeatmet und dabei die Nasenlöcher erweitert werden. Eine regelmäßige Mundatmung führt häufig zu körperlichen Leiden wie z.B. Bronchialkatarrh, Mandelentzündung, Erkältung usw. Auch kommt, da der Mund keinerlei Vorrichtung zur Erwärmung der Luft hat, bei einer Mundatmung die Außenluft fast unmittelbar mit dem Lungeninneren in Berührung. Die hierbei sich immer wiederholende Abkühlung muß zwangsläufig auf die äußerst zarte blutwarme Schleimhaut des Halses, der Luftröhre, der Bronchien, der Lungenzellen negativ wirken und Entzündungen hervorrufen. Außerdem werden laufend schädliche Substanzen, Ansteckungsstoffe, Staub ungefiltert in die Lunge befördert.

Nur wenn durch die Nase eingeatmet wird, kann die absolut notwendige Reinigung, die Erwärmung und Anfeuchtung der Atemluft stattfinden, da die Nasenlöcher von der Natur für diesen Zweck eingerichtet sind. In der Nasenschleimhaut, die mit kleinen borstigen Härchen besetzt ist, bleiben schädliche Substanzen hängen, und die eingeatmete Luft wird über die gewundenen Kanäle der Nase genügend erwärmt.

Eine sehr wichtige Rolle beim Atmen hat das Zwerchfell. Es ist die Scheidewand zwischen Brust und Bauchhöhle, eine muskulöse Haut, die nicht nur flach gespannt (eingeatmet), sondern auch gewölbt ist (ausgeatmet). Über dem Zwerchfell liegen Lunge und

Herz, während alle Eingeweide in der Bauchhöhle unter dem Zwerchfell liegen. Beim Einatmen zieht sich das Zwerchfell zusammen, es wird flacher und senkt sich um 4 bis 6 Zentimeter in die Bauchhöhle hinab, die Flanken werden ausgetrieben, die oberen Rippen, das Brustbein und die Schlüsselbeine heben sich. Der ganze obere Brustkorb wird ausgedehnt. Es findet also bei einer natürlichen und richtig durchgeführten Einatmung eine Ausdehnung des ganzen Rumpfes statt, wobei dieser Vorgang als rhythmische Bewegung harmonisch verlaufen sollte. Die Lungen folgen der Ausdehnung des Brustkorbs. Dabei entsteht ein luftleerer Raum, wobei dann nachfolgend in diesen luftleeren Raum die äußere Luft eindringt und die ganze Lunge füllt. Dieser Vorgang ist mit einem Blasebalg vergleichbar.

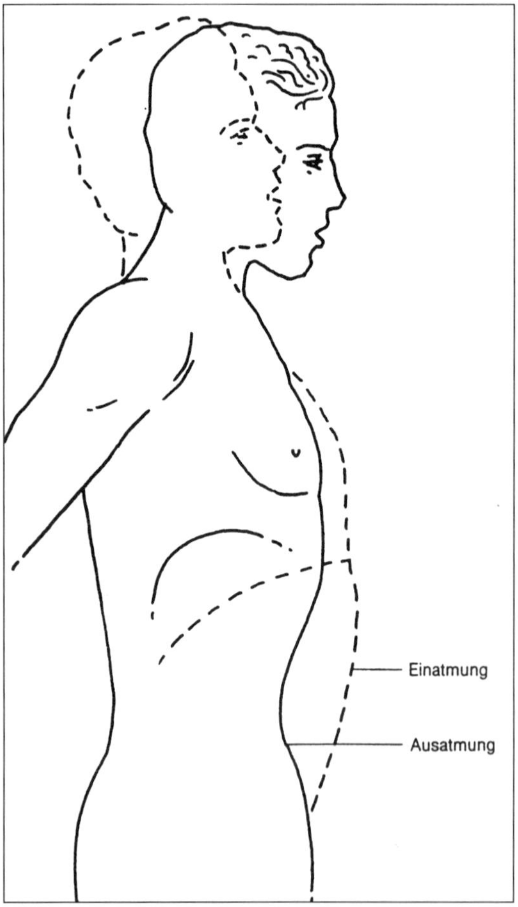

Die Ausatmung ist die Folge der Verkleinerung des Brustraums. Das Zwerchfell tritt hoch in den Brustraum hinauf, Rippen, Brustwarzen und Schlüsselbeine treten tiefer, der Brustraum wird enger. Beim richtigen Atmen ist auf die Ausatmung, die normalerweise stark vernachlässigt wird, ganz beson-

Abb. 46
Richtige Ein- und Aus-atmung

derer Wert zu legen.

Bei der Einatmung gelangt frische, unverbrauchte Luft und damit Sauerstoff in die Lungen und über diese ins Blut. Bei der Ausatmung wird die in dem zum Herzen zurückfließenden Blut enthaltene Kohlensäure nach außen abgegeben.

Werden bei der Einatmung fast ausschließlich die Rippen gehoben, so spricht man von einer Brustatmung. Wird der Nabel vorgetrieben bei möglichem Stillstand des Brustkorbs, so spricht man von einer Bauchatmung.

Beide zusammen gehören zur vollen Einatmung. Nur so können sich sowohl die Lungenspitzen als auch die tiefen Lungenteile füllen. Regelmäßige und tiefe Atemzüge üben einen regulierenden, unterstützenden Einfluß auf das Herz aus. Sie erleichtern dessen Arbeit bei der Beförderung des Bluts von der rechten Herzseite über die Lungen zum linken Herzen. Diese Erleichterung wiederum wirkt sich positiv auf den Kreislauf aus. Das hat eine bessere Ernährung sämtlicher Organe einschließlich des Nervensystems zur Folge. Durch eine kraftvolle Tiefatmung gelangt also mehr Blut in die Lungen, die Schlagkraft des Herzens vergrößert sich, die vernachlässigte Zwerchfellatmung wird gefördert und auf diese Weise ein günstiger mechanischer Einfluß auf das Herz und die große Schlagader ausgeübt.

Wie schon gesagt, sollte man Tiefatmungsübungen fest in den Tagesablauf einplanen und sie ohne Verkrampfung und Übertreibung durchführen. Man sollte zunächst mit einigen tiefen Atemzügen durch die Nase beginnen, dann die Bauchatmung so kräftig verstärken, als wolle man durch das Vorwölben des Leibes einen um den Leib gelegten Gürtel sprengen, und daran anschließend die Brustatmung durch Heben des Brustkorbes durchführen.

Zwischen Ein- und Ausatmen sollte eine kleine Pause eingelegt werden, man zähle in Gedanken bis drei. Die Ausatmung sollte in die Länge gezogen werden, wobei es sich als positiv erwiesen hat, dabei die Lippen zu spitzen und ein deutliches ›U‹ zu summen. Auf diese Weise kommt das Zwerchfell zur Schwingung, – legen Sie die Hand auf den Leib, dann können Sie das fühlen –, was einer inneren Vibrationsmassage gleichkommt.

Solche Atemübungen sind geeignet, den Innendruck der Gefäße zu mindern, den Blutumlauf anzuregen, Stoffwechselschlacken, vor allen Dingen Milchsäure und Kohlensäure auszuschwemmen. Damit werden deren Reize auf das Gefäßnervensystem positiv beeinflußt und den häufig auftretenden Verkrampfungszuständen der Blutgefäße entgegengewirkt. Bei einer Atemtherapie ist es immer wichtig, auf die gute Verdauung zu achten.

Die Bauchatmung hat eine bessere Durchblutung und Ventilation zur Folge und ist wichtig bei Erkrankungen der Lunge. Bei allen Erkrankungen der Zirkulationsorgane der Bauchhöhle liegenden Organen, zum Beispiel Leberleiden, Gallenblasenstörungen, Darmerkrankungen, insbesondere auch bei chronischen Verstopfungen, Krampfadern in den Beinen, Beschwerden im Bereich der Blase und Prostata, bei Hämorrhoiden hat die Zwerchfellatmung eine sehr positive Bedeutung.

Gesundheit durch richtiges Atmen

1. Übung:

    Wir pressen mit geschlossenen Zähnen ruhig und langsam die Luft aus unseren Lungen heraus und summen dabei ein ›S‹. Wir legen dabei unsere Hände seitlich an den Brustkorb, üben einen Druck aus, als wollten wir einen Ballon zusammendrücken, um wirklich den letzten Rest Luft aus der Lunge herauszupressen.

    Wir halten dann drei Sekunden die Luft an und atmen ein. Das Einatmen wird zu einer natürlichen Folge der Ausatmung. Wir lösen dabei die Hände von den Seiten der Brust und drücken unsere Ellenbogen am Rücken so weit als möglich zusammen. Die Schultern bleiben abgesenkt, alles geschieht locker und ohne Zwang. Die Einatmungszeit ist etwa die Hälfte der Ausatmungszeit.

Wenn wir Atemübungen im Gehen machen, sollten wir ungefähr 4 Schritte einatmen und 8 Schritte ausatmen. Wird dieser Rhythmus wesentlich überschritten, sollte der Therapeut aufgesucht werden. 16 bis 24 Atemzüge pro Minute sind normal. Alles, was davon abweicht, sollte therapeutisch abgeklärt werden. Wenn wir das hochrechnen, dann erfahren wir, daß wir ca. 25 920 mal an einem Tag atmen. Eine ungeheure Leistung! Diese Atemfrequenz wird aber zum Beispiel durch Emotionen laufend verändert. Im Zustand der Erregung wird sie schneller. Das Atemvolumen verringert sich. In Ruhe und bei angenehmen Gefühlen wird sie langsamer, gleichmäßiger und tiefer, das Atemvolumen wird also größer. Es verändert sich aber nicht nur die Frequenz, sondern auch das Verhältnis zwischen Ein- und Ausatmen.

Bei einer Überatmung (Hyperventilation), z.B. in der Erregung kommt es zu Verschiebungen im pH-Wert (Säuregrad) und zu Änderungen im Sauerstoff-Kohlendioxyddruck. Letztlich kommt es dann zur Hyperventilationstetanie mit Verkrampfungen der Hände usw. und wiederum natürlich zu Angstzuständen.

Bei Lungen- und Bronchialerkrankungen sollte immer, wenn eine Atemtherapie durchgeführt wird, vorher der Therapeut zu Rate gezogen werden.

Wenn wir eine Atemtherapie oder -übung durchführen, dann achten wir darauf, daß wir immer bequeme, uns nicht einengende Kleidung tragen, den Hemdkragen, den Hosenbund und die Manschetten geöffnet haben. Der Raum, in dem wir unsere Übungen machen, sollte gut durchlüftet sein. Atemübungen nie nach dem Essen mit vollem Leib durchführen. Die beste Zeit dafür ist entweder morgens vor dem Frühstück oder 1 1/2 Stunden nach der letzten Mahlzeit am Abend.

Wir atmen entweder durch die Nase mit geschlossenem Mund ein und auf demselben Weg wieder aus oder atmen durch die Nase bei geschlossenem Mund ein und durch den Mund aus. Wenn wir durch den Mund ausatmen, können wir entweder den Mund geschlossen halten, die Zähne zusammenbeißen und die auszuatmende Luft durch die Zähne hindurchpressen, oder aber wir können auch den Mund öffnen, die Lippen zu einem Trichter formen und dabei ein ›U‹ oder ›O‹ summen.

Alle Atemübungen sollten immer locker ohne jede Verkrampfung, ohne jeden Zwang durchgeführt werden. Es sollte ein gleichmäßiger Rhythmus gefunden werden, eventuell sollten wir Atemübungen in unser mentales Training (Autogenes Training,

Imagination, Meditation) einfließen lassen.

Wir beginnen langsam mit unseren Atemübungen und überanstrengen dabei das Herz nicht.

Wir beobachten das Auf und Ab des Zwerchfells, machen uns mit unserem Körper vertraut, achten darauf, daß die Schultern abgesenkt werden, versuchen, den Atem ganz bewußt in den Bauch oder in den Brustkorb zu lenken, bzw. ihn dahin zu führen, wo wir ihn haben möchten.

Ein ruhiger, gelöster, harmonischer Atem kann uns aus der Disharmonie und Hetze des Alltags in die Ruhe und Harmonie von Körper und Geist führen. Wir lösen uns durch rhythmisches, harmonisches Atmen von Aggressionen und Wut und finden zurück in die Ausgeglichenheit und Ruhe unserer Persönlichkeit.

2. Übung:

Wir setzen uns bequem mit gespreizten Beinen auf einen Stuhl, beugen unseren Oberkörper leicht nach vorn und stützen die Ellenbogen auf den Knien ab und atmen ein. Dann atmen wir ganz gezielt aus, drücken dabei beide Schultern nach vorn und machen einen runden Rücken. Wenn wir vollkommen ausgeatmet haben, atmen wir langsam und stetig in den Rücken hinein und richten uns dabei auf. Wir lösen auf diese Art Spannungen in unserer Rückenmuskulatur. Wenn wir unseren Atemvorgang geistig begleiten, können wir nach einiger Übung die Luft gezielt und forciert in den oberen oder unteren Teil unserer Lungenpartie lenken.

Wir können uns aber auch auf den Boden hocken, so daß wir auf unseren Fersen sitzen, einen runden Rücken machen und uns so tief verneigen, daß wir mit der Stirn den Bogen berühren. Dabei atmen wir aus und pressen alle Luft aus unseren Lungen heraus. Danach atmen wir langsam und stetig, während wir uns aufrichten, in den Rücken hinein. Diese Übung sollten wir siebenmal durchführen, aber ganz vorsichtig beginnen. Durch diese Übung kommt es zu einer besonders intensiven Entspannung des Rückens und einer verstärkten Durchblutung des Kopfes.

3. Übung:

Wir stehen mit bloßen, gespreizten Beinen, leicht nach vorn geneigtem Oberkörper aufrecht und haben unsere Hände auf die Oberschenkel gelegt. Wir atmen langsam aber stetig aus und ziehen dabei den Bauch ein. Danach atmen wir in 6 bis 7 Zyklen durch die Nase mit geschlossenem Mund stoßweise ein. Wir richten dabei unseren Körper auf, die Hände lösen sich von den Oberschenkeln, die Schultern bleiben herabhängend, alles geschieht ganz von allein.

Wenn wir uns dann voll aufgerichtet haben, erfühlen wir imaginativ, wie der Atem in jeden Teil unserer Lunge, unseres Körpers eingedrungen ist. Wir verharren für 3 bis 4 Sekunden in dieser Haltung und gehen dann ausatmend in die Ausgangsposition zurück. Diese Übung sollte ebenfalls siebenmal durchgeführt werden.

Es kann bei Atemübungen zu Herzklopfen, in den Armen und Händen zu einem Taubheitsgefühl kommen. Es können in den Gelenken und Muskeln Schmerzen auftreten. Das ist nicht weiter schlimm. Im allgemeinen sind das nur Folgen einer falschen und verspannten Haltung. Nach einigen Lockerungsübungen verschwinden diese Symptome schnell. Wir können auch ein warmes Bad mit Heublumenextrakt nehmen oder eine warme Dauerbrause von 10 Minuten in den Nacken.

Treten diese Erscheinungen jedoch immer wieder auf, sollte in jedem Fall der Therapeut verständigt und befragt werden.

Durch richtiges Atmen können wir uns an den großen Kreislauf des Kosmos ankoppeln und an seiner Kraft teilnehmen.

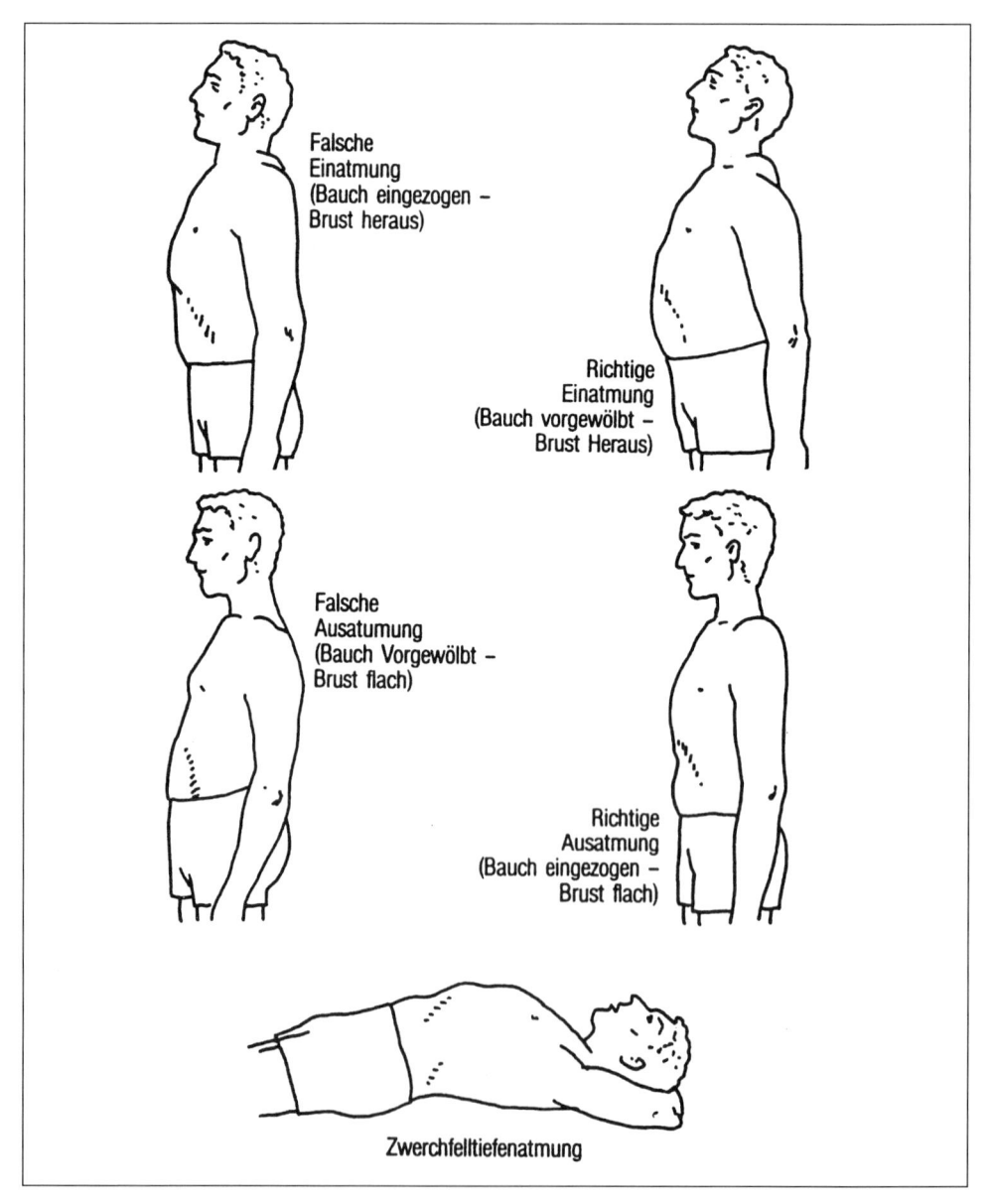

Abb. 47
Ein- und Ausatmung

Gesundheit durch richtiges Atmen

Tips zur biologischen Selbstbehandlung von A bis Z

Biologische Selbstbehandlung

Ich möchte noch einmal, bevor ich zu den Möglichkeiten einer Selbstbehandlung gewisser Krankheitszustände auf den nächsten Seiten Stellung nehme, darauf hinweisen, daß die angegebenen Methoden nur dann gerechtfertigt sind, wenn der Krankheitszustand entweder auf Grund einer genauen therapeutischen Diagnose feststeht oder es sich dabei um einen Schnupfen, eine Grippe bzw. andere banale Störungen handelt. Alle Menschen sind verschieden, und deshalb ist es unmöglich, eine Form der Behandlung verbindlich vorzuschlagen, die jedem in gleicher Weise hilft. Darüber hinaus gibt es auch im Krankheitsbild unterschiedliche Nuancierungen, die letztlich nur durch den Therapeuten festzustellen sind. Dieser kann dann unter Berücksichtigung der Symptome die notwendige Behandlungstherapie festlegen. In vielen der von mir angegebenen Fälle genügt auch die alleinige biologische Heilbehandlung nicht, sondern sie muß als unterstützende Therapie zu einer vom Therapeuten verordneten Behandlung angesehen werden.
Bedenken Sie bitte ferner, daß der Mensch eine Einheit von Körper, Geist und Seele ist und daß die von mir angegebenen Methoden keinesfalls eine Entschuldigung für falsche, schlechte oder unangemessene Lebensweise sein können. Stellen Sie zunächst Ihre Lebensweise, Eßgewohnheiten usw. um, so daß Ihr Geist wieder zu Ihrem Körper ja sagen kann. Sie werden bald feststellen, daß die von mir angegebenen Medikamente und Behandlungsmethoden hilfreich und wohltuend sind.
Trotz dieser warnenden Worte fangen Sie aber auch wieder an, für

sich selbst Verantwortung zu übernehmen, indem Sie selbst festlegen, ob Sie mit dem jeweiligen Zustand gleich einen Therapeuten aufsuchen müssen oder aber zunächst einmal selbst zur Tat schreiten.

Ich wünsche Ihnen viel Erfolg. Lassen Sie sich in die Behandlung hineinfallen, lassen Sie zu, daß dies ohne aggressive Grundhaltung gegen Ihre Krankheit geschieht. Denken Sie daran, die Krankheit will Ihnen etwas sagen. Wenn Sie das verinnerlichen, haben Sie einen großen Teil Ihrer Gesundheit bereits wiedergewonnen.

Abszeß
Hierbei empfehle ich:
→ Kohlwickel;
→ Warm- oder Kaltbehandlung, d. h. Infrarot-Bestrahlung oder Eis;
→ den Abszeß niemals selbst aufdrücken, sondern nur durch den Therapeuten öffnen lassen;
→ Ränder mit Zinkpaste bestreichen;
→ Propolis-Tropfen in die Wunde geben;
→ Umschläge mit Luvos-Heilerde aufbringen;
→ auf gute Darmregulierung und Nierentätigkeit achten;
→ täglich ein Stück Bäckerhefe in der Größe eines Zuckerwürfels essen;
→ Leinsamen- und Dampfkompressen anwenden;
→ bei chronischer Furunkulose oder bei Abszessen im Kopfbereich sofort den Therapeuten aufsuchen;
→ für größtmögliche Sauberkeit sorgen;

→ möglichst den Bereich des Abszesses niemals baden, sondern mit heißer Kernseifenlauge abwaschen.

Afterjucken

Hierbei empfehle ich:

→ Kamillendampf-Sitzbäder;
→ warm halten;
→ reizlose Kost;
→ Alkohol und Kaffee meiden;
→ für einen weichen Stuhl sorgen;
→ gegebenenfalls auf Wurmbefall achten;
→ bei länger anhaltenden Beschwerden den Therapeuten aufsuchen, da sich eine andere Krankheit hinter dem Afterjucken verbergen kann;
→ achten Sie bitte nach dem Stuhlgang auf sorgfältige Reinigung: nach jedem Stuhlgang den After nicht nur mit Papier reinigen, sondern nach Möglichkeit auch waschen. Neben Kamillendampf-Sitzbädern können auch Sitzbäder mit Zinnkraut durchgeführt werden. Hilfreich sind ferner Auflagen mit Luvos-Heilerde.

Akne

Hierbei empfehle ich:

→ reizlose Kost zu sich nehmen;
→ Stutenmilch; für gute Ableitung über den Darm und die Nieren sorgen;
→ das Gesicht mit Kamillendampfbädern, Heilerde oder Lehmpackungen behandeln;

→ dreimal täglich acht Tropfen Propolis auf einem Stück Brot nehmen;
→ gegebenenfalls diätetische Maßnahmen und Rohkost;
→ Haut mit Spezialseife waschen und anschließend mit Gurkensaft abtupfen; Sonnenbestrahlungen.

Alkoholismus

Alkoholismus ist eine Krankheit und sollte durch einen erfahrenen Therapeuten behandelt werden. Naturheilkundliche Maßnahmen wie Akupunktur und Homöopathie sowie psychotherapeutische Maßnahmen wie Hypnose und Tagtraumtherapie bringen höhere Erfolgsquoten als die heute üblicherweise angewandten klinischen Hilfsmittel.

Darüber hinaus bietet das Elektrostimulationsverfahren vielfältigere Behandlungsmöglichkeiten als bislang angenommen. Hierbei werden bestimmte Frequenzen mit Hilfe von Elektroden, die hinter den Ohren anzusetzen sind, abgegeben. Dieses über einen Zeitraum von zehn Jahren entwickelte Verfahren kann nur vom Fachmann eingesetzt werden.

Allergie

Jeder Allergiker sollte stets einen Allergie-Paß bei sich tragen. Eine allergische Erkrankung gehört in die Hand des fachkundigen Therapeuten, wobei die Naturheilkunde über besonders gute Heilmittel verfügt, denn sie beschränkt sich nicht nur auf das Symptom des erregenden Allergens, sondern kann eine Gesamtumstimmung herbeiführen. Medikamente vermögen die Symptome nur bedingt einzuschränken. Die Überwindung einer gesamtallergischen Konstitution muß aus dem Körper des Einzelnen selbst kommen.

Bedenken Sie aber auch, daß Allergien oft seelische Ursachen haben. Deshalb entrümpeln Sie auch Ihren inneren Bereich. Essen Sie reizlose Schonkost, wenig gewürzt. Verwenden Sie außerdem an den befallenen Stellen reizlindernde Kompressen aus Kamille oder abgekochter Kleie.

Altersherz
Hierbei empfehle ich:
→ zweimal täglich einen gehäuften Löffel Blütenpollen mit Gelee Royal;
→ Bürstenmassagen;
→ Wechselbäder;
→ Wassertreten;
→ viele Spaziergänge mit vorsichtiger Leistungssteigerung;
→ Ya-Ya-Klammerung;
→ ab und zu einen Cognac trinken – aber nur einen;
→ Magnetpflaster;
→ täglich morgens eine Ganzwaschung, abends ein kaltes oder heißes Fußbad, zweimal wöchentlich einen Fußwickel, täglich nachmittags ein kaltes Armbad von dreißig Sekunden;
→ kein Nikotingenuß;
→ gesunde, vitaminreiche Kost, viel Rohkost;
→ EAS.

Altersschwindel

Hierbei empfehle ich:

→ der Schwindel kann eine Folge verschiedener Ursachen sein; das Grundübel durch den Therapeuten abklären lassen;
→ eisenhaltige Nahrung zu sich nehmen, d. h. viel grünes Rohgemüse;
→ zu den Hauptmahlzeiten täglich Salat, vor allen Dingen Kresse und jungen Spinat;
→ Brennesselsaft;
→ täglich Bürstenabreibungen mit Wechselduschen, wobei nach der heißen Anwendung immer eine kurze kalte Dusche folgen sollte;
→ gesunder Schlaf ist wichtig;
→ Parkelp, ein Präparat aus Meerespflanzen, zur Anregung des Stoffwechsels einnehmen;
→ kein Genuß von Alkohol und Nikotin;
→ scharfes Würzen einschränken;
→ ein bis zwei Glas herben Weißweins täglich sind erlaubt; tägliche Bewegung mit vorsichtiger, aber steter Leistungssteigerung, ohne ›Hochleistungssport‹ betreiben zu wollen;
→ Fußreflexmassagen;
→ Ya-Ya-Klammerung;
→ EAS;
→ Magnetpflaster;
→ Akupressur;
→ täglich nachmittags ein kaltes Armbad von dreißig Sekunden mit anschließendem, einminütigem Armschwingen;
→ wenig Salz, wenig Fette, Distelöl, Sonnenblumenöl.

Tips zur biologischen Selbstbehandlung von A bis Z

Analfissur

Hierbei empfehle ich:

→ Auf eine gute weiche Verdauung achten. Gegebenenfalls Gleitmittel verwenden (Paraffinöl); Spülungen oder Klistiere mit Kamille;

→ Kamillendampf-Sitzbäder;

→ peinliche Sauberkeit;

→ nach jedem Stuhlgang eine Waschung;

→ bei starken Schmerzen Procain-Kompressen und Packungen mit Luvos-Heilerde;

→ Wunde selbst mit Propolis beträufeln oder mit zehnprozentigem Glyzerin einreiben;

→ bei nicht heilender Fissur Therapeuten aufsuchen.

Anämie

Hierbei empfehle ich:

→ Je 12 Tropfen ätherische Öle aus: Knoblauch, Zitrone, Kamille und Thymian in 60 ml Alkohol 90 %;

→ Unterstützend ist folgender Tee nützlich:
Je 15 g Wermut, Acorus, Tausendgüldenkraut, Wurzel der Zichorie, Wurzel vom Enzian, große Brennessel, Löwenzahn. Aufbrühen, 10 Minuten ziehen lassen, durchseihen und 3 mal täglich eine Tasse davon trinken.

Aphten (Entzündungen der Mundschleimhaut)

Hierbei empfehle ich:

→ Spülungen mit Salbei- oder Kamillentee;

→ auf eine gesunde Ernährung mit Vitamin C haltigen Frucht-

säften achten;
- einmal täglich Joghurt oder Kefir.

Appetitlosigkeit

Hierbei empfehle ich:
- Eine halbe bis eine Viertelstunde vor dem Essen ein Bittermittel in Tropfenform einnehmen: Wermut, Kalmus, Enzian usw.;
- Teekur mit Kümmel, Wermut, Schafgarbe, Tausendgüldenkraut;
- gönnen Sie sich gegebenenfalls vor dem Essen ein Gläschen Pepsinwein;
- Akupressur.
- Bedenken Sie aber auch, daß sich hinter einer Appetitlosigkeit ein seelisches Leiden oder ein beginnendes körperliches Leiden verbergen kann. Sprechen Sie deshalb vertrauensvoll mit Ihrem Therapeuten hierüber.

Arterienverkalkung (Arteriosklerose)

Hierbei empfehle ich:
- Den Tag mit Wechselbädern und Bürstenmassage beginnen;
- viele Spaziergänge an frischer Luft mit vorsichtiger Leistungssteigerung;
- kein Genuß von Alkohol und Kaffee; nur vollwertige Kost zu sich nehmen;
- ständige Gewichtskontrolle;
- ein Glas herben Weins ist erlaubt und hilfreich;
- keine Eier, kein Käse, keine Hülsenfrüchte oder Fleisch;

Tips zur biologischen Selbstbehandlung von A bis Z

- → statt dessen Buchweizengerichte, Naturreis oder Rohsalate, mit Zitrone, Molke oder Öl zubereitet (kein Essig);
- → blähende Gerichte und scharfe Gewürze meiden;
- → richtig atmen, gegebenenfalls Atemtherapie;
- → Blutfülle zum Kopf durch kalte Klistiere ableiten;
- → Wechsel-, warme oder ansteigende Fußbäder, eventuell kurz andauernde kalte Fußbäder;
- → heiße Salz- und Senffußbäder;
- → autogenes Training.

Bei gleichzeitiger Hypertonie (gesteigerter Blutdruck) entsprechende Maßnahmen ergreifen:
- → Nikotingenuß einstellen;
- → Teekuren aus Knoblauch oder Bärlauch;
- → wenig Fett zu sich nehmen, nur Sonnenblumen- und Distelsamenöl;
- → täglich morgens eine Ganzwaschung, abends ein Fußbad;
- → jeden zweiten Tag eine Stunde lang einen Fußwickel;
- → jeden Nachmittag ein kaltes Armbad von dreißig Sekunden mit anschließendem Armschwingen;
- → leichte Vollbäder (Temperatur: zwischen 34 und 35 Grad) unter Verwendung von Fichtennadelzusatz, etwa 15 bis 30 Minuten lang.

Arthritis
- → Ingwertinktur 180 g, ätherische Öle aus:
  je 6 g Origanum, Wacholder (120 Tropfen),
  2 g Kamille (20 Tropfen),

15 g Terpentin (300 Tropfen),
mit Rosmarin-Alkoholat auf 500 ml auffüllen.

→ Zu empfehlendes Teerezept:
Je 20 g Kraut vom Thymian, die Blüten vom Lavendel, das Kraut vom Origanum und Majoran, die Blätter der Pfefferminze, das Kraut vom Estragon.
Die Mischung aufbrühen, 10 Minuten ziehen lassen und 3 bis 4 mal täglich eine Tasse davon trinken.

Arthrose

→ Je 12 Tropfen ätherischen Öls aus:
Cajeput, Thymian, Lavendel, Wacholder, Nelken, Niaouli in 60 ml Alkohol 90 %.

→ Folgender antirheumatischer Tee wird empfohlen:
10 g Blüten vom Stiefmütterchen, Sandelholz, 15 g Holz vom Guajak, 20 g Rinde von der Weide, Blüten vom Johanniskraut, Blüten von der Spierstaude, Blätter von der Birke, Wurzel vom Hauhechel, 30 g Blüten von der Schafgabe, 40 g Quecke, 2 Eßlöffel auf ein Liter Wasser, 5 Minuten kochen, 10 Minuten ziehen lassen. Einen Liter Tee täglich trinken.

→ Remineralisierender Tee:
15 g Hopfen, 20 g Kraut vom Gamander, Wurzeln vom Eppich, Blüten vom Lavendel, 25 g Wurzeln vom Alant, Blätter vom Lorbeer, Kraut vom Tausendgüldenkraut, Blätter vom Rosmarin, Kraut vom Schachtelhalm, 2 Eßlöffel auf einen Liter Wasser, 5 Minuten kochen, 10 Minuten ziehen lassen, täglich einen Liter davon trinken.

Tips zur biologischen Selbstbehandlung von A bis Z

Asthma

Übergießen Sie mit einem Liter kochend heißen Wassers zwei gehäufte Eßlöffel Königskerzentee und lassen Sie diesen Sud etwa eine Minute ziehen. Dann seihen Sie alles durch ein Sieb gut ab und trinken es in kleinen Mengen über den Tag verteilt. Schaffen Sie sich am besten einen Vorrat in einer Thermoskanne, denn der Tee sollte nur warm getrunken werden. Wichtig ist, daß Sie von diesem Tee mindestens einen Liter pro Tag trinken.

Zur Stützung des Herzens, das bei Asthma- und Bronchialkranken immer mitbeteiligt ist, nehmen Sie zusätzlich täglich viermal 25 Cralonin-Tropfen ein. Begleiten Sie all diese Maßnahmen mit gezielter Atemtherapie. Atmen Sie z. B. so tief wie nur möglich ein, und wenn Sie das Gefühl haben, es gehe gar nicht mehr, dann noch einmal ruckartig die Luft einziehen, so daß die Lungen ›übervoll‹ werden. Die Ausatmung erfolgt dann mit gespitzten Lippen und einem deutlich gesummten ›U‹, wobei während der Ausatmung der Oberkörper nach vorn gebeugt wird, so daß alle Luft aus den Lungen herausgepreßt wird. Machen Sie diese Übung morgens, mittags und abends. Gehen Sie vorsichtig

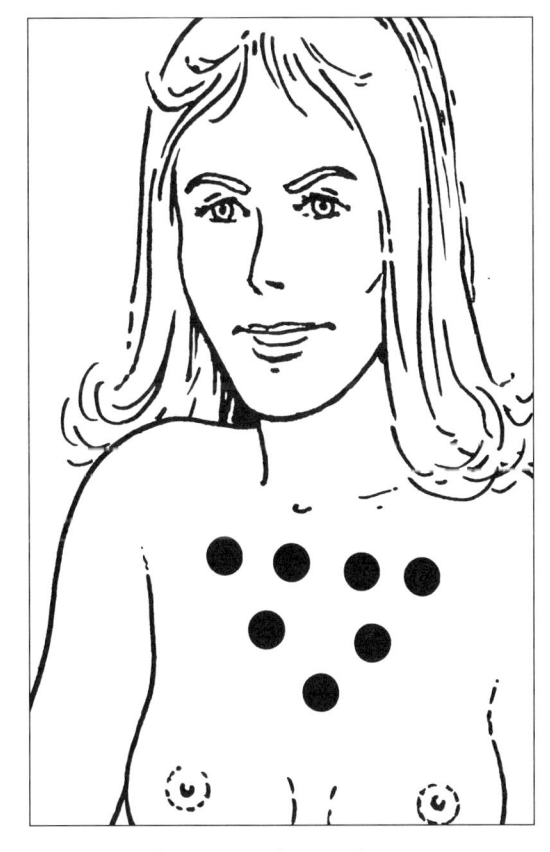

Abb. 50 Akupressur bei Asthma

heran, haben Sie mit sich selbst Geduld, übereilen Sie nichts, überfordern Sie sich nicht.

Aufstoßen
Hierbei empfehle ich:
→ Trinken Sie dreimal täglich eine Tasse Tee aus Tausendgüldenkraut, Wermut, Kalmus, Enzian;
→ alle Speisen gut durchkauen und in Ruhe essen; gegebenenfalls eine Fastenkur einlegen;
→ gärende Speisen und kohlensäurehaltige Getränke vermeiden.

Augenbrennen – Augenentzündung
Hierbei empfehle ich:
→ Spülungen mit Borwasser-Augentropfen;
→ Fencheltinktur, morgens ein Glas als zweites Frühstück.
→ Sie sollten, wenn die Beschwerden innerhalb von 24 Stunden nicht wesentlich nachlassen, unbedingt einen Augenarzt aufsuchen.

Augenlidrandentzündung
Hierbei empfehle ich:
→ Täglich fünf- bis sechsmal ein Augenbad mit frischem Kamillentee machen, gegebenenfalls eine Kompresse mit Kamillentee durch eine Augenbinde auf dem erkrankten Auge oder wechselseitig fixieren;
→ die entzündeten Augen durch eine Sonnenbrille schützen;
→ täglich einen Eßlöffel Lebertran;

→ bei länger andauernden Entzündungszuständen unverzüglich einen Augenarzt aufsuchen.

Bandscheibenleiden
Hierbei empfehle ich:
→ Fußreflexmassage;
→ Sitzbäder mit Pinimenthol oder Mikromooran;
→ Rheumapflaster (ABC-Pflaster usw.);
→ Ya-Ya-Klammerung;
→ die Bandscheibe keinem Windzug aussetzen;
→ Packungen mit Luvos-Heilerde, anschließend den Rücken mit Concentrin forte einreiben.
→ Beschwerden im Bereich der Wirbelsäule müssen nicht immer ihre Ursache in irgendwelchen Schäden der Wirbelsäule haben. Sie können auch reflektorisch von kranken Organen auf diesen Körperbereich einstrahlen. Bei anhaltenden Beschwerden immer den Therapeuten zu Rate ziehen.

Bartflechte
Hierbei empfehle ich:
→ befallene Stellen mit zweiprozentigem Salicyl-Spiritus betupfen;
→ anschließend ein Kamillendampfbad, danach eine Packung mit kalter Heilerde;
→ zum Schluß mit Propolis beträufeln.

Bauchspeicheldrüsenentzündung
→ Bei einer Bauchspeicheldrüsenentzündung sollte immer ein Therapeut hinzugezogen werden. Eine Eigentherapie ist nur in

Übereinstimmung mit ihm möglich.
→ Strenge diätetische Maßnahmen unter striktem Verzicht auf Alkohol sind unerläßlich.
→ Körperliche und seelische Ruhe, ausgeglichene Stimmungslage, autogenes Training fördern den Heilungsprozeß.
→ Warme Dauerduschen auf den Bauch sowie die Einnahme von Stutenmilch eignen sich als Zusatztherapie.

Beinbeschwerden (Schweregefühl)
Hierbei empfehle ich:
→ Kohlwickel; Heublumen und Meersalz;
→ Wechselfußbäder mit Meersalz;
→ Ya-Ya-Klammern;
→ Fußreflexmassage;
→ bei Übergewicht das Gewicht reduzieren;
→ salzarme und leichte Kost, möglichst viel Rohkost zu sich nehmen, Distelöle und Sonnenblumenöle verwenden;
→ Beine öfter hoch legen und Bein- bzw. Fußgymnastik machen;
→ leichte Beinmassagen mit Johannisöl oder Arnika; EAS.

Dicke Beine – Venöse Stauungen
Hierbei empfehle ich:
→ Das Anlegen von Kompressionsverbänden oder eines Zinkleimverbandes;
→ Bewegung ist das Wichtigste, damit die Muskeln und Gefäße wieder gekräftigt werden;
→ die Beine gelegentlich hoch legen und mit der Hand von der Ferse aus kräftig über die Wade und das Kniegelenk hinaus

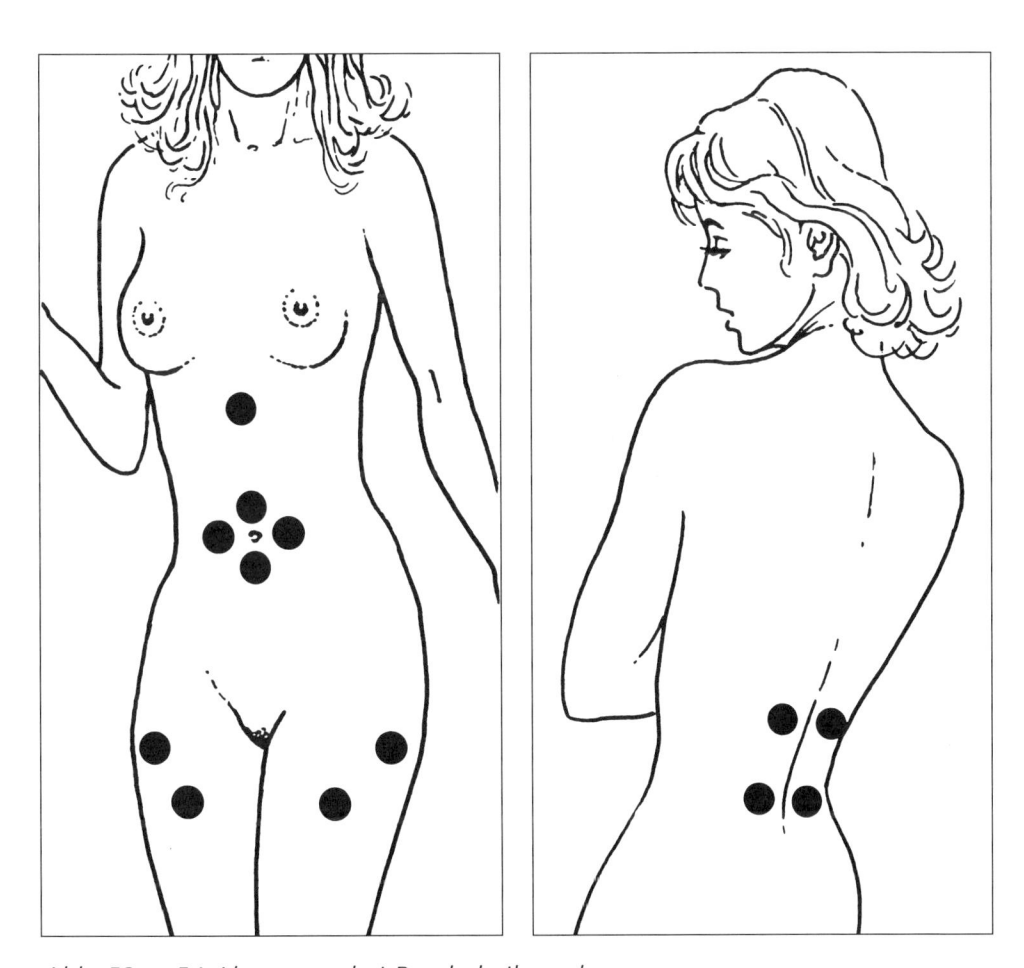

Tips zur biologischen Selbstbehandlung von A bis Z

Abb. 53 u. 54 Akupressur bei Bandscheibenschmerzen

    streichen;
→ Beingymnastik treiben;
→ einmal jede Stunde mindestens zwanzig Schritte auf den Zehenspitzen gehen oder zumindest die Zehen an die Fußsohle ziehen. Das kräftigt die Wadenmuskulatur;
→ mit dem Trinken Maß halten;

→ wenig Salz zu sich nehmen, weil dadurch vermehrt Flüssigkeit in dem Gewebe festgehalten wird;

→ keine hohen Absätze tragen, sie beeinträchtigen das Abrollen des Fußes beim Gehen und damit auch die Funktion der

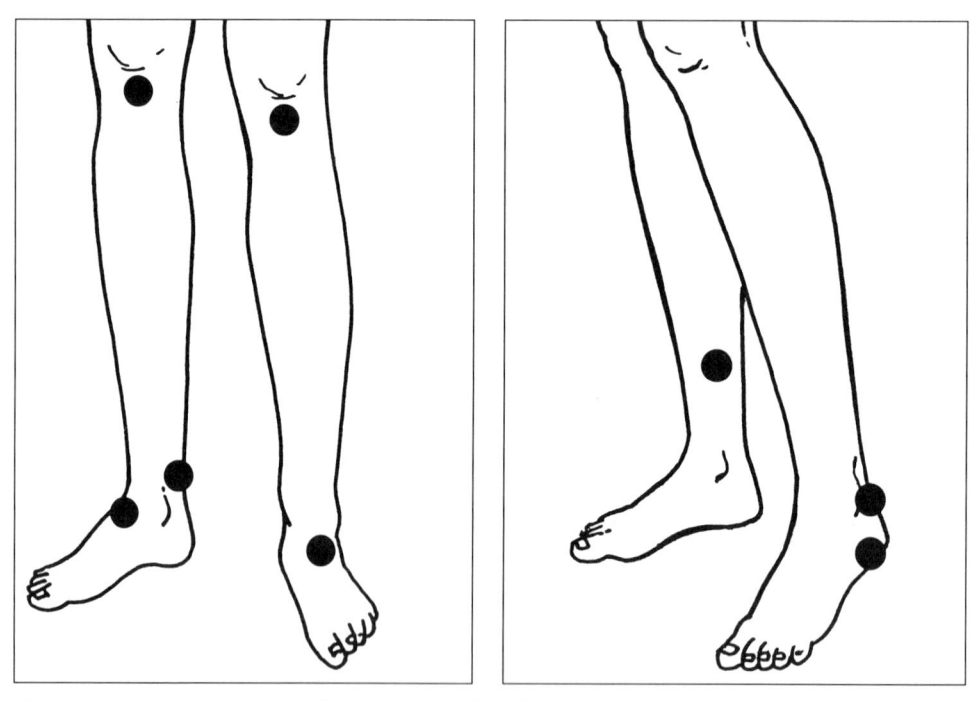

Abb. 55 u. 56 Akupressur bei Bein- und Fußschmerzen
(alle Punkte = linkes und rechtes Bein)

Muskelpumpe in den Beinen;
→ empfohlen werden flache Schnürschuhe und Spezialstrümpfe;
→ EAS;
→ Ya-Ya.

Tips zur biologischen Selbstbehandlung von A bis Z

Beine (offene Beine)

Hierbei empfehle ich:

→ Kohlwickel;

→ Umschläge mit Luvos-Heilerde, mit oder ohne Concentrin forte angerührt messerrückendick auftragen;

→ bei sehr schlecht heilenden Wunden gegebenenfalls einmal Puderzucker aufstreuen; Wechselfußbäder;

→ EAS;

→ Ya-Ya-Klammern.

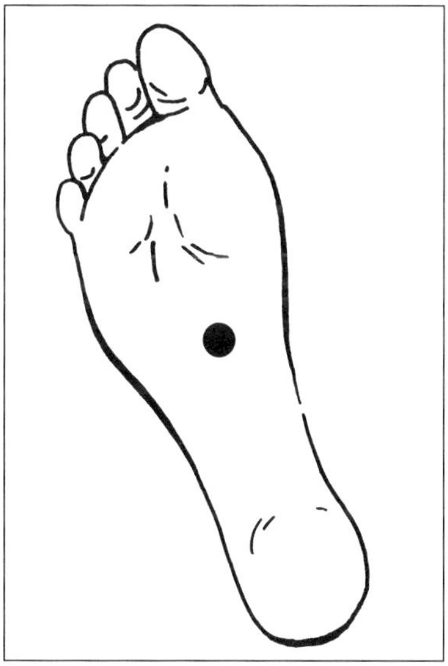

Bettnässen

Hierbei empfehle ich:

→ Heublumenwickel um den Bauch;

→ Sitzbäder mit Heublumen und Zinnkraut;

→ jede Form von Kälte (insbesondere kalte Füße) vermeiden;

→ gut durchatmen;

→ salz- und fettarme Speisen sowie viel Rohgemüse und Salate essen;

→ täglich ein Glas gepreßten Karottensaftes; vor dem Zubettgehen wenig trinken und in jedem Fall vorher einmal zur Toilette gehen.

→ Bedenken Sie, daß es sich um ein psychisches Leiden handelt, das auch das Kind quält. Helfen Sie ihm deshalb und schelten Sie es nicht. Ein erfahrener naturheilkundlicher Therapeut, der auch über die entsprechenden psychotherapeutischen Kennt-

Abb. 57
Akupressur bei Bein- und Fußschmerzen

nisse verfügt, sollte hinzugezogen werden. Vergessen Sie nicht, wie wichtig es ist, daß in dieser Situation die Eltern zum besten Freund des Kindes werden.

Bindehautentzündung
Hierbei empfehle ich:
- Spülungen mit Borwasser-Augentropfen;
- Augenbäder mit Kamillentee, Fenchel oder Kompressen mit einem Brennesselblätteraufguß.
- Falls die Beschwerden innerhalb von 24 Stunden nicht wesentlich zurückgehen, liegt die Ursache der Entzündung in einer Infektion oder in einem Fremdkörper im Auge. Suchen Sie dann sofort den Augenarzt auf, der Sie entsprechend beraten wird.

Blähungen
Hierbei empfehle ich:
- Fußreflexmassagen;
- Ya-Ya-Klammern;
- EAS-Behandlung;
- Leibwickel;
- Fußwechselbäder;
- Dauerduschen auf den Leib;
- den Verzehr von Kohl, Hülsenfrüchten, frischem Obst, Zwiebeln, Knoblauch unterlassen;
- Fenchel-, Anis-, Pfefferminz-, Bohnenkraut-, Dill- oder Ysoptee einnehmen;
- eventuell mehrmals täglich etwas Kümmel kauen;

Tips zur biologischen Selbstbehandlung von A bis Z

- verzichten Sie auf weißen Zucker;
- dreimal täglich einen Eßlöffel Milchzucker zur Sanierung der Darmflora essen;
- gegebenenfalls für eine vollkommene Entleerung sorgen, Karlsbader Salz, Rizinusöl usw., dann ein oder zwei Fastentage einlegen, unter Umständen mit Kaffeekohle, um im Darm vorhandene Toxine aufzusaugen. Dann erneut mit vorsichtiger Kost beginnen und eine saubere Darmflora aufbauen. Dabei auf genügend Verdauungsfermente achten;
- bei länger anhaltenden Blähungen den Therapeuten zu Rate ziehen, da die Blähungen auch die Folge einer Störung im Magen-Darm-Leber-Galle-Pankreas-Bereich sein können.

Blasenkatarrh – Blasenentzündung

Hierbei empfehle ich:
- Mehrmals täglich heiße Auflagen für die Dauer von einer halben bis zu einer Stunde;
- zweimal täglich fünf bis sieben Minuten Sitzbäder von 38 bis 41 Grad unter Verwendung entsprechender Zusätze;
- Kamillendampf-Sitzbäder;
- bei chronischem Blasenkatarrh zwei- bis dreimal wöchentlich Sitzbäder von acht bis zehn Sekunden in 14 bis 18 Grad kaltem Wasser;
- heiße Umschläge;
- spanischer Mantel;
- EAS-Behandlung;
- Ya-Ya-Klammern;
- Fußreflexmassage;

- → Magnetpflaster;
- → Akupressur;
- → Heublumensack auf Blasen- und Nierengegend;
- → Zwiebelwickel;
- → Tees von Beerentraubenblättern; Birkenblättern, Goldrute, Zinnkraut;
- → salzarme, reizlose Kost, wenig Eiweiß;
- → viel spazierengehen und warme Unterwäsche tragen;
- → einengende Hosen, enge Hüftgürtel vermeiden;
- → für eine gute Blasenentleerung sorgen, niemals gewaltsam zurückhalten.

Blasensteine (Blasengrieß)
Hierbei empfehle ich:
- → Heublumensack auf die Blasengegend;
- → heiße Dampfkompressen auflegen;
- → gegebenenfalls zwei- bis dreimal täglich einen Einlauf mit etwa zwei Litern heißem Wasser (40 bis 41 Grad) vornehmen;
- → viel trinken;
- → keinen Spinat, nur wenig Käse und Milch essen;
- → Tee aus Zinnkraut und Wacholder.
- → Bedenken Sie, daß diese Erkrankung von einem Therapeuten behandelt werden muß und die angeführten Maßnahmen unterstützende Therapiemöglichkeiten sind.

Blinddarmentzündung
- → Beim Verdacht auf eine oder bei akuter Blinddarmentzündung sofortige Bettruhe in strenger Rückenlage, jegliches Essen

oder Trinken vermeiden, auf die schmerzende Stelle eine Eisblase legen, bzw. eine kalte Kompresse;
→ sofort den Arzt benachrichtigen oder ins Krankenhaus abholen lassen;
→ im akuten Zustand den Kranken nicht allein lassen, sondern den Puls zählen und die Temperatur kontrollieren;
→ keine Eigenmaßnahmen vornehmen, insbesondere keine Abführmittel geben. Die alleinige Entscheidung liegt beim Arzt.

Blutandrang zum Kopf
Hierbei empfehle ich:
→ Kein Genuß von Alkohol, Nikotin und Kaffee;
→ reizlose, salzarme Kost zu sich nehmen;
→ Tee aus Weißdornblüten, Lavendel, Schlüsselblume, Schafgarbe;
→ Fußbäder mit Senfmehl;
→ Trockenbürstungen;
→ Halbbäder, Sitzbäder und vor allen Dingen ein Armbad;
→ Lendenwickel;
→ Atemtherapie;
→ Fastenkuren;
→ Ya-Ya-Klammern;
→ EAS;
→ Fußreflexmassage;
→ Akupressur;
→ Magnetpflaster.

Hier handelt es sich um Fehlregulationen im Kreislaufsystem, zu hohen Blutdruck, hormonelle Störungen wie z. B. in den Wechseljahren oder ähnliches. Die eigentliche Ursache der Erkrankung kann nur durch den fachkundigen Therapeuten abgeklärt werden.

Blutarmut (siehe auch unter ›Anämie‹)
Hierbei empfehle ich:

→ morgens kalte Ganzabwaschungen, abends ein kaltes Fußbad; zwei- bis dreimal wöchentlich einen Lendenwickel;
→ gewärmte Meerwasserbäder, aber höchstens von ein bis zwei Minuten, ansonsten schwache Salzbäder;
→ als Gemüse Spinat, junge Löwenzahnblätter, Brennesselgemüse, Löwenzahnsaft, viel Vollkornprodukte;
→ morgens ein Müsli mit Kefir, Weizenkeime und zusätzlich ein Vitamin-E-Konzentrat, wie z.B. E-Mulsin forte (morgens 15 Tropfen);
→ Stutenmilch;
→ Substituierung des Mineralstoff- und Vitaminhaushalts, viel Bewegung an freier Luft.

Die Ursachen der Blutarmut sind vielschichtig und können infolge einer verstärkten Regelblutung der Frau, stärkeren Blutverlusts, mangelhafter Bildung roter Blutkörperchen oder auch infolge von Tumoren, bzw. bösartigen Geschwüren auftreten. Diese Krankheit gehört deshalb immer in die Hand eines fachkundigen Therapeuten. Die angegebenen Maßnahmen dienen lediglich als Zusatztherapie.

Tips zur biologischen Selbstbehandlung von A bis Z

Blutdruck, hoher (Hypertonie)

Grundsätzlich müssen wir zwischen dem sogenannten essentiellen Bluthochdruck, der nervlich-vegetative Ursachen hat, und dem durch körperliche Leiden unterscheiden. Desgleichen sollte man überprüfen, ob der hohe Blutdruck nur vorübergehend auftritt, wie z.B. nach erhöhter Anstrengung, nach sehr starken emotionalen Erregungen, nach übermäßigem Genuß von Speisen oder Getränken, oder aber länger andauernd besteht.

Die Maßnahmen richten sich jeweils nach der Ursache und müssen durch den Fachtherapeuten abgeklärt werden. Die angegebenen Maßnahmen sollen die vom Therapeuten verordneten Veranlassungen unterstützen.

→ Das Essen soll salz- und fleischarm sein, auf Alkohol und Nikotin muß vollkommen verzichtet werden;
→ eventuell vorhandenes Übergewicht sollte abgebaut und Speisen nur milde gewürzt werden;
→ Tee kann in Form von Knoblauch-, Mistel-, Olivenblätter-, Bärlauch-, Löwenzahn- und Weißdornblütentee eingenommen werden;
→ Halbbäder, Sitzbäder, Fußbäder, ganz wichtig Armbäder;
→ jeden zweiten Tag eine Stunde lang einen Lendenwickel;
→ Atemtherapie während ausgedehnter Spaziergänge;
→ für Harmonie innerhalb der Familie und am Arbeitsplatz sorgen;
→ Probleme jeder Art lösen;
→ lange Autofahrten vermeiden, dabei immer wieder eine Rast mit etwas Bewegung einlegen.

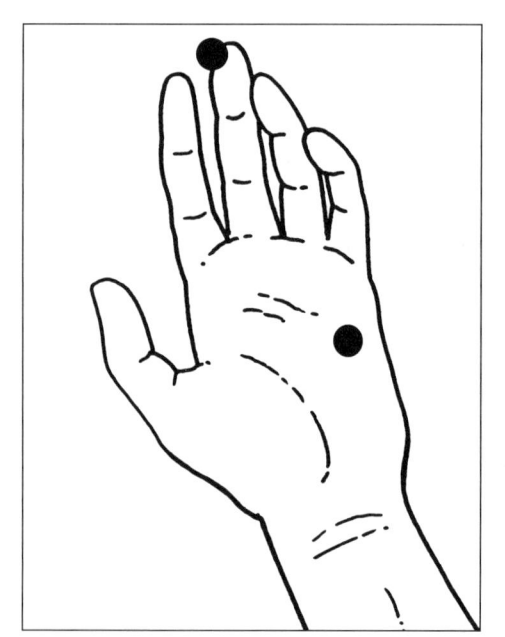

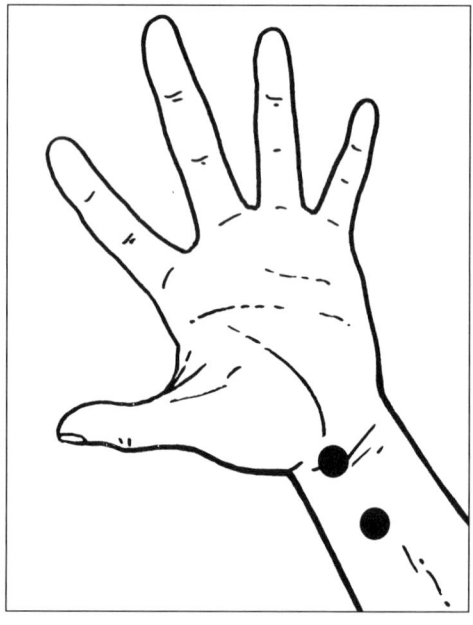

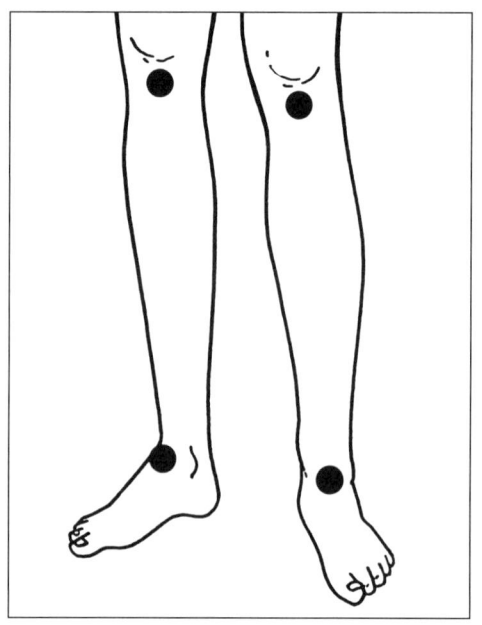

Abb. 58–60
Akupressur bei
hohem/niedrigem
Blutdruck

Tips zur biologischen Selbstbehandlung von A bis Z

Blutdruck, niedriger (Hypotonie)
Hierbei empfehle ich:
Niedriger Blutdruck läßt sich ebenfalls auf unterschiedliche Ursachen zurückführen. Diese können zum einen konstitutioneller Art, d.h. vorgegeben sein, zum anderen sind sie in einem zu großen Herzen bei Sportlern, in Nierenschäden, in Infekten, in einer ungenügenden Herztätigkeit zu suchen. Bei niedrigem Blutdruck sind die Kneippschen Anwendungen besonders wichtig.

→ Wechselduschen, Bürstenmassagen, jeden Nachmittag ein kaltes Armbad von dreißig Sekunden, Gymnastik, Waldläufe;
→ morgens langsam aufstehen, nicht ruckartig aus dem Bett springen;
→ Kuren mit Blütenpollen, Gelee Royal, Ginseng-Extrakt, Parkelp-Tabletten (Meeralgen);
→ zum Frühstück ruhig ein oder zwei Tassen Tee, der aber nur dreieinhalb Minuten ziehen darf, oder eine bis zwei Tassen Bohnenkaffee trinken;
→ viel Bewegung an frischer Luft, Sport, Atemtherapie, Ya Ya, EAS, Akupressur, Magnetpflaster.

Bluterguß
Hierbei empfehle ich:
→ Lehmwickel;
→ warme Umschläge mit Wasser unter Zusatz von Arnikatinktur; Kohlwickel bzw. Kohlwickelauflagen;
→ EAS.

Blutreinigung

Hierbei empfehle ich:

→ Die Blutreinigung sollte zum normalen Frühlingsritual eines jeden Menschen gehören, um den Körper zu entschlacken und Rückstände auszuschwemmen. Müdigkeit und Hautunreinheiten verschwinden.

→ Stoffwechselanregende Bäder und Wasseranwendungen;

→ das Ausscheidungssystem anregende Kuren unter Zuhilfenahme des geeigneten Blutreinigungstees, Hefepräparate;

→ vollkommene Reinigung des Darms mit Karlsbader Salz oder Rizinus, anschließend ein oder zwei Fastentage;

→ viel Trinken (Mineralwasser mit Kohlensäure);

→ Gymnastik;

→ Atemtherapie;

→ Tees aus Wacholderbeeren, Birkenblättern, Löwenzahn, Wegwarte und Klette;

→ viel Bewegung in frischer Luft;

→ langsam aufbauender Sport oder Jogging, Sauna, römisch-griechisches Bad.

Blutvergiftung

Hierbei empfehle ich:

→ Warme Heublumenwickel;

→ Spülungen mit Kamillentee;

→ Kompressen mit Luvos-Heilerde.

→ Die Blutvergiftung muß grundsätzlich durch einen Arzt behandelt werden. Die aufgeführten Maßnahmen stellen nur eine lindernde Therapie bis zum Aufsuchen des Arztes dar.

Tips zur biologischen Selbstbehandlung von A bis Z

Bronchialasthma

Hierbei empfehle ich:

- → Königskerzentee;
- → Senfwickel;
- → Khella-Tee,
- → Tabletten, Extrakte oder einen frischen Khella-Stengel kauen;
- → heiße Hand- und Fußbäder;
- → trocken bürsten;
- → kein Alkohol, kein Nikotin;
- → wechselwarme Waschungen;
- → Thymian-, Isländisch-Moos-, Sonnentautee;
- → salzlose Kost, viel Rohkost;
- → eventuell Fastenkuren einlegen;
- → für gute Ausleitung sorgen;
- → Magnetpflaster;
- → EAS, Ya-Ya, Akupressur;
- → viel in frischer Luft spazierengehen;
- → schwimmen.

Bronchitis

Hierbei empfehle ich:

- → Zwiebelwickel; Lärchen- und Tannenknospen;
- → alle drei bis vier Stunden eine kalte Ganzwaschung;
- → jeden zweiten Tag morgens einen Hals- oder Brustwickel für eine Stunde;
- → heiße Heublumen- oder Senfwickel über die Brust;
- → Schwitzkuren;
- → Inhalation mit heißem Dampf unter Zusatz von Eukalyptusöl

- oder japanischem Heilpflanzenöl;
- Thymiantropfen;
- Rücken und Brust mit Wärmesalbe einreiben;
- bei kalten Füßen ein heißes Fußbad;
- Sauna maximal dreißig Minuten ohne folgende Abkühlung;
- Heilgymnastik;
- Atemtherapie;
- Magnetpflaster;
- Ya-Ya, EAS zur Kupierung der Hustenanfälle;
- Akupressur;
- Tees von Isländisch-Moos, Ehrenpreis, Bibernelle, Lungenkraut, Spitzwegerich, Thymian;
- gegebenenfalls Fastentage, Saft- oder Obsttage einlegen;
- für gute Ableitung sorgen, gegebenenfalls unter Zuhilfenahme eines Klistiers;
- Zwiebelsirup.

Brustenge (Angina pectoris)
Hierbei empfehle ich:
- Regelmäßige Spaziergänge in frischer Luft mit ausgedehnter Atemtherapie;
- Aufregung vermeiden;
- für geordnete Lebensverhältnisse sorgen;
- leichte, salzarme und wenig gewürzte Kost zu sich nehmen;
- in akutem Zustand Ya-Ya: eine Klammer zwei Finger unterhalb der Mitte des linken Schlüsselbeins dreißig Sekunden im Uhrzeigersinn drehen, wodurch ein Angina pectoris-Anfall schlagartig kupiert wird;

Tips zur biologischen Selbstbehandlung von A bis Z

- → Bürstenmassagen; Wechselbäder;
- → Akupressur;
- → EAS;
- → Magnetpflaster;
- → ab und zu ein Glas Cognac;
- → Kaffee und Tee nur dann, wenn sie vertragen werden. (Hier muß jeder seine eigenen Erfahrungen sammeln. Auf jeden Fall zusätzlich den Therapeuten befragen.)

Brustfellentzündung
- → Eine Brustfellentzündung kann infolge einer Infektion oder nach Bronchialkatarrhen auftreten. Sie kann aber auch durch Tbc, Gelenkrheumatismus oder Herzerkrankungen hervorgerufen werden.
- → Deshalb ist die angegebene Therapie nur als eine begleitende zu verstehen, bis der Arzt zwecks Abklärung der Ursachen aufgesucht wird.
- → Begleitend können Wadenwickel, Senfwickel, Heublumenpackung über der Brust oder Quarkauflagen durchgeführt werden. Auch Zwiebelwickel zeigen eine günstige Wirkung.

Cuperose

Hierbei empfehle ich:
- → Lehmumschläge;
- → kalte Kompressen mit Kamille;
- → Quarkauflagen;
- → Auflagen mit Hamamelis;
- → Bürstenmassagen vorsichtig;

- → Wechselbäder;
- → Sauna;
- → römisch-griechisches Bad;
- → von Alkohol- und Nikotingenuß wird abgeraten;
- → für gute Verdauung sorgen;
- → wenig Salz zu sich nehmen;
- → möglichst wenig gewürzt essen.

Darmkatarrh

Hierbei empfehle ich:

- → ein bis zwei Fastentage einlegen;
- → Kohle oder Kaffeekohle einnehmen, um die Toxine im Darm zu resorbieren;
- → dazu Tee aus Kamille, Schafgarbe, Fenchel und Erdbeerblättern trinken oder Luvos-Heilerde innerlich verwenden;
- → blähende Speisen gänzlich vermeiden;
- → einen ›Apfeltag‹ in Verbindung mit schwarzem Tee, Gersten-, Hafer-, Reis- oder Schleimsuppen einlegen;
- → Heublumenwickel oder -bäder;
- → Heublumendampfkompressen;
- → warme Fuß- und Vollbäder;
- → täglich morgens kalte Ganzwaschungen;
- → abends ein Fußbad nehmen;
- → Wechselsitzbäder mit Haferstroh oder Heublumenabkochungen (39 bis 40 Grad) für fünf bis sechs Minuten;
- → Ya-Ya-Klammern;
- → EAS.

Tips zur biologischen Selbstbehandlung von A bis Z

Darmparasiten

Hierbei empfehle ich:
- peinlichst auf Sauberkeit achten;
- insbesondere Hände und Fingernägel mit der Bürste sauberhalten;
- nach dem Stuhlgang den After waschen, das benutzte Handtuch isoliert behandeln bzw. Wegwerfhandtücher verwenden;
- Einläufe mit Knoblauch;
- den Darm mit Bittersalzen reinigen;
- viel Sauerkraut, rohe Karotten, geschabte Zwiebeln und Knoblauch essen;
- nach einiger Zeit den Stuhl kontrollieren lassen;
- sollten dann noch Würmer vorhanden sein, den Therapeuten aufsuchen.

Depressionen
- Bei der hier beschriebenen Depression handelt es sich nur um deren exogene Form, die auf Grund von Erlebnissen, Belastungen im täglichen Leben und Umweltbereich, außergewöhnlichen Ereignissen und vieles mehr, die nicht verarbeitet wurden, verursacht wird.
- Die Depression gehört in die Hand eines fachkundigen Therapeuten, wobei in vielen Fällen die ruhige und verständnisvolle Aussprache besser ist als jedes Medikament.
- Die Naturheilkunde bietet für Depressionen besonders gute Behandlungsmöglichkeiten wie Akupunktur, Biofeedback, Umstimmungstherapien und anderes mehr. Bevor man zu einem chemischen Medikament greift, sollte man von diesen

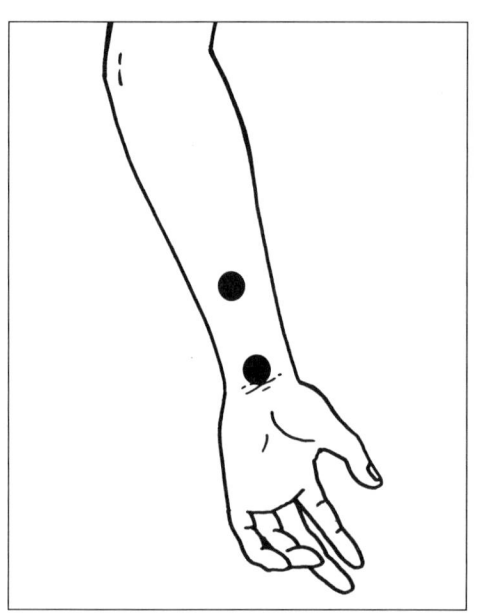

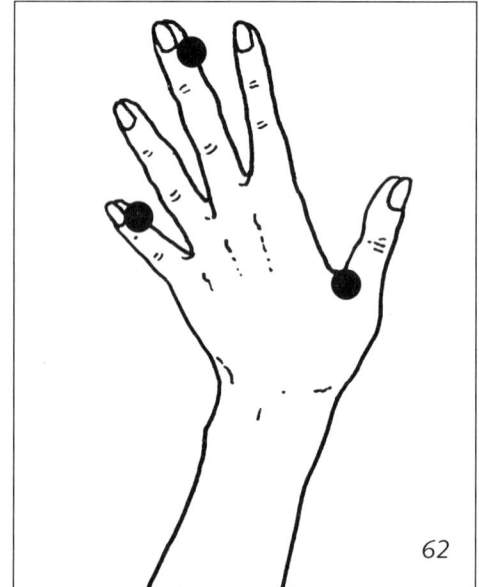

Abb. 61
Akupressur bei
Depression (linker
und rechter Arm)

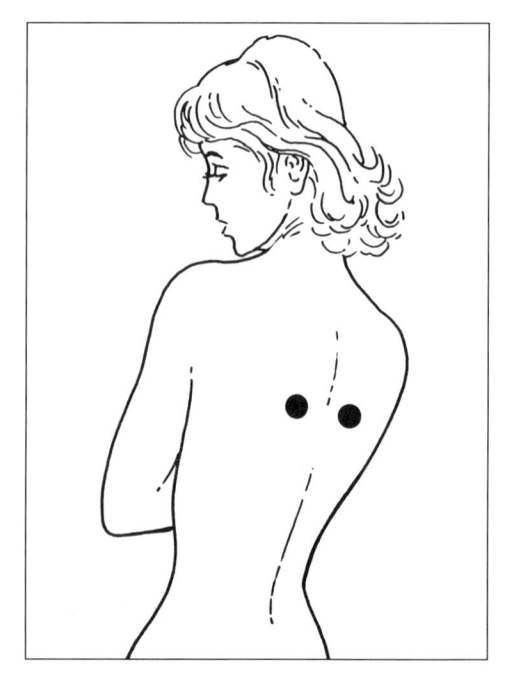

Abb. 62 u. 63
Akupressur bei
Depression

Tips zur biologischen Selbstbehandlung von A bis Z

Möglichkeiten Gebrauch machen.
→ Darüber hinaus ist dem depressiv veranlagten Menschen zu raten, das autogene Training zu erlernen.
→ Die Spannungszustände, die im Zusammenhang mit einer Depression auftreten, lassen sich durch das EAS-Verfahren und durch Ya-Ya-Klammern positiv beeinflussen. Blutdruckanomalien, Schlafstörungen und Angstzustände sollten außerdem mit Akupressur und Magnetpflastern behandelt werden.

Drüsenfieber (Pfeiffersches Drüsenfieber)
Hierbei empfehle ich:
→ Auf gute Ausleitung aus dem Darm und der Blase achten;
→ durch geeignete Maßnahmen – wie z. B. Einläufe oder Bäder – die Schweißabsonderung verstärken;
→ um den Hals kühlende Lehmwickel legen;
→ Ganzkörperabwaschungen;
→ ausleitende Hand- und Armbäder;
→ den Therapeuten aufzusuchen.

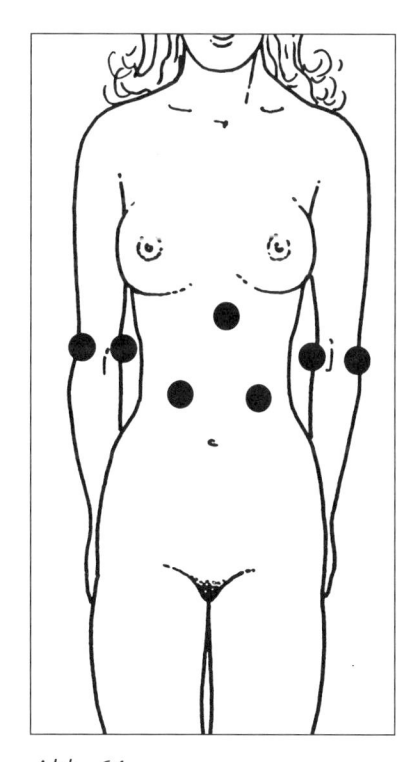

Abb. 64
Akupressur bei Depression

Durchblutungsstörungen
Hierbei empfehle ich:
→ Fußwechselbäder;

- → Sitzbäder mit Pinimenthol, gegebenenfalls Vollbäder;
- → Kohlwickel;
- → Akupressur, Magnetpflaster, Atemtherapie;
- → Knoblauchwein;
- → Salat-Weißkraut-Tinktur zum Trinken;
- → Fußreflexmassage;
- → EAS.

Durchfall

Hierbei empfehle ich:

- → einige Tage fasten, dann mit leichten Schleimsuppen und Magenschondiät beginnen;
- → nur schwarzen Tee trinken;
- → Kohle oder Kaffeekohle, gegebenenfalls Luvos-Heilerde einnehmen;
- → niemals stark stopfende Medikamente verwenden;
- → Stutenmilch;
- → warmer Bauchwickel;
- → Fußreflexmassage;
- → EAS.
- → Denken Sie bitte daran, daß Durchfall, wenn nicht eine Überdosierung von Abführmitteln vorliegt, immer eine natürliche Reaktion des Darmes ist, Schadstoffe rasch und vollkommen auszuschalten. Geben Sie deshalb ihrem Körper diese Chance zur Selbstreinigung.

Ekzem

- → Ein Ekzem ist in vielen Fällen eine allergische Reaktion oder eine Stoffwechselstörung. Häufig ist es aber nur eine Entäußerung, d.h. ein Signal des Körpers über Heilungsreaktionen, die sich im Bereich der Haut auswirken.

→ Unterstützen Sie die Ausscheidungen aus der Blase und dem Darm, führen Sie Entschlackungskuren durch, trinken Sie Tee aus Zinnkraut, Heidekraut, Stiefmütterchen, wenden Sie Bäder an mit Weizenkleie, Heilerde, Luftbäder, Umschläge mit Johanniskrautöl, Quarkpackungen.

→ Achten Sie auf eine diätische Lebensweise, nehmen Sie keinen weißen Zucker, keinen Alkohol, kein Nikotin, sondern nur leicht verdauliche Speisen und viel Rohkost zu sich.

→ Beobachten Sie außerdem sorgfältig (führen Sie eventuell Buch darüber), ob das Ekzem sich unter bestimmten Gegebenheiten, beispielsweise wenn Sie mit bestimmten Stoffen in Berührung kommen, verschlechtert (allergische Reaktionen).

Englische Krankheit (Rachitis)
Hierbei empfehle ich:
→ morgens kalte Ganzwaschungen;
→ ein- bis zweimal wöchentlich einen Leibwickel;
→ ein- bis zweimal wöchentlich ein Tauchbad von zehn Sekunden bis zu den Achselhöhlen in zwanzig Grad kaltem Wasser mit anschließender Erwärmung im Bett;
→ ein Aufenthalt am Meer oder im Gebirge ist heilsam;
→ begleitende Massage und Heilgymnastik;
→ Atemtherapie;
→ Fußreflexmassage;
→ den Therapeuten aufsuchen.

Epilepsie

Es ist richtig, daß die Epilepsie grundsätzlich in die Hand eines Neurologen gehört, denn normalerweise werden chemische Mittel verordnet, sogenannte Anti-Epileptika. Trotzdem lohnt sich ein Versuch mit naturheilkundlichen Mitteln, um sich langsam von diesen chemischen Substanzen zu lösen. Jedoch sollte dieser Versuch nach Möglichkeit mit einem Naturheilarzt oder Heilpraktiker zusammen unternommen werden. Folgende Maßnahmen empfehlen sich:

→ Sie kaufen sich eine kleine Flasche Salzsäure mit einer Pipette in der Apotheke. Füllen Sie täglich ein Glas mit frischem Wasser und geben Sie einen einzigen Tropfen Salzsäure zu, verrühren das Ganze gut und trinken es, über den Tag verteilt, mit fünf bis sechs nicht zu großen Schlucken aus. Wichtig ist dabei, daß Sie gut einspeicheln und dann erst schlucken. Diese Maßnahme macht es Ihnen in Verbindung mit Ihrem Arzt möglich, sich der chemischen Mittel langsam zu entwöhnen. Machen Sie jeden Tag eine frische Mischung. Verwenden Sie nie Reste des Vortages.

→ Zusätzlich zu dieser Behandlung sollten Sie sich durch Ihren Naturheilarzt oder Heilpraktiker Epileptasid intrakutan, ein Organpräparat aus der Klapperschlange, spritzen lassen.

→ Ferner rate ich, Epilepsan einzunehmen. Ich verweise an dieser Stelle nachdrücklich auf die entsprechende Gebrauchsanweisung, die streng eingehalten werden sollte.

Tips zur biologischen Selbstbehandlung von A bis Z

Erbrechen – Brechreiz

Hierbei empfehle ich:

→ nach Möglichkeit Fastentage einlegen;
→ nur schwarzen Tee ohne Zucker mit trockenem Zwieback;
→ dreimal täglich einen Tropfen japanisches Heilpflanzenöl pur;
→ Hoffmannstropfen;
→ Zahnprothesen entfernen;
→ nach dem Erbrechen mit geeigneten Mitteln wie z. B. Kamillentee den Mund gut ausspülen;
→ eine feuchte warme Handtuchrolle in den Nacken und ein Tuch mit Kölnisch Wasser auf die Stirn legen;
→ einen Tee aus Melisse, Kamille oder Tausendgüldenkraut trinken;
→ gegebenenfalls Luvos-Heilerde einnehmen und eine Dauerduschbrause auf den Leib geben;
→ Ya-Ya;
→ EAS;
→ Fußreflexmassage.

Erfrierung

Hierbei empfehle ich:

→ Zitronen-Öl bei Frostbeulen;
→ heiße Bäder von vierzig Grad;
→ wechselwarme Bäder;
→ Saunabäder ein- bis zweimal wöchentlich.

Erkältung

Hierbei empfehle ich:
- Senfwickel;
- Zwiebelsirup;
- alle Wasseranwendungen wie Sauna, Schwitzbad, Wickel, aufsteigende Fußbäder, ableitende Arm- und Handbäder;
- dreimal täglich ein Glas mit einer Vitamin C-Brausetablette;
- heißen Tee aus Holunder- oder Lindenblüten mit Honig und Propolis-Tropfen trinken;
- Weidenrinde, Stechpalme, Borretsch;
- bei Appetitlosigkeit Fastentage einlegen;
- für gute Ausleitung aus dem Darm und der Blase sorgen, bzw. verstärken;
- bei Bettruhe das Fenster öffnen und sich gut zudecken;
- Kamillendampfbäder unter Zusatz von japanischem Heilpflanzenöl;
- Einreibungen mit Tiger-Balsam;
- EAS;
- Ya-Ya;
- Fußreflexmassage.

Erschöpfung

Der Zustand der Erschöpfung ist meistens auf eine der Konstitution nicht angepaßte Lebensweise zurückzuführen oder aber die Folge schwerer Erkrankungen.
- Bieten Sie Ihrem Körper alles das, was er braucht, um mit diesem Zustand fertig zu werden.
- Gehen Sie viel spazieren, machen Sie eine Kur mit Gelee

Royal, nehmen Sie morgens Blütenpollen, Rosmarinbäder, oder
- machen Sie Bürstenmassagen mit Wechselbädern. Jeden Nachmittag ein kaltes Armbad von dreißig Sekunden und viel Atemgymnastik unterstützen Ihre Gesundheit.
- Ernähren Sie sich gesund, vor allem pflanzliche Kost, Verzicht auf viel Fleisch, sparsam gewürzt. Essen Sie Malzprodukte, Ginsengextrakte sowie Ovomaltine.
- Führen Sie drei- bis viermal am Tag EAS mit Ihrem Partner durch, damit Sie an seinem Potential teilnehmen.
- Finden Sie ein geeignetes Maß zwischen Spannung und Entspannung.
- Trinken Sie Stutenmilch.

Fettsucht – Übergewicht

Die Fettsucht ist entweder auf eine ungesunde Lebensweise, falsche Nahrungsaufnahme, sitzende Lebensweise oder einen anderen Mangel an Bewegung zurückzuführen. Sie kann aber auch seelische Ursachen haben oder die Folge von Hormonstörungen sein.
- Wichtig ist, die Ausscheidungsfunktionen zu verstärken, sich mehr zu bewegen und zum Beispiel gezielten Sport sowie Gymnastik zu betreiben und Rad zu fahren.
- Kalte Waschungen, Güsse, Halb-, Sitz- und Vollbäder, kalte Wickel, Schwitzbehandlungen mit kräftiger Abkühlung, Schwimmen und der Besuch einer Sauna sind ferner zu empfehlen.
- Dazu eine geeignete Lebensweise, nach Möglichkeit viel

Rohkost, salzarme, wenig gewürzte Kost, Fastentage einlegen, Obsttage, die Flüssigkeitszufuhr drosseln, gegebenenfalls auf diätetische Fastenspeisen mit hohem Eiweißgehalt, Vitaminen und Spurenelementen zurückgreifen. Dabei immer vorsichtig vorgehen und sich, falls nötig, therapeutisch beraten lassen. Liegen seelische Gründe vor, die durch das Essen kompensiert werden sollen, dann ist das Gespräch die richtige Heilmethode.

Fieber

Hierbei empfehle ich:

- → bei Fieber möglichst fasten;
- → viel Flüssigkeit (z. B. Lindenblütentee mit Honig oder Zitrone) zu sich nehmen;
- → Saft- oder Obsttage einlegen;
- → für gute Ableitung aus dem Darm und der Blase sorgen;
- → Bettruhe ist wichtig;
- → Ganzwickel mit heißem Wasser und zusätzlicher Wärmflasche sind angezeigt bzw. Halbbäder (35 bis 40 Grad) mit Heublume oder Thymian;
- → nach dem Schwitzen den Körper gut mit zwanzig Grad warmem Wasser abwaschen;
- → Tees aus Holunderblüte mit Honig, Fieberklee, Eberwurz, Stechpalme trinken.
- → Ist die Temperatur stark erhöht, dann den Therapeuten rufen. Fieber ist immer ein Anzeichen dafür, daß sich der Körper zur Wehr setzt. Deshalb sollte Fieber niemals unterdrückt werden. Das Fieber will uns etwas ›sagen‹ und ist ein Vorgang der Heilung.

Tips zur biologischen Selbstbehandlung von A bis Z

Furunkel – Karbunkel
Hierbei empfehle ich:
→ Umschläge und Leinsamen;
→ Kernseifenbäder;
→ Auflagen mit Bockshornkleesamen;
→ Auflagen mit Luvos-Heilerde;
→ für gute Ausleitungen sorgen;
→ Hefekuren durchführen;
→ Blutreinigungstees und Tees aus Gänseblümchen und Faulbaum trinken;
→ Fastentage einlegen;
→ anschließend Rohkost mit wenig Salz und mild gewürzt essen.

Fußpilzerkrankungen
Hierbei empfehle ich:
→ Bäder, versetzt mit Eichenrinde, bzw. Fußbäder aus einem Absud von Schachtelhalm nehmen;
→ häufig die Socken wechseln, nur Woll- oder Baumwollstrümpfe tragen und diese nach dem Waschen mit einer geeigneten Lösung desinfizieren;
→ niemals barfuß laufen, insbesondere nicht in Hotelzimmern, Hallenbädern oder dort, wo viele andere Menschen gehen.

Gallenblasenbeschwerden (Entzündungen)
Tritt bei Gallenbeschwerden Fieber auf oder leiden Sie unter diesen Beschwerden des öfteren, so ist in jedem Fall der Therapeut zur Abklärung aufzusuchen. An unterstützenden Maßnahmen kann folgendes angeboten werden:

→ Zunächst einmal auch hier eine Fastenkur, vor allem Bettruhe, heiße Kompressen, darauf eine mit einem Wolltuch gut abgedeckte Wärmflasche.
→ An Tees empfehle ich Pfefferminz-, Wermut-, Kamille- und Pestwurztee.
→ Keinen Alkohol, kein Nikotin, keine fetten Speisen, keinen Kuchen, keinen weißen Zucker, sondern nur Rohkost einnehmen und Teefasten durchführen. Milchwickel.

Gallensteine

Bei Gallensteinen ist ein Arzt zu Rate zu ziehen. Nach Möglichkeit sollte keine Kontraströntgung, sondern eine Ultraschalluntersuchung durchgeführt werden. Oft ist eine Operation unumgänglich; in vielen Fällen können die Steine jedoch auch aufgelöst werden. Das sollte aber immer mit Hilfe der geeigneten Mittel erfolgen, da sonst die Gefahr besteht, daß sich ein Stein in die Gallenwege setzt und zur Kolik führt.

→ Bei einem Anfall empfehle ich heiße Heublumenauflagen, Breiumschläge mit Kartoffelbrei oder Quark, Dauerbäder (38 bis 40 Grad), einen Einlauf mit Kamillentee, heißen Pfefferminztee oder aber heißes Karlsbader Wasser.
→ An Tees sind Pfefferminze, Kamille, Faulbaumrinde, Schafgarbe und Tausendgüldenkraut gut zur Linderung geeignet.
→ Ya-Ya, EAS sowie Fußreflexmassage sollten von einem darin Ungeübten nicht durchgeführt werden, da sonst Gallensteine leicht in Bewegung kommen und eine Kolik verursachen.

Gedächtnisschwäche

Bei Gedächtnisschwäche und Konzentrationsmangel sollte immer abgeklärt werden, worin die Ursachen liegen. Das kann nur der Therapeut. An begleitenden Maßnahmen kann ich folgendes empfehlen:

→ lange Ruhepausen, nur aus der Ruhe kommt neue Kraft, geistige Arbeit in Intervallen erledigen und immer wieder Ruhepausen einlegen. Viel spazierengehen, wenig fernsehen, wenig Radio hören; diätetische, aber kraftvolle Lebensweise. Fußreflexmassage, Magnetpflaster.

→ Achten Sie darauf, daß Sie genügend Vitamine und Spurenelemente zu sich nehmen. Gegebenenfalls verwenden Sie Ginseng, Eleutherococcus oder geeignete Vitamin B-Präparate.

Gelbsucht

Bei Gelbsucht immer den Arzt aufsuchen. Die Ursachen für eine Gelbsucht können eine Entzündung der Leber, eine Leberstauung, eine Infektion oder anderes mehr sein. Begleitend kann wie folgt verfahren werden:

→ auf gute Ausscheidung aus Darm und Blase achten;
→ heiße Kompressen auf den Leber-Gallen-Bereich und darauf eine mit einem Wolltuch gut abgedeckte Wärmflasche legen;
→ angewärmte Kohlblätter auf die Lebergegend legen;
→ einen Heublumensack oder Lehmumschläge auf die Leber legen;
→ Quarkumschläge auf die Leber;
→ in jedem Fall auf diätetische Lebensweise achten;

- → fettarme Schonkost, Karottensaft, Saft von roten Rüben, Brennessel- und vor allen Dingen Artischockensaft;
- → Tees aus Mariendistelsamen, Berberitzenrinde, Johanniskraut, Artischocke;
- → EAS, Magnetpflaster, Ya-Ya;
- → vorsichtige Fußreflexmassage, aber nur durch den Fachmann.

Gelenkrheumatismus (siehe auch ›Arthritis‹)
Hierbei empfehle ich:
- → mehrmals täglich heiße Heublumenwickel für eine halbe Stunde;
- → mehrmals täglich Lehmwickel für ein bis eineinhalb Stunden;
- → Prießnitzumschläge, warme Vollbäder (36 bis 38 Grad);
- → bei hohem Fieber kalte Ganzabwaschungen;
- → Prießnitzsche Brustumschläge;
- → kühle Teilwaschungen, Moorbäder, Einreibungen;
- → Rheumawäsche (z. B. ein Katzenfell) tragen;
- → für eine gute Ausleitung aus Darm und Blase sorgen;
- → Tee aus Weidenrinde, Wacholderbeeren und Wallwurz trinken;
- → verwenden Sie wenig Salz, nach Möglichkeit biologische Getreideprodukte, wenig Fleisch, sparsam gewürzt.
- → Bei Gelenkrheuma können Komplikationen an anderen Organen auftreten. Befragen Sie deshalb immer den Therapeuten.

Tips zur biologischen Selbstbehandlung von A bis Z

Geschlechtskrankheiten

Bei Geschlechtskrankheiten oder dem Verdacht auf solche muß der Arzt sofort aufgesucht werden. Nur er kann das Notwendige veranlassen.

Niemals selbst behandeln. Die Spätfolgen bei nicht sachgemäß behandelten Geschlechtskrankheiten können verheerend sein.

Gicht

Hierbei empfehle ich:

→ wöchentlich ein- bis zweimal ein Heublumenvollbad, warme Schlamm- oder Moorbäder, Kochsalzbäder;
→ legen Sie Kompressen aus Luvos-Heilerde oder aus warmen Kohlblättern oder aus Farnwurzelextrakten auf die schmerzenden Stellen;
→ eine Kur mit Wacholderbeeren- oder Birken-Elixieren;
→ Johannisöl-Einreibung;
→ trinken Sie an Tees Geißfuß, Birkenblätter, Zinnkraut und ernähren Sie sich durch eine eiweißarme Kost, wenig Fleisch, viel Vollwertkost, wenig Kohlehydrate;
→ kein Nikotin- oder Alkoholgenuß und nur pflanzliche Fette wie Distelöl oder Sonnenblumenöl zu sich nehmen;
→ Einreibungen mit Tiger-Balsam;
→ zur Beseitigung der Schmerzen gezielte EAS-Anwendung;
→ Ya-Ya;
→ Fußreflexmassage.

Grippe (Influenza)

Hierbei empfehle ich:

- Kalte Kurzwickel mit nachfolgender Trockenabreibung; kalte Ganzwaschungen;
- bei Fieber über 39 Grad zweimal täglich, bei Fieber bis 38 Grad dreistündlich ganze Kaltwaschungen mit Essigwasser; bei Kopfschmerzen kalte Fußwickel eine Stunde lang, gegebenenfalls vorher die Füße durch Reiben gut erwärmen;
- bei auftretenden Herzstörungen kalte Abreibungen der Arme;
- kalte Umschläge auf Kopf und Herz.
- Die Grippe ist eine Virusinfektion; deshalb sollten Sie nach Möglichkeit im Bett bleiben und schwitzen, was besonders wichtig ist. Nehmen Sie dafür heißen Holunderbeersaft mit Zitrone und Honig oder heißen Orangensaft, auch heißen Sanddornsaft. Sorgen Sie für eine gute Ableitung aus dem Darm und der Blase. Treiben Sie Mundhygiene. Halten Sie immer einen Salbeiabsud bereit, um den Mund damit zu spülen. Gegebenenfalls führen Sie einen Darmeinlauf durch. Teefasten oder aber nur leichte Kost bekommen dem Körper gut. Belasten Sie den Gesamtorganismus nicht durch üppiges Essen.

Gürtelrose

Hierbei empfehle ich:

- Tragen Sie eineinhalb bis zwei Stunden ein in körperwarmes Wasser eingetauchtes nasses Hemd oder ein nasses Hemd, das Sie in einen Heublumenabsud eingetaucht haben – Sie begünstigen damit die Bläschenbildung;

Tips zur biologischen Selbstbehandlung von A bis Z

→ alle drei Stunden eine Ganzabwaschung;
→ bei starken Schmerzen mehrmals täglich eine heiße Heublumenauflage für eine halbe bis zu einer Stunde;
→ betupfen Sie die schmerzenden Stellen mit Ringelblumentinktur oder legen Sie warme Kohlblätter auf;
→ auch Umschläge mit Lehm oder Luvos-Heilerde sind hilfreich;
→ für eine gute Ausleitung sorgen;
→ trinken Sie harntreibende Tees;
→ nur wenig und diätetisch essen, wenig Salz, wenig Gewürz, eine eiweißarme Vollwertkost;
→ von den Möglichkeiten des EAS oder des Ya-Ya Gebrauch machen;
→ beides kann Ihre Schmerzen wesentlich lindern;
→ verwenden Sie Weizenkeimöl.
→ Bei der Gürtelrose handelt es sich um eine Virusinfektion. Bemühen Sie deshalb den Arzt. Die Schulmedizin hat jedoch wenig durchgreifende Möglichkeiten. Früher und auch heute noch geht man zum Besprechen. Das hilft oft schlagartig.

Haarausfall
Hierbei empfehle ich:
→ Reiben Sie den Kopf mit Franzbranntwein oder Brennesseltee oder Birkensaft ein;
→ Sorge dafür tragen, daß der Kopf frei von Schuppen ist; eventuell Kopfkompressen in Form von Wickeln mit Zwiebeln machen;
→ trinken Sie Tee aus Klettenwurzeln oder Brennesselblättern oder Birkensaft;

→ Hirseprodukte bzw. frisch gemahlene Leinsaat zu sich nehmen.

Haarprobleme (fettes, stumpfes, trockenes Haar)

Haarprobleme können vielfältiger Herkunft sein. Gehen Sie entweder zum Hautarzt oder zu einem guten Friseur. Er wird Sie fachkundig beraten.

→ Achten Sie insbesondere darauf, ob die Haarprobleme eventuell ein Ausdruck von Ausleitungsstörungen im Bereich des Körpers sind.

→ Immer auf eine gute Ausleitung von Darm und Blase achten. Führen Sie Kopfmassagen durch; dafür sind keine teuren Haarwasser notwendig.

→ Franzbranntwein tut es auch.

→ Nach neuesten Erkenntnissen sollte fettiges Haar nach dem Waschen nicht geföntwerden, denn unter der Wärmeeinwirkung steigt Talg von den Wurzeln an den Haaren (wie an einem Docht) hoch und regt damit die weitere Talgproduktion an. Die Folge ist eine neue Verfettung.

Hämorrhoiden

Hierbei empfehle ich:

→ Auflagen von Luvos-Heilerde für eineinhalb bis zwei Stunden, anschließend mit warmem Kamillenabsud waschen;

→ kalte Umschläge auf den Leib;

→ Sitzbäder in warmem Wasser (23 Grad) von acht bis zehn Minuten;

→ bei Blutungen kalte Sitzbäder von zehn bis zwanzig Sekunden;

Tips zur biologischen Selbstbehandlung von A bis Z

- → wichtig ist eine absolute Hygiene; nach dem Stuhlgang den After mit Wasser waschen, dem etwas Arnika zugesetzt ist, oder feuchte Tücher verwenden;
- → Sitzbäder mit Eichenrindenabsud;
- → nicht lange sitzen, immer mal wieder aufstehen und sich Bewegung verschaffen;
- → lange Autofahrten vermeiden;
- → auf eine gesunde Ernährung achten: viel Vollwertkost, Leinsamen mit Joghurt, kein Alkohol, kein Nikotin, salzarme Kost, wenig gewürzt;
- → an Tees: Waldmeister, Honig, Klee, Kamille, Schafgarbe, Hamamelis;
- → Fußreflexmassage;
- → Ya-Ya;
- → EAS.

Halsschmerzen, Rachenentzündung (Angina)
Hierbei empfehle ich:
- → Senfwickel;
- → Lärchen- und Tannenknospen;
- → Prießnitzumschlag;
- → Halswickel mit Luvos-Heilerde;
- → Halswickel mit Arnikatinktur;
- → gurgeln mit einem Absud von Salbei;
- → reichlich Vitamin C aufnehmen, dreimal täglich eine Brausetablette von einem Gramm trinken;
- → Bibernellwurzeln kauen;
- → den Mund mit einem Absud von Salbeiblättern spülen;

- Tee von Thymian oder Echinacea;
- gegebenenfalls Mundspülungen mit Salzwasser (ein Teelöffel auf ein Glas Wasser).

Harnverhaltung

Hierbei empfehle ich:
- Spanischer Mantel;
- Leibwickel;
- Sitzbäder;
- Fußreflexmassage;
- Ya-Ya;
- EAS;
- Akupressur;
- Magnetpflaster.
- Die Ursachen durch den Therapeuten klären lassen. Falls eine Operation nicht unbedingt angezeigt ist, sollten Sie es zunächst einmal mit den angebenen Empfehlungen versuchen.

Hautentzündung (Dermatitis)

Die Ursachen können unterschiedlicher Art sein. Suchen Sie deshalb einen Therapeuten auf, insbesondere dann, wenn der Verdacht auf eine Infektionskrankheit besteht. An unterstützenden Maßnahmen kann ich folgende empfehlen:
- die Entzündungsstellen mit Kamillen- oder Stiefmütterchentee abtupfen. Lehmauflagen machen oder Kohlblätter auflegen. Unterstützend sollte an Tees Stiefmütterchentee, Heidekraut, Ringelblumen, Bittersüß eingesetzt werden;

Tips zur biologischen Selbstbehandlung von A bis Z

→ für eine gute Ausleitung aus Darm und Blase sorgen;
→ die Kost sollte eiweißarm sein. Wenig Salz und Gewürze, wenig Fleisch oder Hefe essen;
→ Ya-Ya, EAS, Fußreflexmassage.

Herzasthma

Bei Herzasthma wird der Herzmuskel zu wenig durchblutet. Es kommt zu Stauungen in der Lunge mit Atemnot und Kreislaufversagen. Bei Herzasthma sollte der Patient unbedingt einen Arzt aufsuchen.

→ Lagern Sie den Oberkörper des Patienten hoch, bis der Arzt kommt, und geben Sie ihm, wenn es sein Zustand erlaubt, ein aufsteigendes Fußbad;
→ machen Sie mit ihm Entspannungsübungen, insbesondere gelenktes autogenes Training, sowie eine Atemtherapie. Die Spannungen können Sie durch EAS und Ya-Ya spontan lindern;
→ die Fußreflexmassage sollte nur ein fachkundiger Therapeut durchführen;
→ möglichst vegetarische Kost verabreichen, für gute Ausleitung sorgen;
→ viel spazierengehen;
→ ruhige Lebensweise.

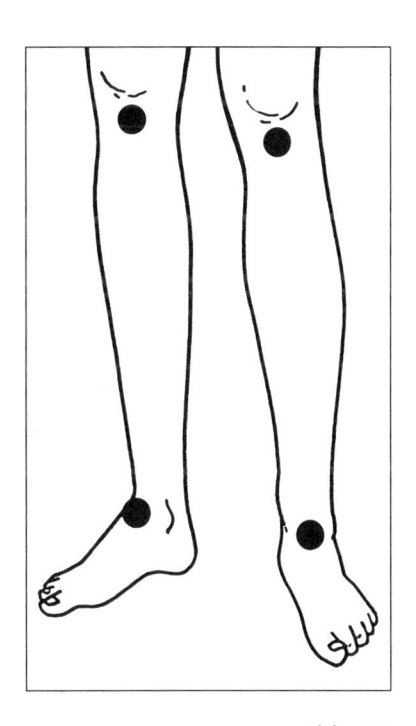

Abb. 65
Akupressur bei
Hauterkrankungen

Abb. 66 u. 67
Akupressur bei Hauterkrankungen

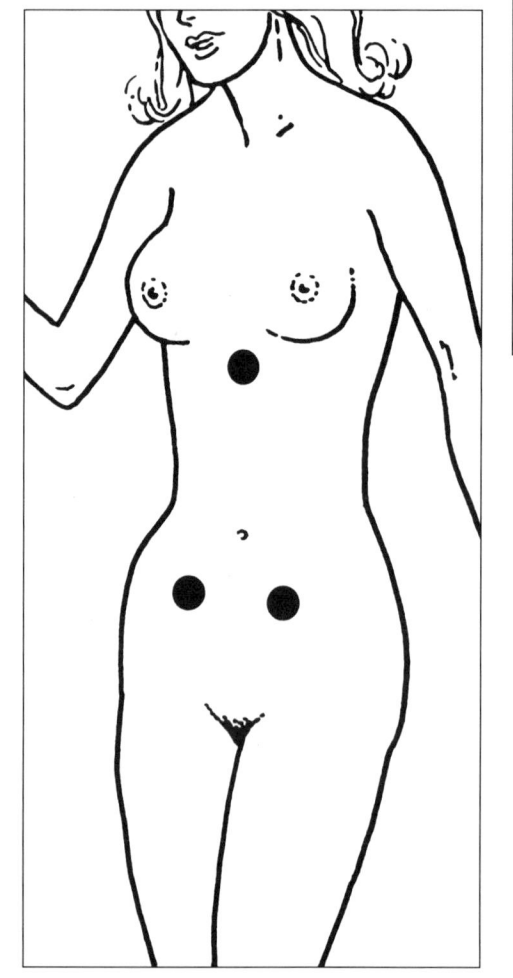

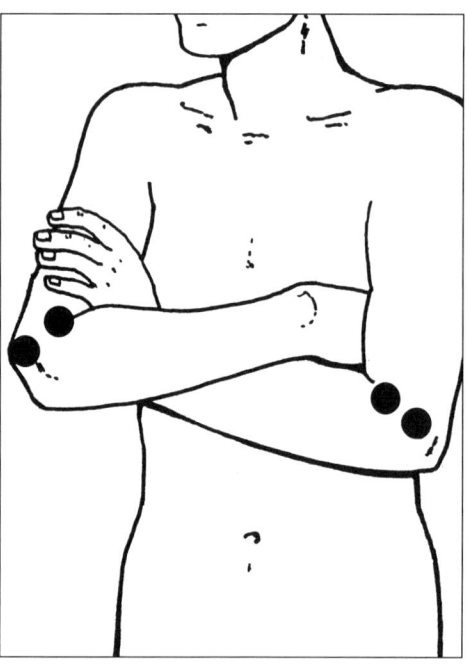

Tips zur biologischen Selbstbehandlung von A bis Z

Herzbeschwerden, nervöse
→ Vermeiden Sie seelische Spannungen und finden Sie ein ausgewogenes Verhältnis zwischen Anspannung und Ruhe;
→ achten Sie auf eine regelmäßige Lebensweise;
→ machen Sie kalte Teilwaschungen, dann Teilbäder, Armbäder, Fußbäder, kalte Umschläge, Rumpfpackungen und Atemtherapien;
→ trinken Sie Tee aus Hopfen, Baldrian, Weißdorn, Goldmelisse;
→ verwenden Sie nur pflanzliche Öle;
→ essen Sie wenig Fleisch, gar kein Schweinefleisch. Verzichten Sie auf Kaffee, und wenn Sie schwarzen Tee trinken, dann lassen Sie diesen fünfeinhalb Minuten ziehen. Nehmen Sie Frucht- oder Gemüsesäfte zu sich;
→ erlernen Sie das autogene Training;
→ machen Sie von den Möglichkeiten des Ya-Ya, EAS, der Akupressur und Magnetpflaster Gebrauch;
→ begeben Sie sich in die Hand eines erfahrenen Fußreflextherapeuten.

Herzinfarkt
→ Liegt ein Herzinfarkt oder der Verdacht auf einen Herzinfarkt vor, so rufen Sie sofort den Arzt oder den Krankenwagen.
→ Lagern Sie den Patienten bis zu deren Eintreffen erhöht. Machen Sie gegebenenfalls eine heiße Herzkompresse. Lösen Sie den Kragen und den Gürtel. Rauchen Sie nicht in Gegenwart des Patienten. Öffnen Sie das Fenster und wirken Sie beruhigend auf den Kranken ein.
→ Herzinfarktgefährdete Personen sollten auf eine ruhige

Lebensweise achten, keine tierischen Fette verzehren, den Konsum von Alkohol einschränken, nicht rauchen, keine blähenden Speisen essen.
→ Atemtherapie betreiben, autogenes Training erlernen und viel an frischer Luft spazierengehen.

Zur Pflege von Herz, Kreislauf und Gefäßen
→ Je 12 Tropfen aus ätherischen Ölen:
Zypresse, Lavendel, Salbei, Wacholder, Thymian, Rosmarin in 60 ml Alkohol 90 %, den gesamten Körper, Vorder- und Rückseite, mit dieser Lösung einreiben.
→ Unterstützendes Teerezept:
20 g Kraut von der Schafgarbe
20 g Blätter von Hamamelis
20 g Blüten vom Weißdorn
20 g Blätter von Boldo
10 g Blüten von Arnika
10 g Blätter von der Pfefferminze

2 Eßlöffel Tee auf einen Liter Wasser, 5 Minuten kochen lassen, 10 Minuten ziehen lassen, 3 mal täglich eine Tasse vor den Hauptmahlzeiten trinken.

Heuschnupfen
Hierbei empfehle ich:
→ Achten Sie darauf, gegen welche Ingredienzen Sie allergisch sind;
→ die Nasenschleimhaut nicht austrocknen lassen, sondern mit

Tips zur biologischen Selbstbehandlung von A bis Z

milden Nasensalben leicht eincremen;
→ spülen Sie die Nase mit verdünnter Ringelblumentinktur;
→ nehmen Sie Heuschnupfentropfen der DHU;
→ Wechselbäder;
→ Bürstenmassagen;
→ Fußreflexmassagen;
→ Akupressur.

Hexenschuß

Hierbei empfehle ich:

→ Kohlwickel;
→ heiße Heublumenauflagen;
→ Wechselsitzbäder;
→ heiße Heublumenhalbbäder mit anschließendem kalten Schenkel- oder Schenkelblitzguß;
→ Heilgymnastik;
→ EAS;
→ Ya-Ya;
→ Fußreflexmassage;
→ Ansetzen von Magnetpflastern;
→ das Heben schwerer Lasten vermeiden;
→ halten Sie sich warm, gegebenenfalls ein Katzenfell in den Rücken

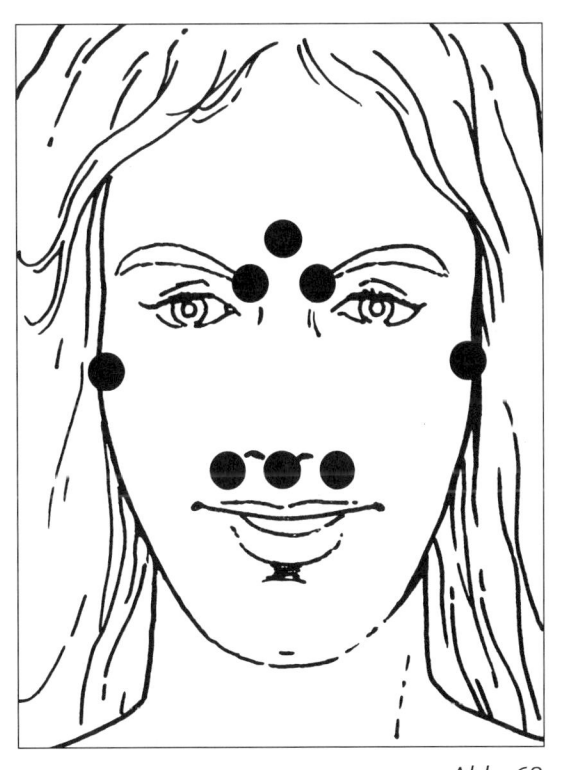

Abb. 68
Akupressur bei Heuschnupfen

legen;
- Tees von Hauhechel, Geißfuß, Weidenrinde.

Hoher Blutdruck (siehe auch S. 294)
- Je 12 Tropfen ätherisches Öl aus:
  Zypresse, Lavendel, Salbei, Wacholder, Thymian, Rosmarin in 60 ml Alkohol 90 %.
  Mit dieser Lösung den Bereich des Rückens und der Vorderseite des Körpers einreiben.
- Empfehlung für einen blutdrucksenkenden Tee:
  10 g Mistel
  10 g Holz von Süßholz
  20 g Blüten vom Weißdorn
  20 g Blätter von der Olive
  20 g Blätter von der Melisse
  20 g Kraut von der Schafgarbe
  1 bis 2 Eßlöffel auf einen Liter kochendes Wasser geben, 10 Minuten ziehen lassen, 3- bis 4mal täglich eine Tasse davon trinken.

Hühneraugen
Hierbei empfehle ich:
- Achten Sie auf Ihr Schuhwerk, insbesondere darauf, daß keine Druckstellen auftreten;
- heiße Fußbäder mit Meersalz, Malvenblättern, Thujatinktur.

Tips zur biologischen Selbstbehandlung von A bis Z

Husten und Hustenreiz

Hierbei empfehle ich:

→ Senfwickel;
→ Zwiebelwickel;
→ Lärchen- und Tannenknospen;
→ Zwiebelsaft;
→ Prießnitzumschläge;
→ dreimal täglich Lehmwickel für ein bis eineinhalb Stunden;
→ morgens kalte Ganzwaschungen;
→ abends ein kaltes oder heißes Fußbad (40 Grad);
→ Anregung der Ausscheidungen über Darm und Blase;
→ Kamillendampfinhalationen mit ein bis zwei Tropfen japanischem Heilpflanzenöl;
→ Tee von Tannenknospen, Himbeer- und Brombeerblättern, Thymian;
→ täglich dreimal ein Gramm Vitamin-C-Brausetabletten;
→ heißer Zitronensaft mit Honig;
→ Ya-Ya;
→ EAS;
→ Akupressur;
→ Magnetpflaster;
→ Fußreflexmassage.

Infektiöse und entzündliche Zustände

→ Je 12 Tropfen ätherische Öle aus: Thymian, Kiefer, Minze, Salbei, Eukalyptus und Zitrone in 60 ml Alkohol 90 %.

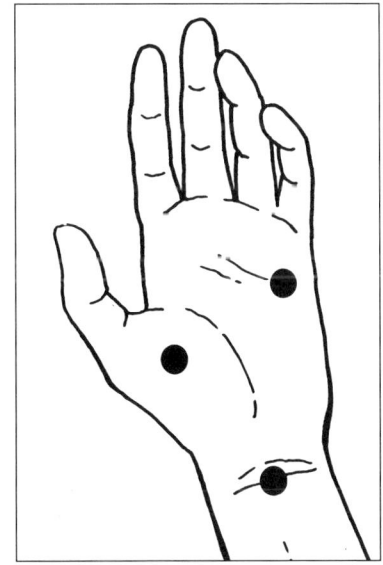

Abb. 69 Akupressur bei Husten

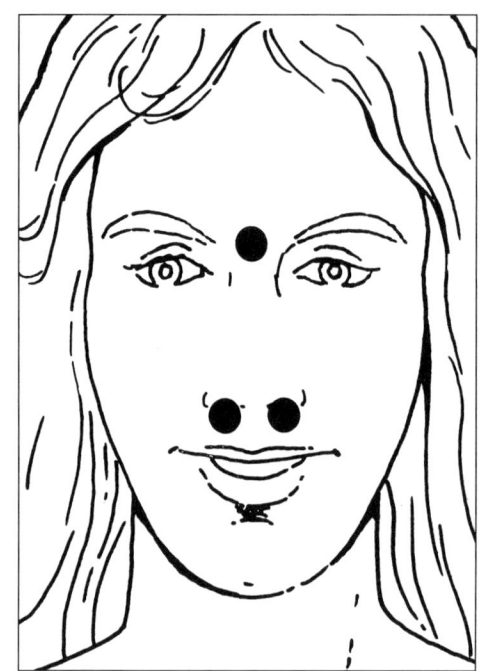

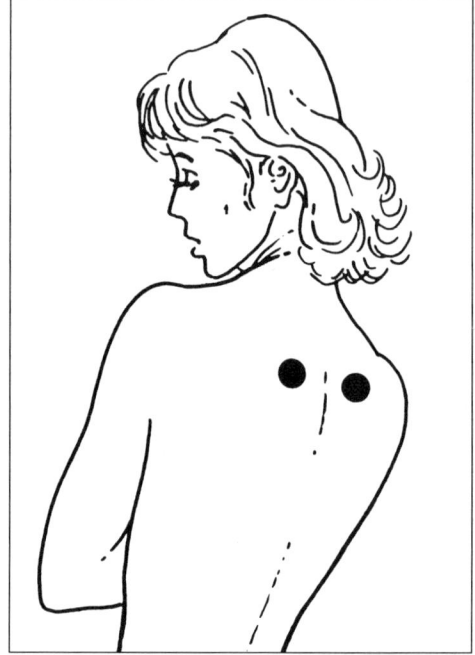

Abb. 70 u. 71 Akupressur bei Husten

- → Tee-Therapieergänzung:
  je 20 g Kraut vom Thymian, Blüten vom Lavendel, Kraut vom Origanum, Blätter von der Pfefferminze, Kraut vom Estragon; 2 Eßlöffel voll auf einen Liter kochendes Wasser geben, 10 Minuten ziehen lassen, durchseihen und über einen Tag verteilt 1 Liter Tee trinken.
- → den Bereich des Nackens, der Schultern und des kleinen Beckens auf der Vorder- und Rückseite des Körpers morgens und abends mit der ätherischen Lösung einreiben;
- → harmonisierenden Ausgleich aller Systeme und zur allgemeinen Abwehrstimulation sollten die Vorder- und Rückseite

Tips zur biologischen Selbstbehandlung von A bis Z

des Körpers im Wechsel mit den Reflexzonen der Hände und Füße einmal täglich behandelt werden.

Insektenstiche

Hierbei empfehle ich:

→ die Stichstelle mit Efeutinktur oder Zwiebeln betupfen;
→ nehmen Sie eine Arnikatinktur oder einen Ringelblumentee zur Anfertigung von Kompressen, oder streichen Sie einfach Honig auf Bienen- oder Wespenstiche;
→ dreimal täglich ein Gramm Vitamin C mit Calcium trinken;
→ bei auftretender Blutvergiftung, was man am Anschwellen der Lymphdrüsen sehen kann, sofort einen Arzt aufsuchen;
→ Tiger-Balsam;
→ EAS direkt an der Stichstelle;
→ Fußreflexmassage der Lymphzonen.

Ischias

Hierbei empfehle ich:

→ heiße Heublumenauflagen;
→ heiße Voll-, Halb- oder Sitzbäder (37 bis 40 Grad) unter Zusatz von Heublumen;
→ warme Kochsalzbäder;
→ Lehmauflagen;
→ Senfwickel;
→ Moorbäder oder Packungen;
→ für gute Ableitung über den Darm und die Blase sorgen;
→ Tee aus Weidenrinde, Birkenblättern, Schachtelhalm;
→ wenig Kohlehydrate essen, Alkohol und Rauchen vermeiden,

- Vollwertkost;
→ EAS;
→ Ya-Ya;
→ Magnetpflaster;
→ Fußreflexmassage;
→ Tiger-Balsam;
→ eventuell den Therapeuten aufsuchen.

Kater nach Alkoholgenuß
Hierbei empfehle ich:
→ die Ausscheidung über Blase und Darm anregen;
→ Leber- und Nierentee trinken;
→ heiß-kalte Wechselduschen;
→ Atemtherapie;
→ gezielte Gymnastik in frischer Luft bis zum Schwitzen;
→ Pfefferminztee;
→ Enzian;
→ Kopfschmerzen gegebenenfalls durch Ya-Ya unterdrücken.

Kehlkopfkatarrh, Heiserkeit
Hierbei empfehle ich:
→ Prießnitzumschläge;
→ zwei- bis dreimal täglich Lehmwickel für ein bis eineinhalb Stunden;
→ morgens kalte Ganzwaschungen, abends kaltes oder heißes Fußbad (40 Grad);
→ beim Zubettgehen einen Fußwickel für eine Stunde;
→ Wickel mit Essig- oder Arnikawasser, eventuell Kohlblatt-

Tips zur biologischen Selbstbehandlung von A bis Z

auflage;
- → gurgeln Sie mit einem Absud von Salbei;
- → Kamillentee unter Zusatz von einem oder zwei Tropfen japanischem Heilpflanzenöl inhalieren;
- → nehmen Sie Emser Wasser mit Milch;
- → Tee von Arnika, Salbei, Lavendel, Süßholz;
- → öfter schwarzen Tee mit einem Löffel Honig und einigen Tropfen Propolis;
- → unterdrücken Sie den Husten durch Ya-Ya, EAS, Magnetpflaster, Akupressur.

Keuchhusten

Hierbei empfehle ich:
- → viel an frischer Luft spazierengehen;
- → kalte Ganzwaschungen;
- → ansteigende Bäder mit Thymian;
- → Lehmpackungen;
- → streichen Sie Honig auf die Brust und machen Sie dann anschließend eine Packung;
- → leichte Mahlzeiten, viel Gemüse, keine Süßigkeiten, wenig Fett, keinen weißen Zucker;
- → trinken Sie einen Tee aus Thymian oder Holunderblüten mit Honig und Propolis;
- → unterdrücken Sie die Anfälle durch EAS, Ya-Ya, Akupressur und Magnetpflaster;
- → inhalieren Sie Kamillendampfbäder unter Zusatz von japanischem Heilpflanzenöl.

Kinderlähmung

Hierbei empfehle ich:

- morgens kalte Ganzabwaschungen;
- kalte Halbbäder (14 bis 18 Grad);
- dreimal wöchentlich ein heißes Heublumenhalbbad (39 Grad);
- jeden Abend ein kaltes Fußbad von einer bis zwei Minuten;
- Massagebehandlung;
- unterstützen Sie den Heilungsvorgang des Kindes durch EAS, indem Sie es am Kräftepotential Ihres Körpers teilhaben lassen;
- verwenden Sie Magnetpflaster und Fußreflexmassage;
- beim Auftreten von Kinderlähmung ist ein Arzt zu befragen.

Knochenhautentzündung

Hierbei empfehle ich:

- Wickel mit Luvos-Heilerde oder mit Quark;
- das betroffene Glied ruhig stellen;
- örtliche Anwendung von EAS, Magnetpflastern und vorsichtiger Fußreflexmassage;
- bestreichen Sie die befallenen Stellen mit Propolis.

Koliken

Hierbei empfehle ich:

- Bestreichen Sie den Leib in kreisförmigen Bewegungen (im Uhrzeigersinn) mit beiden flachen Händen;
- legen Sie warme Kompressen mit Essigwasser auf;
- ansonsten rufen Sie sofort den Therapeuten, damit er die Ursache der Kolik abklären kann. Hinter einer Kolik kann sich vieles verbergen. Experimentieren Sie hier nicht.

Tips zur biologischen Selbstbehandlung von A bis Z

Kopfschmerzen (Neuralgien)

Kopfschmerzen sind immer ein Alarmsignal. Lassen Sie deshalb durch einen Therapeuten abklären, worauf die Kopfschmerzen zurückzuführen sind. Ist die Ursache klar, so können Sie selbst unterstützend eingreifen.

→ Machen Sie viele Spaziergänge an frischer Luft;
→ legen Sie heiße Kompressen, d. h. ein gerolltes und in warmes Wasser getauchtes Frottiertuch in den Nacken und ein kaltes Taschentuch auf die Stirn;
→ nehmen Sie Wechselfußbäder. Machen Sie einen warmen Darmeinlauf;
→ schnelle Hilfe können Sie durch Ya-Ya, EAS und Fußreflexmassagen erzielen;
→ trinken Sie Kamillentee, Pfefferminztee, ernähren Sie sich leicht, meiden Sie schwere Speisen, Nikotin und Alkohol.
→ gezielte Atemtherapie;
→ massieren Sie mit vorsichtigem Druck im Uhrzeigersinn beide Schläfen.

Krampfadern

→ Ziehen Sie keine einengende Kleidung, insbesondere zu enge Hosen, an;
→ im Bett legen Sie gegebenenfalls das Keilkissen unter die Beine, damit diese etwas höher liegen;
→ gehen Sie viel spazieren, bzw. treiben Sie Sport;
→ verwenden Sie Lehmwickel oder Auflagen von Quark. Machen Sie Wechselfußbäder mit Heublumen. Bei bereits be-

stehenden Entzündungen wenden Sie am besten Umschläge mit einem Absud von Zinnkraut an. Trinken Sie Tee aus Roßkastanie, Hamamelis, Löwenzahn;
- → sorgen Sie für eine leichte Vollwertkost. Vermeiden Sie tierische Fette, Alkohol und Nikotin;
- → achten Sie auf eine gute Ausleitung aus dem Darm und der Blase, insbesondere auf den Stuhlgang;
- → setzen Sie gezielt EAS bzw. Ya-Ya ein. Fußreflexmassage durch den geschulten Therapeuten.

Kreislaufstörungen

Treten Kreislaufstörungen häufiger auf, so sollten Sie sich in die Behandlung eines Therapeuten begeben. Die Ursachen können verschiedener Art sein und müssen abgeklärt werden.

Mit unterstützenden Maßnahmen kann wie folgt verfahren werden:
- → Bürstenmassagen; Wechselbäder;
- → Wechselduschungen;
- → Ganzwaschungen;
- → jeden Nachmittag ein kaltes Armbad von dreißig Sekunden; Rosmarinbäder;
- → essen Sie nur leichte Vollwertkost; vermeiden Sie tierische Fette;
- → weichen Sie auf Distelöl, bzw. Sonnenblumenöl aus;
- → auf Nikotin- und Alkoholgenuß verzichten;
- → finden Sie das richtige Maß zwischen Spannung und Entspannung;
- → gezielte Atemtherapie;
- → viel Bewegung an frischer Luft mit unterschiedlicher Lei-

stungsbeanspruchung;
- → trinken Sie als Tee Rosmarin, Ginseng, Weißdorn, Taigawurzel;
- → machen Sie von den Möglichkeiten des EAS, Ya-Ya und Magnetpflastern Gebrauch;
- → gezielte Fußreflexmassage durch den Therapeuten.

Kreuzschmerzen

Denken Sie daran, daß Kreuzschmerzen ein Alarmsignal für anderweitige Erkrankungen sein können. Wenn Sie keine unmittelbare Erklärung für plötzlich auftretende Kreuzschmerzen haben, bzw. ständig unter diesen leiden, suchen Sie einen Therapeuten auf, um die Ursache abklären zu lassen.

An unterstützenden Maßnahmen können Sie wie folgt verfahren:

- → Moorbäder bzw. Wickel mit Moor;
- → Heublumenabsud;
- → heiße Heublumen- bzw. Kartoffelmusauflagen;
- → Vollwertkost;
- → für eine gute Ausleitung aus dem Darm und der Blase sorgen, gegebenenfalls das Gewicht reduzieren;
- → vorsichtige Gymnastik;
- → Atemtherapie;
- → besonders gut eignen sich EAS, Ya-Ya bzw. Fußreflexmassagen zur Linderung der Schmerzen.

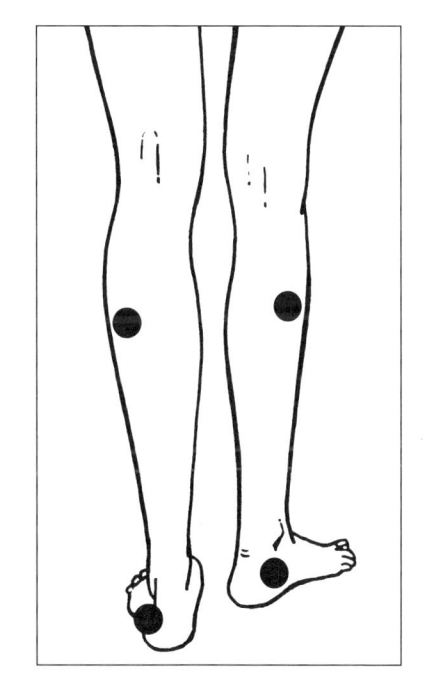

Abb. 72
Akupressur bei allgemeinen Schmerzpunkten

Kropf

Hier müssen die Ursachen abgeklärt werden; lassen Sie deshalb diese Krankheit durch einen Therapeuten auskurieren. In Abstimmung mit dem Therapeuten kann folgende unterstützende Therapie angewandt werden:

- → mineralsalzreiche Kost, bzw. täglich ein bis zwei Tabletten Parkelp;
- → Anregung des Stoffwechsels durch Wechselduschen;
- → Bürstenmassagen;
- → Tautreten;
- → Wassertreten;
- → kalte Kurzwickel;
- → Stimulation durch EAS, Fußreflexmassage und Ya-Ya.

Leberbeschwerden

Alle Erkrankungen im Leber- und Gallenbereich bedürfen der fachkundigen Behandlung durch einen Therapeuten.

Die angegebenen Maßnahmen können daher nur unterstützende Hilfestellungen sein, die die Therapie sehr positiv abrunden können:

- → Machen Sie täglich eine Auflage durch einen Heublumensack, bzw. Quarkpackungen auf den Bereich der Leber;
- → viel Bettruhe;
- → vermeiden Sie nach Möglichkeit chemische Medikamente, denn diese belasten die Leber noch mehr;
- → trinken Sie Artischockenextrakt, bzw. Tee aus Löwenzahn, Pfefferminze, Ringelblume, Mariendistel, Enzian, Tausendgüldenkraut;
- → reiben Sie den Bereich der Leber mit Johanniskrautöl ein;

Tips zur biologischen Selbstbehandlung von A bis Z

→ nehmen Sie eine fett- und eiweißarme Diät ein, viel Rohkost;
→ verzichten Sie auf tierische Fette;
→ verwenden Sie nur Distelöl und Sonnenblumenöl;
→ essen Sie nichts Gebratenes, bzw. Fritiertes;
→ genießen Sie keinen Alkohol und kein Nikotin;
→ eine Karottendiät sowie Rettichsaft und Stutenmilch helfen Ihnen bestimmt;
→ machen Sie ganz gezielt von den Möglichkeiten des EAS Gebrauch;
→ die Fußreflexmassage gehört in diesem Fall in die Hand des geschulten Therapeuten.

Lebererkrankungen und Lebergesunderhaltung
→ Je 12 Tropfen aus ätherischen Ölen wie folgt:
Minze, Zitrone, Rosmarin, Salbei in 60 ml Alkohol 90 %.
→ Tee zur Pflege von Gallenblase und Leber:
5 g Kraut vom Marrubium,
10 g Kraut vom Wermut,
10 g Kraut von Centaurium,
10 g Wurzel von der Zichorie,
10 g Holz vom Süßholz,
15 g Wurzel vom Löwenzahn,
20 g Blätter vom Boldo,
20 g Blätter von der Pfefferminze.
2 Eßlöffel auf einen Liter Wasser geben, 10 Minuten kochen und 10 Minuten ziehen lassen, vor den Mahlzeiten ein bis zwei Tassen davon warm trinken.
Morgens und abends den Bereich beider Rippenbögen (eine

Handbreite unter- und oberhalb des Rippenbogens) mit der ätherischen Lösung einreiben, desgleichen den Headschen Bereich der Leber und Gallenblase.

Luftschlucken

In den meisten Fällen ist das Luftschlucken die Folge eines zu hastigen und nervösen Essens, eines Essens im Stehen.

→ Setzen Sie sich deshalb zum Essen hin, essen Sie in Ruhe, schalten Sie ab, konzentrieren Sie sich nur auf das Essen, kauen Sie Ihre Nahrung gut durch, gegebenenfalls machen Sie vor dem Essen Entspannungsübungen und autogenes Training;

→ trinken Sie vor dem Essen einen Enziantee, zum Essen einen Tee aus Kümmel, Schafgarbe, Tausendgüldenkraut;

→ tritt Luftschlucken beim Säugling in verstärktem Maße auf, dann ist es meistens auf eine zu große Öffnung im Sauger zurückzuführen. Setzen Sie hier einen neuen Sauger ein.

Lungenentzündung

Hierbei empfehle ich:

→ Senfwickel;

→ Zwiebelwickel;

→ kalte Brust- oder Kurzwickel für eine Stunde;

→ Fußwickel;

→ täglich zwei- bis dreimal einen Kartoffelwickel für ein bis zwei Stunden;

→ über den Tag verteilt, vier- bis fünfmal Teilwaschungen (gegebenenfalls mit Essigwasser) durchführen;

Tips zur biologischen Selbstbehandlung von A bis Z

- → in jedem Fall Bettruhe wahren;
- → bei geöffnetem Fenster gut abgedeckt liegen;
- → nasse Socken im Bett tragen;
- → Umschläge mit Quark;
- → an Tees sind Thymiantee, Lungenkraut, Spitzwegerich gut geeignet;
- → Propolis-Tropfen; Fastentage einlegen;
- → wenig trinken;
- → Obstdiät; Entlastung durch EAS;
- → leichte Fußreflexmassage;
- → für eine gute Ausleitung aus dem Darm und der Blase sorgen.

Lungenerweiterung – Blähung

Auch hier gehört die Abklärung der Krankheitssymptome zunächst in die Hand eines Therapeuten. Die angegebenen Maßnahmen sollten unterstützender Natur sein:

- → Wechselbäder und Bürstenmassagen das ganze Jahr über;
- → jeden Nachmittag ein kaltes Armbad von dreißig Sekunden;
- → tägliche kalte Oberkörperabwaschungen (gegebenenfalls mit Essigwasser);
- → vermeiden Sie Erkältungen, aber nicht dadurch, daß Sie sich zu dick anziehen, sondern indem Sie sich abhärten;
- → öfter in frischer Luft spazierengehen und eine gezielte Atemtherapie vornehmen;
- → für eine gute Ableitung sorgen;
- → blähende Speisen vermeiden;
- → Kümmeltee trinken;
- → EAS;

- → Fußreflexmassage;
- → Khella-Tee.

Magen- und Darmbeschwerden, nervöse
Hierbei empfehle ich:
- → Essen Sie immer nur, wenn Sie Ruhepausen haben;
- → essen Sie nicht ›zwischendurch‹ in Hast und im Stehen;
- → kauen Sie ordentlich;
- → machen Sie vor dem Essen gegebenenfalls fünf Minuten autogenes Training, oder gehen Sie in frischer Luft spazieren und machen dabei Atemübungen;
- → nach dem Essen können Sie einen warmen Leibwickel anlegen;
- → Ya-Ya-Anwendungen;
- → EAS-Anwendungen;
- → Magnetpflaster;
- → Akupressur;
- → nervöse Magen- und Darmbeschwerden sind immer Ausdruck eines insgesamt nervösen Verhaltens und nur Begleitsymptome;
- → bauen Sie psychische Spannungen ab;
- → harmonisieren Sie insgesamt;
- → als Tee empfehle ich Kamille, Kümmel, Johanniskraut;
- → essen Sie bewußt kleine Mengen;
- → verzichten Sie auf schwere Speisen, Nikotin und Alkohol.

Magen- und Darmkatarrh
Die Ursachen für einen Magen- und Darmkatarrh können

unterschiedlicher Natur sein. Wenn dieser chronisch oder über längere Zeiträume auftritt, müssen Sie einen Therapeuten aufsuchen.
→ Zunächst einmal für eine gute Ausleitung über den Darm und die Blase sorgen;
→ dann resorbieren Sie eventuelle Giftstoffe aus dem Darm durch Kohle oder Kaffeekohle, Luvos-Heilerde innerlich;
→ legen Sie einige Fastentage ein (Teefasten), gegebenenfalls mit rohen, geriebenen Äpfeln, jedoch ohne Kerngehäuse (500 bis 600 Gramm täglich) oder mit ungeschältem, gekochtem Reis, nichts dazu;
→ bei Fieber empfiehlt sich Bettruhe, bei Schmerzen heiße Auflagen;
→ Prießnitzumschläge um den Leib;
→ ein heißes Sitzbad mit kurzen Kälteanwendungen;
→ als Tee verwenden Sie Isländisch-Moos, Schafgarbe, Tausendgüldenkraut, Kamille, Johanniskraut; Fußreflexmassage, insbesondere in den Lymphgebieten;
→ Ya-Ya;
→ EAS;
→ Magnetpflaster.

Magenübersäuerung, Sodbrennen, Magengeschwür
In vielen Fällen ist auch dieses Leiden ein nervöses Syndrom. Achten Sie darauf, daß Sie grundsätzlich immer nur in Ruhepausen essen und nicht zwischendurch.
→ Sorgen Sie für eine psychische Harmonierung;
→ verzichten Sie auf Alkohol und Nikotin, auf Süßes wie z. B.

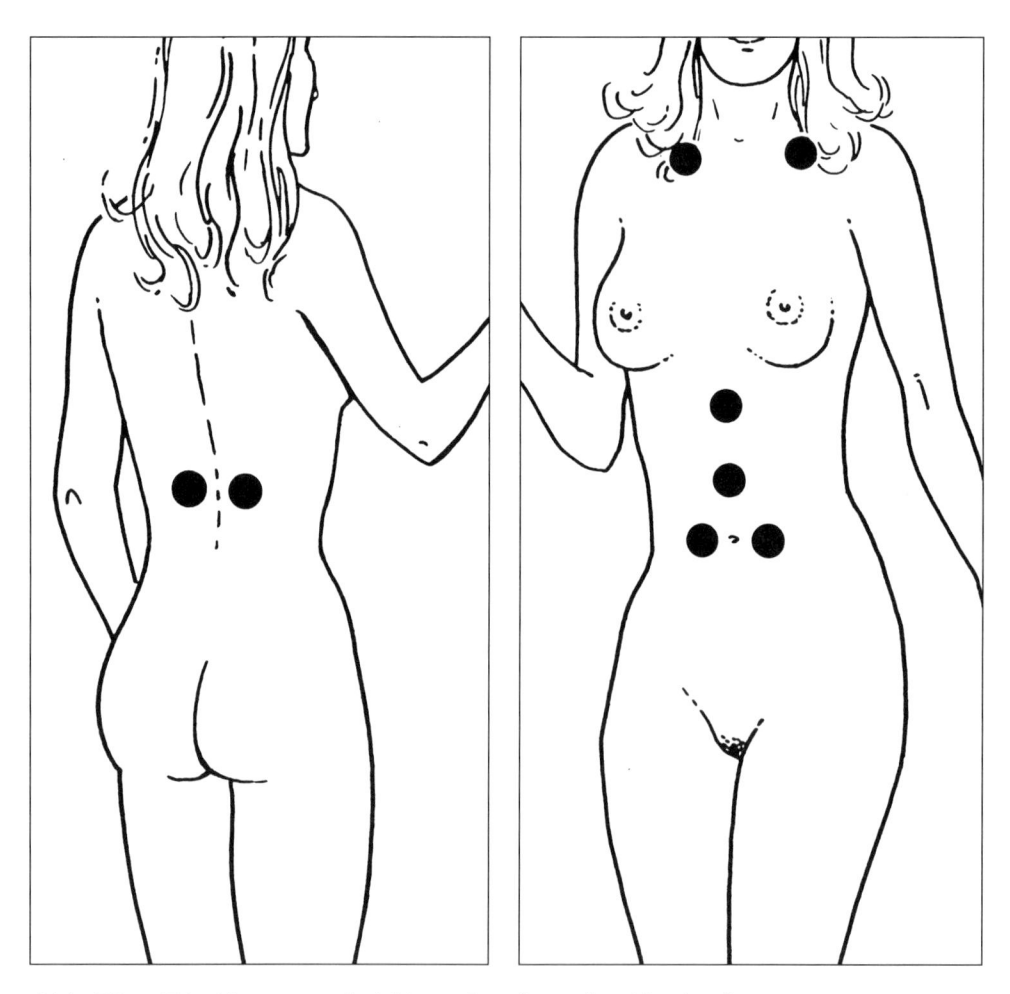

Rolf Stühmer – Das große Buch der Naturheilkunde

Abb. 73 u. 74 Akupressur bei Magenbeschwerden-Verstopfung

Bonbons und Torten. Immer nur kleine Mengen, leicht verdauliche Mengen essen:
→ nach dem Essen gegebenenfalls heiße Leibauflagen machen;
→ Spaziergänge mit Atemtherapie, autogenes Training und kalte Ganzabwaschungen sind empfehlenswert;

Tips zur biologischen Selbstbehandlung von A bis Z

→ essen Sie zwischendurch ein Stück Lakritz und nehmen Sie etwas Luvos-Heilerde innerlich zu sich;
→ an Tees trinken Sie Johanniskraut, Tausendgüldenkraut, Kamille, Pfefferminze, auch Süßholz. Ernähren Sie sich vorwiegend vegetarisch;
→ verwenden Sie unbedingt Ya-Ya. Eine Klammerung auf dem zweiten Zeh zeigt rasche Wirkung. EAS, Fußreflexmassage, Magnetpflaster.

Mandelentzündung

Tritt diese Entzündung des öfteren auf und wird sie insbesondere von hohem Fieber begleitet, dann immer einen Therapeuten aufsuchen. Ansonsten empfehle ich:

→ Prießnitzumschläge;
→ morgens kalte Ganzwaschungen;
→ abends kalte Fußwickel;
→ bei Fieber Bettruhe;
→ Hals-Lehmwickel;
→ kalte Wadenwickel;
→ Heublumenwickel;
→ Zwiebelwickel;
→ für eine gute Darm- und Blasenentleerung sorgen;
→ geben Sie Zitronensaft mit Honig und Propolis sowie an Tees Bibernelle, Spitzwegerich, Kamille, Thymian zu trinken;
→ zusätzlich Magnetpflaster;
→ Ya-Ya; Fußreflexmassage der lymphatischen Zonen.

Masern

Hier handelt es sich um eine Infektionskrankheit, die unter Umständen Komplikationen zur Folge haben kann. Ziehen Sie aus diesem Grund immer einen Therapeuten zur Behandlung hinzu.

→ Grundsätzlich sollte Bettruhe eingehalten und für eine genügende Sauerstoffzufuhr gesorgt werden. Das Zimmer sollte in leichtem Dämmerlicht liegen;

→ achten Sie darauf, daß der Patient schwitzt, was durch das Tragen (eine Stunde) eines in Salzwasser oder in Heublumenabsud getauchten Hemdes beschleunigt wird. Ist der Ausschlag voll entwickelt, dann nehmen Sie alle drei bis vier Stunden kalte Ganzabwaschungen vor. Bei Fieber über 39 Grad sind Wadenwickel und bei Husten Brustwickel angezeigt;

→ nach Möglichkeit fasten und Obsttage einlegen; danach langsam mit vegetarischer Kost wieder beginnen;

→ für eine gute Ausleitung über den Darm und die Blase sorgen.

Menièresche Krankheit (Drehschwindel)

Auf jeden Fall sollte hier der Therapeut hinzugezogen werden, da es sich um Durchblutungsstörungen handelt, die vielerlei Ursachen haben können.

→ Verzichten Sie auf alle Genußmittel wie Alkohol oder Nikotin;

→ tropfen Sie gegebenenfalls auf Watte etwas Bilsenkrautöl, und stecken Sie es ins Ohr;

→ einige Fastentage einlegen und für eine gute Darm- und Blasenentleerung sorgen;

→ Waden- und Leibwickel. Kalte Fußbäder.

Menstruationsbeschwerden

Auch hier können die Ursachen unterschiedlicher Natur sein, weshalb Sie bei anhaltenden Menstruationsbeschwerden immer den Therapeuten befragen sollten. In vielen Fällen ist jedoch der Grund dieser Beschwerden in einer nervösen Gesamtbefindlichkeit zu suchen. Eine Harmonisierung des psychischen Bereichs ist folglich die Grundvoraussetzung für eine Schmerzminderung.

→ Partnerschaftliche Probleme ausschalten;
→ viele Spaziergänge an frischer Luft;
→ Gymnastik;
→ ein richtiges Maß zwischen Spannung und Entspannung;
→ Atemtherapie;
→ vor der Menstruation ansteigende Fuß- und Sitzbäder;
→ heiße Wickel um den Leib oder Dampfkompressen;
→ gegebenenfalls heiße Kamillendampfbäder;
→ als Tee Taubnessel, Kamille, Goldmelisse;
→ besonders hilfreich sind Ya-Ya, Magnetpflaster, EAS;
→ Fußreflexmassage nach Abklärung der Ursachen durch den Fachtherapeuten.

Migräne

Migräne ist oft Ausdruck eines anderen Grundleidens. Bei chronisch auftretender Migräne ist unbedingt ein Therapeut aufzusuchen. Bedenken Sie dabei aber auch, daß chemische Medikamente zwar die Symptome beseitigen können, jedoch zu anderen körperlichen Belastungen führen, insbesondere, wenn diese über Jahre eingenommen werden. Deshalb empfehle ich Ihnen, zunächst einmal von den Möglichkeiten der Naturheilkunde

Gebrauch zu machen:

- → Entspannungsübungen;
- → Autogenes Training;
- → Atemgymnastik;
- → ein richtiges Maß zwischen Anspannung und Entspannung;
- → ansteigende Fußbäder;
- → kalte Wadenwickel;
- → heiße Frotteenackenrollen mit kalten Tüchern auf der Stirn;
- → morgens Ganzwaschungen oder Lendenwickel;
- → jeden Nachmittag ein kaltes Armbad von dreißig Sekunden;
- → immer nur in Mittelgebirgsklima (800 m ü.d.M.) Urlaub machen;
- → Massage insbesondere im Schulter-Nacken-Bereich;
- → hilfreich sind Akupressur, Magnetpflaster, Ya-Ya, EAS und Fußreflexmassagen.
- → Bei Migräne sollte diätetisch verfahren und auf Zucker- und Weißmehlprodukte verzichtet werden, dafür sollten Obst, Gemüse, Fleisch, Eier, Milch und Käse gegessen werden und zwischen den Hauptmahlzeiten einige Radieschen, eine Scheibe Gurke oder eine Tomate. Es gibt aber ganz verschiedene Arten von Migräne, und deshalb kann auch nicht garantiert werden, daß ein und das gleiche Rezept immer hilft.

Mitesser

Hierbei empfehle ich:

- → Dampfbäder mit Kamillenextrakt;
- → Kompressen mit Gurkensaft;
- → Zwiebelkompressen;

→ vermeiden Sie jedes Ausdrücken, das gibt häßliche Narben und entstellt das Gesicht.

Mittelohrentzündung

Die Mittelohrentzündung gehört auf jeden Fall in die Hand des Fachtherapeuten. Als begleitende Maßnahmen empfehle ich:
→ Zwiebelwickel;
→ Wattepfropfen, mit Johannisöl getränkt, ins Ohr stecken;
→ für eine gute Ableitung über den Darm und die Blase sorgen;
→ Fastentage einlegen;
→ Magnetpflaster;
→ gezielte Fußreflexmassage über die Lymphzonen;
→ Prießnitzwickel;
→ Windzug unbedingt meiden.

Multiple Sklerose

Multiple Sklerose muß auf jeden Fall durch einen Fachtherapeuten behandelt werden. Zur Unterstützung empfehle ich:
→ Fußreflexmassage;
→ Magnetpflaster;
→ EAS;
→ Massagen;
→ Atemtherapien;
→ kalte Ganzabwaschungen;
→ Bürstenmassagen;
→ für eine Harmonisierung des psychischen Bereichs sorgen.

Mumps – Ziegenpeter

Bei Mumps einen Therapeuten hinzuziehen. Es handelt sich um eine Infektionskrankheit mit hoher Ansteckungsgefahr. Gleichzeitig können unabsehbare Folgeschäden auftreten. Als begleitende Maßnahmen empfehle ich:

→ warme Umschläge;
→ bei höherem Fieber Wadenwickel;
→ mehrmals über den Tag verteilt, kalte Ganzabwaschungen;
→ bei Eiterungen feucht-heiße Heublumenumschläge auf die Ohren und die Hoden;
→ die Patienten sollten isoliert werden;
→ als Tee Salbei (auch zum Mundspülen), Thymian, Lindenblüten;
→ für eine gute Ausleitung sorgen;
→ nur leichte Speisen zu sich nehmen, möglichst wenig kauen;
→ Fußreflexmassage;
→ Magnetpflaster;
→ zur allgemeinen Harmonisierung EAS.

Mundschleimhautentzündung – Mundfäule

Bei Mundschleimhautentzündungen können unterschiedliche Ursachen vorliegen. Sie können das Resultat einer Allergie sein, aber auch infolge schlecht sitzender Prothesen auftreten bzw. die Folge von Infektionskrankheiten oder kranker Zähne sein, deshalb unbedingt einen Zahnarzt aufsuchen. Als vorbeugende Maßnahmen empfehle ich:

→ dreimal täglich ein Glas Vitamin C (1 Gramm Brausetabletten);
→ den Mund stündlich mit Salbei, Kamille oder Zitronenwasser

Tips zur biologischen Selbstbehandlung von A bis Z

spülen;
→ ein Absud von Myrrhe; Packungen mit Luvos-Heilerde oder Leinsamen auf die Wangen;
→ für eine gute Ableitung über den Darm und die Blase sorgen;
→ Ya-Ya-Behandlung;
→ EAS-Behandlung;
→ Fußreflexmassage insbesondere der lymphatischen Zonen.

Muskelkater

Hierbei empfehle ich:
→ heiße Auflagen;
→ Dampfduschen;
→ Dampfmassagen;
→ Besuch einer Sauna;
→ heiße Vollbäder;
→ kalte Ganzabreibungen;
→ Bürstenmassagen;
→ leichte Gymnastik;
→ Atemtherapie;
→ gezielte Anwendungen auf die verspannten und schmerzenden Bereiche mit EAS und Magnetpflastern;
→ unterstützende Massage der Füße.

Nasenbluten

Hierbei empfehle ich:
→ Treten die Blutungen öfter auf oder kommen sie nicht zum Stillstand, müssen Sie einen Therapeuten aufsuchen;
→ kalte Umschläge auf den Nackenbereich und Wechselfuß-

bäder;
- auch morgendliches Tautreten als Prophylaxe ist hilfreich;
- häufig barfuß laufen;
- Fußreflexmassage;
- vermeiden Sie ›Nasenbohren‹;
- setzen Sie milde Nasentropfen oder Nasenöl ein (z. B. Coldastop).

Nervenentzündung

Auch hier können die Ursachen unterschiedlich sein. Treten die Entzündungen des öfteren auf oder sind sie chronisch, konsultieren Sie in jedem Fall einen Therapeuten. Ansonsten empfehle ich:
- heiße Heublumenauflagen;
  Lehmauflagen;
- Arnika-Umschläge;
- auch kalte Wickel und Güsse;
- vorsichtige Bewegungsübungen;
- als Tee nehmen Sie Baldrian, Hopfen, Johanniskraut, Waldmeister;
- den Tee allerdings nur fünfeinhalb Minuten ziehen lassen;
- setzen Sie auf jeden Fall Ya-Ya, EAS und Akupressur ein;
- Magnetpflaster verwenden;
- vorsichtige Fußreflexmassage.

Nesselfieber

Es handelt sich hierbei um eine allergische Reaktion der Haut.
- Überprüfen Sie Ihre Umwelt darauf hin, wodurch die Reaktionen ausgelöst werden.

Tips zur biologischen Selbstbehandlung von A bis Z

→ Hilfreich sind kühlende Umschläge mit Zinnkrautabsud oder Essig, Lehmwickel, Quarkauflagen;
→ trinken Sie täglich dreimal ein Glas Vitamin C mit Calcium;
→ machen Sie von den Möglichkeiten des EAS und des Ya-Ya Gebrauch;
→ beim Einsatz von Magnetpflastern Vorsicht walten lassen, da gegebenenfalls allergische Reaktionen auftreten können;
→ vorsichtige Fußreflexmassage.

Nierenentzündung

Die Nierenentzündung gehört auf jeden Fall in die Hand eines Therapeuten. Die geschilderten Maßnahmen sind aus diesem Grund immer nur als Begleitbehandlungen zu verstehen:

→ kalte Ganzwaschungen;
→ kalte Lenden- und Kreuzwickel;
→ spanischer Mantel;
→ heiße Heublumenauflagen;
→ die Nieren und Füße warm halten;
→ tragen Sie gegebenenfalls einen Leibwärmer, und legen Sie ein Katzenfell auf die Nieren;
→ für eine besonders gute Ableitung über den Darm und die Nieren sorgen;
→ soll die Tätigkeit der Nieren angeregt werden, so trinken Sie Tee aus Eschenblättern, Liebstöckel, Wacholderbeeren, Heidekraut;
→ sollen die Nieren beruhigt werden, dann nehmen Sie Tee aus Beerentraubenblättern, Zinnkraut zu sich;
→ machen Sie Leinsamenauflagen auf die Nieren;

- → von den positiven Möglichkeiten des EAS, Ya-Ya und der Akupressur Gebrauch machen;
- → der mehrtägige Einsatz von Magnetpflastern ist zu empfehlen;
- → eine Fußreflexmassage sollte, immer nur durch den Fachtherapeuten dosiert, vorgenommen werden.

Nierensteine (Nierengrieß)

Bei Nierensteinen sollte immer der Therapeut aufgesucht werden. Hier können Komplikationen bzw. starke Schmerzen auftreten. Unterstützend empfehle ich:

- → heiße Umschläge auf die Nierengegend;
- → heiße Vollbäder;
- → ein Heublumensack auf die Nierengegend bzw. Luvos-Heilerde;
- → machen Sie Sitzbäder mit Haferstroh oder Zinnkraut;
- → bei auftretenden Koliken heiße Dampfkompressen;
- → ernähren Sie sich leicht, gegebenenfalls Teefastenkuren;
- → sorgen Sie für eine gute Ausleitung aus dem Darm und der Blase;
- → Fußreflexmassage nur durch den fachkundigen Therapeuten vornehmen lassen;
- → EAS-Behandlung.

Ohrgeräusche – Ohrensausen
Hierbei empfehle ich:
- → Wechselfußbäder;
- → Bürstenmassage;
- → Ganzabwaschungen;

- gesunde leichte Ernährung;
- gute Ausleitung aus dem Darm und den Nieren;
- Ya-Ya;
- EAS;
- Fußreflexmassage;
- verwenden Sie Magnetpflaster;
- gegebenenfalls nehmen Sie einen Wattebausch, getränkt mit Johannisöl oder Bilsenkrautöl, ins Ohr;
- kalte Fußbäder.

Periodenschmerzen

Chronische Periodenschmerzen treten, wie man festgestellt hat, bei sehr sportlichen, schlanken Frauen wesentlich öfter und heftiger auf als bei normalgewichtigen. In diesem Zusammenhang fand man zum Beispiel heraus, daß in einem Ballett tanzende Mädchen oder durchtrainierte Sportlerinnen von diesen üblen Monatsschmerzen wesentlich öfter angegriffen werden als normalgewichtige Durchschnittsbürgerinnen.

- Kontrollieren Sie deshalb, ob Ihr Gewicht wirklich dem Ihrer Konstitution entspricht. Wir wissen, daß wir nicht übergewichtig sein sollen, aber zu wenig Gewicht ist genauso schädlich. Oft kann schon eine Gewichtszunahme um drei bis vier Kilogramm die Regelschmerzen wesentlich herabmildern bzw. Regelabweichungen normalisieren.

Prostatavergrößerung

Bei einer Vergrößerung der Prostata muß immer der Facharzt hinzugezogen werden. Bei der Therapie kann wie folgt verfahren

werden:
- → langes Sitzen vermeiden;
- → zwischendurch immer wieder spazierengehen;
- → warme Dampfbäder des Unterleibs;
- → Sitzbäder unter Zusatz von Zinnkraut, Kamille, Mikromooran, Pinimenthol oder geeigneten Fertigpräparaten;
- → auf jeden Fall eine Unterkühlung der Niere und Blase verhindern;
- → leichte, reizlose Kost;
- → kein Genuß von Nikotin, Alkohol oder schwarzem Tee;
- → für eine psychische Harmonisierung sorgen;
- → Schwierigkeiten beim Wasserlassen können vielfach durch Ya-Ya, EAS und Fußreflexmassage beseitigt werden.

Quetschungen
Hierbei empfehle ich:
- → zu Beginn Umschläge mit Essigwasser, Lehm oder Quark;
- → kalte Wickel;
- → Kohlblattumschläge;
- → im zweiten Stadium Umschläge mit Arnika;
- → Auflagen roher Kartoffeln;
- → Bewegungsübungen;
- → als Tee Arnika, Wegerichblätter;
- → Heilgymnastik;
- → gezielte Anwendungen von EAS, Fußreflexmassage und Magnetpflastern.

Tips zur biologischen Selbstbehandlung von A bis Z

Regelstörungen (Blutungen außerhalb der normalen Periode)

Grundsätzlich sei gesagt, daß, wenn Schmerzen im Bereich des Unterleibs der Frau oder Zwischenblutungen auftreten, immer ein Arzt zur fachlichen Abklärung aufgesucht werden sollte. Aber wenn hier festgestellt wird, daß keine krankhaften Veränderungen vorliegen, dann gibt es unterschiedliche Gründe, die die Veranlassung für diese Schmerzen sein können.

Es kann zum Beispiel ein Hormonmangel sein. In diesen Fällen bietet die Natur verschiedene Hilfsmittel an. Ein Präparat, das hier sehr gut hilft, insbesondere auch bei jungen Mädchen, ist Remifemin oder Agnolyt.

→ Es müssen nicht immer gleich Östrogene in Form von Tabletten oder Spritzen sein. Die Gynäkologen sind sich über die Wirkung zusätzlich verabreichter Östrogene nicht einig, und die Meinungen gehen hier weit auseinander. Sehr häufig ist natürlich auch die Pille schuld. Nicht jede Pille wird gleichermaßen vertragen.

→ Auch falsch verstandene Hygiene während der Periode kann die Veranlassung sein, besonders wenn Tampons verwandt werden. Ein Tampon sollte nicht zu oft gewechselt werden, auf jeden Fall nicht, bevor er gut durchfeuchtet ist, da sonst die Möglichkeit besteht, daß trockene Reste im Vaginalraum haften bleiben und zu Entzündungen führen. Bei Frauen, die eine Spirale tragen, sollte überlegt werden, ob diese während der Mensis überhaupt Tampons verwenden. Denn durch das heraushängende Fädchen kann die Spirale in die Scheidenhöhle verschoben oder sogar mit herausgezogen werden.

→ Bei klimakterischen Beschwerden empfehle ich das Präparat

Mastodynon (morgens und abends dreißig Tropfen). Die unangenehmen Begleiterscheinungen wie Hitzewallungen, Unwohlsein, Depressionen können damit sehr gut gelindert werden. Das Mittel muß dann jedoch über einen längeren Zeitraum wirklich regelmäßig eingenommen werden. Bitte beachten Sie, daß die wohltuende Wirkung dieses Präparates erst etwa vierzehn Tage bis drei Wochen nach Einnahme auftritt. Herrschen während des Klimakteriums depressive Stimmungen vor, so sollte man zusätzlich entweder Auroplatin als Tropfen oder Hyperforat einnehmen.

Reisekrankheit

Hierbei empfehle ich:

→ Wenn Sie mit dem Auto oder dem Schiff reisen, lassen Sie den Blick immer in die Ferne schweifen; stecken Sie gegebenenfalls einen mit Cognac getränkten Wattetampon ins Ohr;

→ kauen Sie Zitronenschnitzel;

→ vor Reisebeginn nur ganz leichte Kost zu sich nehmen;

→ während der Reise sollte nach Möglichkeit auf Essen vollkommen verzichtet werden;

→ Ya-Ya;

→ EAS;

→ Magnetpflaster;

→ Akupressur.

Rekonvaleszenz-Schwäche

Hierbei empfehle ich:

→ sorgen Sie für eine geregelte Lebensweise, insbesondere für

Tips zur biologischen Selbstbehandlung von A bis Z

- eine psychische Harmonisierung;
→ ein geregeltes Maß zwischen Streß und Entspannung finden;
→ legen Sie Ruhepausen ein;
→ bewegen Sie sich viel an frischer Luft mit gezielter Atemtherapie;
→ belasten Sie sich nur schrittweise;
→ Wechselduschen;
→ Bürstenmassagen;
→ jeden Nachmittag kalte Armbäder von dreißig Sekunden;
→ gezielte Vollwertkost zu sich nehmen;
→ verzichten Sie auf tierische Fette, Distelöl, Weizenkeimöl, Weizenkeime, Hefe;
→ viel Rohkost;
→ als Tee Taigawurzel, Ginseng;
→ Ya-Ya;
→ EAS;
→ Fußreflexmassage;
→ Magnetpflaster.

Rheuma

Bei Rheuma immer einen Therapeuten hinzuziehen. Die Ursachen können unterschiedlicher Art sein. Nach deren Abklärung kann jedoch der Rheumatiker viel für sich selbst tun, um seine Schmerzen in ertragbaren Grenzen zu halten. Hierbei empfehle ich:
Bäder;
→ Packungen;
→ geeignete Wäsche;
→ Quarkauflagen;
→ Lehmauflagen;

- → Bürstenmassagen;
- → eine ruhige, geordnete Lebensweise sowie die richtige Einstellung der Krankheit gegenüber finden;
- → für eine gute Ausleitung aus dem Darm und der Blase sorgen;
- → Vollwertkost, viel Rohkost;
- → vollkommener Verzicht auf Alkohol und Nikotin;
- → Bäder mit Rosmarin, Farnkraut, Senf- und Heublumen, gegebenenfalls Wacholder;
- → Tees aus Hauhechel, Heidekraut, Brennessel, Geißfuß, Birkenblättern;
- → Saft-Fastenkuren einlegen und dabei Rettich- oder Selleriesaft trinken;
- → die Schmerzen lindern durch EAS, Ya-Ya, Magnetpflaster;
- → gezielte Fußreflexmassage durch den Fachtherapeuten.

Rheuma, Arthritis

Rezept zum Einreiben der schmerzhaften Gebiete morgens und abends:

- → Ingwertinktur 180 g ätherische Öle aus:
    je 6 g Origanum und Wacholder (ca. 120 Tropfen),
    2 g Kamille (ca. 20 Tropfen),
    15 g Terpentin (ca. 300 Tropfen),
    das Ganze mit Rosmarin-Alkoholat auf 500 ml auffüllen.

Schlaganfall

Hierbei empfehle ich:

- → kalte Essigwasser-Fußwickel bis zu den Knien;
- → kalte Auflagen auf den Leib;

Tips zur biologischen Selbstbehandlung von A bis Z

- Ganzwaschungen und Bürstenmassagen;
- Lendenwickel;
- viel Bewegung;
- Massagen;
- EAS;
- Ya-Ya;
- Fußreflexmassagen;
- Magnetpflaster sind besonders hilfreich.
- Ansonsten gehört ein Schlaganfall in die Hand eines Therapeuten. Sie können jedoch viel zur Gesundung beitragen. Stabilisieren Sie Ihre eigenen Kräfte. Glauben Sie fest daran, daß Sie die Folgen überwinden können und wollen.

Schlaflosigkeit
Hierbei empfehle ich:
- Machen Sie abends vor dem Zubettgehen einen Spaziergang mit Atemtherapie;
- autogenes Training;
- Wassertreten;
- kalte Fußbäder;
- trinken Sie vor dem Zubettgehen einen Tee aus Goldmelisse, Johanniskraut, Fenchel oder Melisse; ein Bad mit Schafgarbe, Waldmeister oder Lavendel wirkt Wunder;
- abends den Magen nicht durch zu große oder schwere Mahlzeiten belasten;
- vor dem Zubettgehen nur kleine Mahlzeiten zu sich nehmen;
- in jedem Fall setzen Sie EAS, Ya-Ya oder Akupressur ein;
- Spannungen durch Fußreflexmassage abbauen.

Schluckauf

Der Schluckauf ist zumeist auf Nervosität zurückzuführen oder die Folge eines zu kalten Getränkes. Allgemeingültige Maßnahmen gibt es hier nicht.

- Versuchen Sie es doch einmal mit heißen Leibauflagen, d. h. mit heißen Kompressen auf den Bauch;
- atmen Sie tief ein, und halten Sie für zwanzig Sekunden die Luft an, oder atmen Sie tief ein, halten dann Nase und Ohren zu und schlucken;
- an Tees können Sie Fenchel, Pfefferminze, Melisse, gegebenenfalls Anis trinken.

Schnupfen

Hierbei empfehle ich:

- kalte Ganzwaschungen;
- heißes Fußbad (40 Grad);
- Fußwickel;
- bei Fieber Wadenwickel;
- Kamillenkopfbad mit einem Tropfen japanischen Heilpflanzenöls;
- Fastenkuren;
- Teekuren;
- möglichst wenig trinken;
- Nasenspülungen mit einem Zinnkrautabsud;
- dreimal täglich eine Brausetablette Vitamin C von einem Gramm;
- für eine gute Ableitung aus dem Darm und der Blase sorgen;
- eine Zwiebel auf den Nachtschrank;

Tips zur biologischen Selbstbehandlung von A bis Z

- → Zwiebelsirup;
- → Ya-Ya;
- → Fußreflexmassage der Lymphzonen.

Schrunden

Hierbei empfehle ich:
- → Hier ist Hygiene ganz besonders wichtig;
- → verwenden Sie immer nur milde Hautsalben;
- → machen Sie Auflagen von einem Absud von Quittenkernen oder von einem Hamamelis-Extrakt; nehmen Sie morgens fünfzehn Tropfen A-E Mulsin forte (Vitamin A);
- → EAS.

Schuppen

Hierbei empfehle ich:
- → Führen Sie Massagen der Kopfhaut mit fetthaltigen Haarwassern oder mit Klettenwurzelöl durch; Sie können aber auch mit Rizinusöl gut durchmassieren;
- → Zubereitung eines Extraktes, wobei Kamille mit Glyzerin im Verhältnis 1:1 gemischt wird;
- → sorgen Sie für genügende Vitaminzufuhr (insbesondere Vitamine A, D und F);
- → verwenden Sie Weizenkeimöl und Hirseextrakt;
- → waschen Sie die Haare mit einem Absud von Brennesseln, Klettenwurzelöl, Rosmarin.

Schuppenflechte

Suchen Sie einen Hautarzt auf. Die Behandlung ist schwierig, aber

Sie sollten in jedem Fall unterstützend mitwirken:
- Nehmen Sie viel Luft- und Sonnenbäder;
- machen Sie Kompressen mit Brennesselsaft,
- Quarkkompressen;
- Einreibungen mit Tiroler Steinöl;
- baden Sie mit Tiroler Steinöl;
- für eine gute Ableitung aus dem Darm und der Blase sorgen;
- verwenden Sie Milchzucker und keinen weißen Zucker;
- trinken Sie Tees von Fenchel, Bittersüß, Storchschnabel;
- Saftfastenkuren einlegen und sich nach Möglichkeit vegetarisch und salzarm ernähren;
- vermeiden Sie tierische Fette und Eiweiß;
- setzen Sie gezielt EAS und Magnetpflaster ein.

Schweiß (übermäßiger Hand-, Fußschweiß)
Hierbei empfehle ich:
- Sorgen Sie für einen geregelten Stoffwechsel;
- auf die Ausscheidungen aus Darm und Blase achten;
- Bürstenbäder; Bäder unter Zusatz von Zinnkraut oder Eichenrinde;
- Sauna;
- kalte Wechselduschen;
- trinken Sie Tee aus Zinnkraut und Salbei;
- nehmen Sie wenig Flüssigkeit zu sich;
- ernähren Sie sich gesund.

Tips zur biologischen Selbstbehandlung von A bis Z

Schwindel

Hierbei empfehle ich:

→ Bürstenmassage;
→ jeden Nachmittag ein kaltes Armbad von dreißig Sekunden;
→ Beingüsse;
→ viel spazierengehen mit Atemtherapie;
→ gezielte Gymnastik an frischer Luft;
→ schlafen Sie bei offenem Fenster;
→ den Genuß von Nikotin und Alkohol vermeiden;
→ gesunde Vollwertkost, viel Rohkost;
→ machen Sie ein gezieltes Kreislauftraining;
→ trinken Sie Tee aus Pfefferminz und Rosmarin;
→ EAS;
→ Ya-Ya;
→ Magnetpflaster; Fußreflexmassage.

Sonnenbrand – Selbstbehandlung

Vorbeugung ist wesentlich. Verwenden Sie immer geeignete Sonnenschutzmittel.

→ Verlängern Sie Ihren Aufenthalt in der Sonne nur stufenweise und bewegen Sie sich dabei;
→ bei Sonnenbrand die verbrannten Hautstellen mit kaltem Wasser begießen;
→ legen Sie rohe Kartoffeln und frische Efeublätter auf;
→ machen Sie Auflagen mit Johannisöl;:
→ durch das Auflegen von dünngeschnittenen Gurkenscheiben kann ein schmerzhafter Sonnenbrand viel leichter ertragen werden. Die Hitze wird durch die Gurkenscheiben abgezogen,

und der Saft der Gurke beruhigt die angegriffene Haut;
→ bei stärkeren Verbrennungen unbedingt einen Therapeuten aufsuchen.

Sonnenstich

Hierbei empfehle ich:
→ Beim Sonnenstich ist ein Arzt sofort hinzuzuziehen;
→ legen Sie den Patienten als Erste-Hilfe-Maßnahme in den Schatten;
→ waschen Sie ihn kalt ab;
→ machen Sie kalte Umschläge auf den Kopf, Nacken und das Herz;
→ bleiben Sie bei dem Patienten bis zum Eintreffen des Arztes.

Stirnhöhlenentzündung – Nasennebenhöhlenentzündung
Bei chronischen Stirnhöhlenentzündungen besteht die Gefahr von Komplikationen; deshalb immer einen Therapeuten aufsuchen. Ansonsten empfehle ich:
→ Kamillendampfbäder unter Zusatz von Eukalyptus oder japanischem Heilpflanzenöl bzw. Thymian;
→ ansteigende Fuß-, Sitz- und Halbbäder;
→ bei Fieber Leib- und Wadenwickel;
→ bei starken Eiterungen Auflagen von Zwiebel, Leinsamen oder Bockshornklee;
→ für eine gute Ausleitung aus dem Darm und der Blase sorgen;
→ trinken Sie wenig;
→ machen Sie gegebenenfalls Fastentage, oder essen Sie acht bis vierzehn Tage Rohkost;

Tips zur biologischen Selbstbehandlung von A bis Z

- EAS;
- Magnetpflaster;
- Ya-Ya;
- Fußreflexmassage.

Stutenmilch

Ein großer Teil der heutigen Zivilisationskrankheiten, wie z. B. Stoffwechselstörungen, Gefäßerkrankungen, Herzkrankheiten, Herzinfarkte, Krebs usw., ist durch eine jahrzehntelange vitalstoffarme Ernährung gefördert worden. Deshalb ist es von großer Bedeutung, daß in der naturbelassenen Stutenmilch ein altes, seltenes Heilmittel der östlichen Völker wiederentdeckt wurde. Stutenmilch ist eine dünnflüssige, fettarme Albumin-Globulin-Milch, die von allen Säugetierarten der Frauenmilch am ähnlichsten ist. Sie ist darüber hinaus eine Bifidus-Milch, da sie Wuchsstoffe für das im Darm so wichtige Bakterium Bifidum enthält. Sie beeinflußt den Verdauungsprozeß im Magen- und Darmtrakt, saniert die Darmflora und regeneriert die Leber- und Bauchspeicheldrüsenfunktion bei erwachsenen und alten Menschen ebenso wie bei Kindern.

Es wäre unsinnig, nur einen Faktor hervorzuheben, der für die auffallende Wirkung der Stutenmilch namhaft gemacht werden kann. Vielmehr besitzt sie insgesamt einen günstigen Wirkungseffekt auf den menschlichen Körper.

Hauptanwendungsgebiete: Leber-, Magen- und Darmstörungen, besonders chronische Entzündungen der Magen- und Zwölffingerdarmschleimhaut, Durchfälle und Verstopfungen, chronische Dickdarmentzündungen und Bauchspeicheldrüsenschwäche. Unerreicht ist ihre Wirkung bei akuten und chronischen Leberstörungen bis hin zu Leberzirrhose und zum Leberkrebs.

In der Tumor-Nachbehandlung und zur Prophylaxe wurden in Einzelfällen zum Teil erstaunliche Ergebnisse erzielt, ohne daß der

Tips zur biologischen Selbstbehandlung von A bis Z

genaue Wirkungsmechanismus geklärt wäre. Stutenmilch kommt zum Einsatz bei Pickeln, Akne, Ekzemen, nach Herzinfarkten, Schlaganfällen, bei Durchblutungsstörungen im Gehirn, besonders bei Prä-Sklerose. Bei älteren Menschen führt Stutenmilch aufgrund der durch sie bewirkten Darmsanierung neue Kraftimpulse dem Körper zu, die schon nach kurzzeitiger Anwendung eine Art Verjüngungsvorgang bewirken. Die Ergebnisse sind mittlerweile durch klinische Untersuchungsmethoden abgesichert.

Die Haltung der Stuten auf biologisch-dynamisch gedüngten Weiden ohne chemische Zusätze sowie eine regelmäßige amtliche Überwachung durch das zuständige tierhygienische Institut machen die naturbelassene Stutenmilch zu einem alle Lebensfunktionen regenerierenden Hilfsmittel. In Verbindung mit einer natürlichen Vollwert- und Frischkosternährung stellt die Stutenmilch eine bedeutende Unterstützung im Kampf gegen die ernährungsbedingten Zivilisationskrankheiten der heutigen umweltbelasteten Zeit dar. (Bezugsquelle: Zoege von Manteuffelsche Gestütsverwaltung, D-21401 Wennekath / 21401 Thomasburg, Tel.: 05859/464)

Vaginalentzündungen und Ausfluß

Grundsätzlich ist ein normaler Ausfluß eine natürliche und nicht krankhafte Äußerung des Körpers. Feuchtigkeit in der Scheide ist notwendig. Sie nimmt die natürliche Selbstreinigung wahr, denn keine Frau kann verhindern, daß wie immer geartete Keime in die Scheide eindringen. Das kann vom After her geschehen, bei Tampons und Binden, beim Geschlechtsverkehr, durch das Menstruationsblut. Die auf diese Weise eingedrungenen Erreger werden durch den Ausfluß, der im Inneren des Gebärmutterhalskanals durch die sogenannten Bartholinischen Drüsen produziert wird, ausgespült.

Dieser Ausfluß ist so beschaffen, daß die normale Vaginalflora und die dafür notwendigen Bakterien nicht gestört werden, währenddessen krankhafte Bakterien und Pilze durch das saure Milieu des Ausflusses abgetötet werden. Der normale Ausfluß ist daher eine notwendige Reinigungsfunktion, um Infektionen abzuwehren.

Anders ist es jedoch, wenn sich dieser normale Ausfluß grünbräunlich verfärbt, unangenehm riecht, ein Jucken zur Folge hat und mit Brennen und Wundsein einhergeht. Dann können Gonokokken, Trichomonaden oder, wie es heute in so vielen Fällen vorkommt, Soorpilze die Veranlassung sein. Bei Gonokokken, d. h. dem Erreger des Trippers und Trichomonaden sollte in jedem Fall ein Facharzt aufgesucht werden. Die Behandlung von Soorpilz-Infektionen ist in vielen Fällen sehr schwierig und langwierig. Ich empfehle beim Vorliegen einer Vaginal-Pilzinfektion, einen Therapeuten aufzusuchen, der mit Ozon arbeitet. Drei Vaginalinsufflationen mit Ozon an drei aufeinanderfolgenden Tagen bringen in den meisten Fällen eine hundertprozentige Heilung.

Außer einem leichten Brennen, das aber nach fünf Minuten verschwindet, treten keine unangenehmen Begleiterscheinungen auf. Die Vaginalflora wird nicht gestört, sondern die Durchblutung im Bereich des kleinen Beckens zusätzlich optimiert.

Ich warne vor übertriebener Sauberkeit. Regelmäßiges Waschen ist gut, aber die Meinung, daß spezielle Spülungen (oft mit obskuren

Tips zur biologischen Selbstbehandlung von A bis Z

Mitteln) notwendig und gut seien, ist absolut falsch. Wir unterbinden damit nur die Selbstheilungsmöglichkeit des Körpers. Zusätzliche abendliche Sitzbäder unter Zusatz von Pinimenthol-Bad oder mit Mikromooran-Badezusatz mit anschließender Bettruhe sind hervorragende Hilfestellungen bei der Bekämpfung dieser lästigen Leiden.

Vegetative Verstimmungen
Hierbei empfehle ich:
→ Die vegetative Verstimmung hat meist psychische Ursachen; sorgen Sie deshalb für eine Harmonisierung Ihres Umfeldes; für ein geeignetes Maß von Spannung und Entspannung;
→ häufige Spaziergänge in frischer Luft mit Atemtherapie;
→ autogenes Training;
→ Bürstenmassagen;
→ Wechselbäder;
→ kalte Fußbäder;
→ nachmittags kalte Armbäder von dreißig Sekunden;
→ vermeiden Sie Nikotin und Alkohol;
→ ernähren Sie sich gesund;
→ belasten Sie sich nicht durch übermäßig opulente Mahlzeiten;
→ EAS;
→ Ya-Ya;
→ Akupressur;
→ Magnetpflaster;
→ Fußreflexmassage.

Venenentzündung

Hier sollte zunächst der Therapeut zu Rate gezogen werden. Als begleitende Maßnahmen empfehle ich:

- → Legen Sie nachts Ihr Keilkissen unter die Füße;
- → machen Sie entspannende Gymnastik;
- → gehen Sie viel spazieren;
- → Atemgymnastik;
- → machen Sie Auflagen mit Luvos-Heilerde oder Quark;
- → Kohlblätterwickel;
- → Kompressen mit Johanniskraut oder Ringelblumenteeabsud;
- → tragen Sie eventuell Stützstrümpfe;
- → trinken Sie begleitend Tee von Honig, Klee, Waldmeister oder Schafgarbe, Roßkastanie;
- → setzen Sie gezielt EAS, Ya-Ya ein;
- → Magnetpflaster tun gute Dienste;
- → Fußreflexmassage von einem Therapeuten durchführen lassen.

Verbrennungen

Wir kennen die Verbrennung ersten, zweiten und dritten Grades. Bei jeder Form der Verbrennung besteht Infektionsgefahr. Nur die ganz leichte Verbrennung kann selbst behandelt werden, ansonsten muß grundsätzlich ein Arzt aufgesucht werden.

- → Bei leichten Verbrennungen Auflagen aus rohen Kartoffeln, Kohlblättern, Efeublättern, mit Johannisöl eincremen;
- → öffnen Sie nie die entstehenden Blasen;
- → bei schwereren Verbrennungen lagern Sie den Patienten flach und ruhig, sorgen Sie sofort für eine ärztliche Versorgung, bzw. für den Abtransport ins Krankenhaus.

Tips zur biologischen Selbstbehandlung von A bis Z

Verdauungsbeschwerden (Dyspepsie)
Hierbei empfehle ich:
→ Die Ursachen können verschiedener Art sein. In jedem Fall ist es wichtig, daß die Mahlzeiten in Ruhe eingenommen werden;
→ gehen Sie gegebenenfalls vor dem Essen fünf Minuten spazieren und machen Sie eine Atemtherapie, eventuell autogenes Training;
→ während des Essens die Speisen gut durchkauen und einspeicheln;
→ an Tees trinken Sie Pfefferminze, Basilikum, Nelkenwurz, Tausendgüldenkraut;
→ ansonsten ernähren Sie sich von reizloser Kost;
→ vermeiden Sie zu viel Eiweiß und tierische Fette;
→ Rohkost und ein gesundes Maß an Ballaststoffen zu sich nehmen;
→ kalte Waschungen;
→ Bürstenmassagen;
→ warme Leibkompressen;
→ EAS;
→ Ya-Ya;
→ Magnetpflaster;
→ Fußreflexmassage;
→ bei chronischer Verdauungsschwäche fragen Sie bitte einen Therapeuten.

Verrenkung
Hierbei empfehle ich:
→ Wenn ein Gelenk verrenkt ist, so ist auf jeden Fall ärztliche

Hilfe notwendig. Machen Sie nichts selbst, sondern fixieren Sie das Gelenk lediglich in der augenblicklichen Stellung;
→ wenn der Therapeut es wieder eingerenkt hat, können Sie feucht-warme Wickel mit Arnika, Luvos-Heilerde oder Kohlwickel machen;
→ anschließend langsame, vorsichtige Bewegungsübungen; unterstützende Behandlung mit EAS.

Verstauchung

Hierbei empfehle ich:

→ Bei einer Verstauchung stellen Sie das betreffende Glied zunächst einmal ruhig;
→ machen Sie kühle, feuchte Umschläge mit Luvos-Heilerde, Kohlblättern, Quark;
→ Abreibungen mit Arnika;
→ gezielte EAS-Behandlung;
→ Magnetpflaster; gegebenenfalls unterstützende Fußreflexmassage.

Verstopfung

Hierbei empfehle ich:

→ Essen Sie immer nur in Ruhe;
→ vor dem Essen gegebenenfalls fünf Minuten spazierengehen und Atemtherapie machen;
→ autogenes Training;
→ sorgen Sie für ausreichende Bewegung;
→ auf stopfende Speisen, Schokolade, schwarzen Tee verzichten;
→ tragen Sie für eine gesunde Ernährung Rechnung;

Tips zur biologischen Selbstbehandlung von A bis Z

- → genügend Ballaststoffe aufnehmen;
- → Bauchmassagen;
- → essen Sie morgens zum Frühstück Leinsamen mit Kefir;
- → trinken Sie Tee aus Isländisch-Moos, Senna, Schlehdornblüten;
- → abends aufgeweichte Trockenfrüchte, Feigen und Fruchtsäfte;
- → EAS; Ya-Ya;
- → Magnetpflaster;
- → auch die Fußreflexmassage ist besonders hilfreich;
- → Handreflexmassage.

*Abb. 75 u. 76
Akupressur bei Verdauungsbeschwerden*

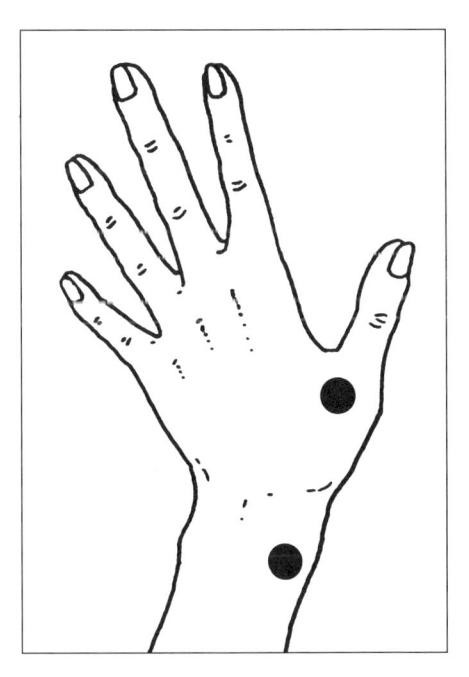

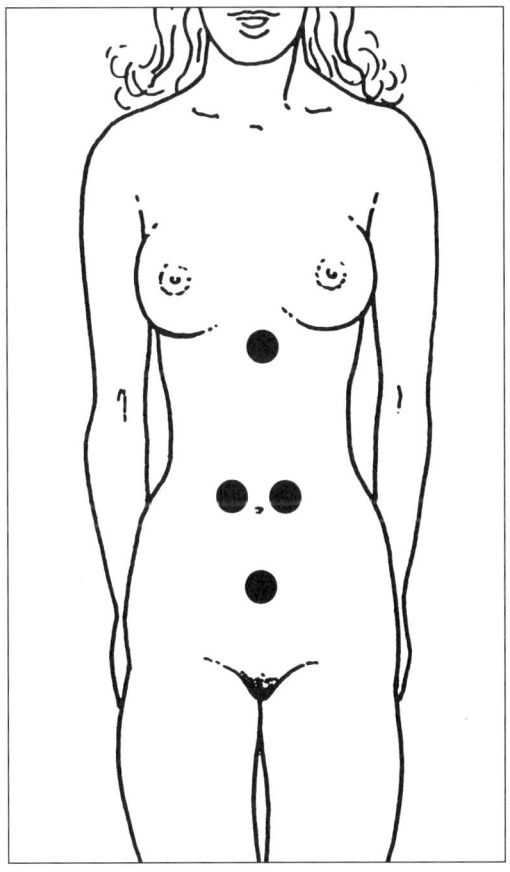

→ Je 12 Tropfen ätherische Öle aus:
Zypresse, Lavendel, Salbei, Wacholder, Thymian und Rosmarin – in 60 ml Alkohol 90 %.

→ Tee-Empfehlung:
20 g Blüten vom Holunder,
20 g Sennesblätter,
10 g zerstoßene Anisfrüchte,
10 g zerstoßene Fenchelfrüchte,
5 g Blüten von der Malve,
5 g Blätter von der Minze,
15 g Kraut vom Tausendgüldenkraut,
15 g Wurzel vom Löwenzahn.
2 Eßlöffel dieser Mischung auf einen halben Liter Wasser geben, 10 Minuten schwach kochen lassen, 10 Minuten ziehen lassen, abends bis zu 3 Tassen davon trinken.
Den Bereich des kleinen Beckens und die Headschen Darm-Zonen im Rücken morgens und abends mit der ätherischen Lösung einreiben.

Wadenkrämpfe

Hierbei empfehle ich:

→ Treten Wadenkrämpfe häufiger auf, so muß immer ein Therapeut aufgesucht werden;

→ Bürstenmassagen;

→ Wechselbäder;

→ Bäder mit Roßkastanie oder Rosmarin;

→ heiße Kompressen;

→ Kohlblattauflagen;

Tips zur biologischen Selbstbehandlung von A bis Z

- → trinken Sie Bärlapptee;
- → Ya-Ya;
- → EAS;
- → Magnetpflaster;
- → Fußreflexmassage nach Möglichkeit durch den Fachtherapeuten.

Warzen

Hierbei empfehle ich:
- → Da Warzen die Folge einer Virusinfektion sind, machen Sie Umschläge mit Eichenrindenabsud;
- → legen Sie Zwiebel- oder Löwenzahnsamensaft auf;
- → gegebenenfalls kann der Therapeut die Warzen mit Höllenstein wegätzen;
- → in vielen Fällen hilft aber ›Besprechen‹.

Wassersucht

Die Wassersucht gehört immer zunächst in die Hände eines fachkundigen Therapeuten. Dieser klärt die Ursachen. In Übereinstimmung mit dem Fachtherapeuten können die folgenden Maßnahmen begleitend angewandt werden:
- → Sauna;
- → Schwitzbäder;
- → für eine gute Ausleitung aus dem Darm und der Blase sorgen;
- → schränken Sie die Flüssigkeitsmenge ein;
- → legen Sie Fastentage ein;
- → ernähren Sie sich salzarm mit möglichst viel vegetarischer Kost;

- an Tees trinken Sie Goldrute, Brennessel, Zinnkraut, Liebstöckel, Spargel;
- sorgen Sie für eine gute Durchblutung;
- Wechselbäder;
- Bürstenmassagen;
- nachmittags ein kaltes Armbad von dreißig Sekunden;
- EAS;
- Ya-Ya;
- Fußreflexmassage;
- Magnetpflaster.

Wechseljahrbeschwerden (Klimakterium)
Hierbei empfehle ich:
- Sorgen Sie vor allem für eine ausgeglichene Gemütslage;
- autogenes Training;
- viele Spaziergänge in frischer Luft mit Atemtherapie;
- Sitzbäder mit Zinnkrautabsud oder Heublumen;
- Moorbäder; Wechselfußbäder;
- Trockenbürstungen;
- trinken Sie Tee aus Hirtentäschel, Rosmarin, Weißdorn;
- machen Sie von den Möglichkeiten des EAS, Ya-Ya, der Fußreflexmassage und Magnetpflaster Gebrauch.

Windpocken
Es handelt sich hier um eine Infektionskrankheit, die ansteckend ist; deshalb den Therapeuten hinzuziehen. Der Patient gehört ins Bett.
- Bei Fieber machen Sie Leib- oder Wadenwickel;

Tips zur biologischen Selbstbehandlung von A bis Z

→ waschen Sie den Körper mit Essig oder Arnikawasser ab.

Wunden, offene

Hier sollte eine den Regeln entsprechende Behandlung erfolgen, wobei größere Wunden in jedem Fall durch einen Therapeuten zu behandeln sind.

→ Ansonsten sind Auflagen und Kompressen mit Luvos-Heilerde, Johanniskrautöl, Absud von Zinnkraut oder Schafgarbe wichtig;

→ machen Sie von den Möglichkeiten des EAS gezielt Gebrauch.

Wundliegen

Hierbei empfehle ich:

→ In einem solchen Fall muß der Patient umgebettet werden;

→ die Stellen, auf denen der Patient liegt, waschen Sie mit Arnika oder Essigwasser;

→ sorgen Sie für eine vermehrte Durchblutung dieser Hautbezirke;

→ machen Sie Auflagen mit Kohl, bzw. fönen Sie das Areal, auf dem der Patient liegt, mit Warmluft aus einem Haartrockner;

→ Kompressen aus Nußblättern oder Tigerkraut;

→ den Patienten mit Johannisöl eincremen;

→ machen Sie von den Möglichkeiten des EAS Gebrauch.

Zahnfleischentzündungen

Hierbei empfehle ich:

→ für erhöhte Mundhygiene sorgen;

→ Mundspülungen mit Salbei oder Brombeerblättern;

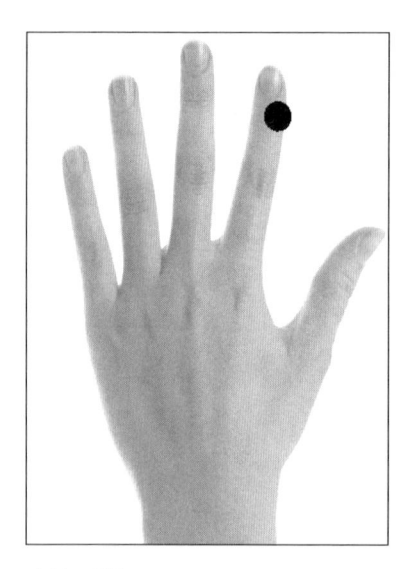

Abb. 77
Akupressur bei Zahnschmerzen

→ gegebenenfalls eine Zahnfleischmassage mit Myrrhen-Tinktur; trinken Sie dreimal täglich ein Glas Wasser mit Vitamin-C-Brausetabletten, eventuell unter Zusatz von Calcium.

Zittern

Das Zittern ist die Folge einer anderen Erkrankung und gehört deshalb immer in die Hand eines Therapeuten. Nur dieser kann die Ursachen abklären und wird die entsprechenden therapeutischen Maßnahmen ergreifen. In jedem Fall sorgen Sie aber für eine gute Durchblutung und für eine Entspannung des Schulter-Arm-Bereiches. Hier sind insbesondere Ya-Ya, Magnetpflaster und Fußreflexmassage von Bedeutung.

Zuckerkrankheit

Hierbei empfehle ich:

→ Eine stetige ärztliche Kontrolle ist bei dieser Erkrankung immer vonnöten;

→ Voraussetzung für ein zufriedenes Leben angesichts einer Zuckerkrankheit ist eine regelmäßige Lebensweise;

→ häufige Spaziergänge in frischer Luft mit Atemtherapie;

→ ausreichender Schlaf;

→ Wechselbäder;

→ Bürstenmassagen;

Tips zur biologischen Selbstbehandlung von A bis Z

→ Heublumenbäder;
→ autogenes Training;
→ an Tee Heidelbeerblätter, Geißraute, Brennessel oder Rosmarin trinken;
→ ansonsten richten Sie sich nach den Verordnungen Ihres Arztes.

Zungenbrennen

Hierbei empfehle ich:
→ Die Ursachen können unterschiedlicher Art sein. Dauert das Zungenbrennen länger an, dann sollten Sie einen Therapeuten aufsuchen. Oft sind Verdauungsstörungen oder ein Mangel an Vitamin B, bzw. Mundschleimhautentzündungen die Ursache;
→ spülen Sie den Mund mit einem Absud von Salbei, Eibischwurzeln oder Myrrhentinktur;
→ trinken Sie Tee von Salbei oder Löffelkraut;
→ sorgen Sie für eine gute Ausleitung aus dem Darm und der Blase;
→ ernähren Sie sich gesund, gegebenenfalls einige Fastentage einlegen;
→ viel Rohkost, kein Nikotin, kein Alkohol.

*Praktische Tips
aus dem Alltag eines Praktikers von A bis Z*

Praktische Tips aus dem Alltag eines Praktikers von A bis Z

→ **Achtung bei Allergien**

Allergien im Nasen-Rachen-Bereich sind vielfach nichts anderes als Unverträglichkeitserscheinungen bei Quecksilber, Formalin, verschiedenen Metallen oder bei Jod, von Stoffen also wie sie beim Zahnarzt Verwendung finden. Treten daher nach einem Besuch beim Zahnarzt allergische Reaktionen auf, so lassen Sie erst einmal die hier angesprochenen Ursachen überprüfen, insbesondere wenn Sie Prothesen bekommen haben. Nehmen Sie einmal die Prothesen heraus und verwenden Sie sie zwei, drei Tage nicht. Dann werden Sie gleich merken, ob die allergischen Erscheinungen zurückgehen.

→ **Schwimmen ist gut für Asthmatiker**

Es hat sich herausgestellt, daß Schwimmen für Asthmatiker die beste Sportart ist. Schwimmen wird von Asthmatikern besonders gut vertragen und hilft, Anfälle abzubauen. An den Schwimmwettkämpfen der letzten Olympiade haben auch Asthmatiker teilgenommen und waren erfolgreich.

→ **Fenchel für die Augen**

Häufig sind die Augen infolge Überanstrengung, langem Sitzen vor dem Bildschirm gerötet und entzündet. Wir nehmen dann einen frischen kleinen Fenchelzweig, kochen ihn in 1 Liter Wasser etwa 10 Minuten und lassen ihn noch 15 Minuten ziehen. Dann seihen wir ihn durch und trinken ihn morgens als zweites Frühstück. Außerdem können wir begleitend die Fingerkuppen der Zeigefinger auf die geschlossenen Augäpfel legen, diese beim Einatmen ganz leicht andrücken, beim Ausatmen fortnehmen und diesen Vorgang dreimal wiederholen, bitte dabei ruhig atmen, nicht wie ein Blasebalg.

→ **Richtiges Atmen**

Das richtige Atmen ist für das Gesundbleiben und Gesundwerden von größter Bedeutung. Insoweit sind Atemübungen so wichtig, daß wir sie in unseren Tagesfahrplan einordnen sollten.

Zunächst einmal beginnen wir damit, daß wir mit geschlossenen Zähnen ganz ruhig, aber so lange wie möglich und so vollständig wie möglich die Luft aus den Lungen herauspressen und dabei ein ›S‹ summen. Diesen Ausatmungsvorgang können wir noch dadurch unterstützen, daß wir beide Hände seitlich auf den Brustkorb legen und einen gewissen Druck ausüben, so, als wollten wir einen Blasebalg zusammendrücken. Außerdem können wir gegen Ende der Ausatmungsphase die Bauchmuskeln zusätzlich noch ein- und hochziehen und dadurch ebenfalls die vollkommene Ausatmung zusätzlich unterstützen.

Die Einatmung ist dann nur die Folge der richtigen Ausatmung. Dabei lösen Sie die Hände von der Seite der Brust und drücken die Ellbogen am Rücken so weit wie möglich zusammen. Heben Sie aber die Schultern dabei nicht. Lassen Sie alles nur fließen, und forcieren Sie nichts. Die Einatmungszeit soll etwa die Hälfte der Ausatmungszeit betragen. Wenn man die Atemübung im Gehen vollzieht, so kann man davon ausgehen, daß man ungefähr vier Schritte einatmet und acht Schritte ausatmet.

Durch bewußtes, richtig gelenktes Atmen tragen wir nicht nur zur besseren Durchblutung unseres Körpers bei, sondern vollziehen gleichzeitig gymnastische Funktionen, die sich auf die Muskeln und insbesondere auch auf die Bauchorgane positiv auswirken.

→ **Vom Nutzen der Ballaststoffe**

Die Ernährung, die wir heute zu uns nehmen, ist vielfältiger als die unserer Vorfahren. Sie ist abwechslungsreicher und leichter, aber ist sie auch besser? Wir verzehren heute immer mehr kohlehydratreiche Kost und Fette, wobei die unverzichtbaren pflanzlichen Faserstoffe, die Ballaststoffe, viel zu kurz kommen. Unsere Vorfahren nahmen bedeutend mehr pflanzliche Faserstoffe zu sich, als wir das heute zu tun pflegen. Dadurch bedingt, steigt die Häufigkeit vieler Zivilisationskrankheiten, zu denen vor allen Dingen die chronische Verstopfung gehört, rapide. In vielen Fällen ist die Verstopfung nichts weiter als ein Mangel an natürlichen Fasern und Zellulose.

Die Bedeutung der faserigen Stoffe, die wir zu uns nehmen, liegt darin, daß sie Wasser absorbieren, es speichern. Geschieht das nicht in unserem Körper, so werden die Verdauungsrückstände hart, liegen wie ein Stein in den Gedärmen. Und das ist die Ursache für mannigfaltige Entzündungen, von der Divertikulose bis hin zu Hämorrhoiden und anderen Krankheiten.

Deshalb sollten wir darauf achten, mit der täglichen Kost auch ballaststoffreiche Nahrung zu uns zu nehmen, das heißt aber nicht, daß wir uns vom Geschmack her kasteien müßten. Essen Sie morgens ein Müsli, geröstete Weizenkleie, wie wir sie im Handel in mancherlei Zubereitung bekommen können. Essen Sie Mehrkornbrot, verzichten Sie dabei auf den weißen Zucker. Und wenn Sie schon süßen, dann entweder mit Milchzucker oder mit braunem Zucker. Etwa 50 Gramm Ballaststoffe pro Tag genügen schon, um einem schädlichen Mangelsyndrom Abhilfe zu schaffen.

→ **Beruhigungstee**
Wenn Sie sich selbst einen zuverlässigen Beruhigungstee herrichten wollen, so lassen Sie sich in der Apotheke ein Gemisch aus Baldrianwurzel, Melissenblättern, Lavendelblüten und Rosmarinblättern jeweils zu gleichen Teilen herrichten, und fertigen Sie sich hiervon einen Aufguß, den Sie entweder über den Tag verteilt trinken oder aber vor dem Schlafengehen.

→ **Wie man sich bettet, so schläft man**
Wir verbringen einen wesentlichen Teil unseres Lebens im Bett. Trotzdem ist es erschreckend, wie wenig Aufmerksamkeit diesem Möbelstück in vielen Fällen geschenkt wird. Muskelverspannungen, Schulter-Arm-Schmerzen, Nackensteife, Kopfschmerzen, Spannungsgefühle und Nervosität bis hin zur Schlaflosigkeit sind in vielen Fällen nichts weiter als das Ergebnis einer Fehlhaltung, bedingt durch ein falsches Bett. Die Wirbelsäule wird abgeknickt, und es kommt dadurch zu

Praktische Tips aus dem Alltag eines Praktikers von A bis Z

Reflexen innerhalb des Nervensystems, die sich negativ auswirken.

Deshalb untersuchen Sie einmal Ihr Bett. Vermeiden Sie nach Möglichkeit jede Form von Metall im Bett. Nehmen Sie als Unterlage Lattenroste, die jedoch nichts nützen, wenn darauf die falsche Matratze kommt. Hüten Sie sich vor zu weichen Matratzen, die der Wirbelsäule keinen Halt bieten. Die früher gebräuchliche Roßhaarmatratze war kein Aberglaube. Sie werden sie heute in reiner Form kaum noch finden. Aber Matratzen mit einem entsprechenden Innenkern und einer Roßhaarauflage zählen auch heute noch zu den ›Rolls-Royce der Bettenkultur‹.

Achten Sie ferner auf das richtige Kissen, und daß der Kopf in der rechten Lage ist. Er soll nicht abknicken. Nehmen Sie entweder eine Daunenrolle zur Hilfe, die Sie sich nach eigenem Ermessen zurechtknautschen können, so daß Hals und Kopf wirklich einen entsprechenden Halt bekommen, oder lassen Sie sich in einem Sanitärgeschäft über Formkissen beraten, die der anatomischen Lage angepaßt und in verschiedenen Größen erhältlich sind.

Und noch ein Hinweis: Elektrische Geräte gehören nicht auf den Nachtschrank, ein Fernseher nicht ins Schlafzimmer.

→ **Eis regt den Darm an**
Eine Portion Speiseeis nach einer guten Mahlzeit wirkt verdauungsfördernd, denn durch das Eis werden der Magen und der Darm angeregt. Das ist andererseits auch die Ursache dafür, daß viele Menschen insbesondere an heißen Tagen

durch ein kaltes Getränk einen sogenannten Kältedurchfall bekommen.

→ **Für den Diabetiker im Urlaub**
Wissen Sie, wie »Ich bin Diabetiker« auf türkisch oder griechisch heißt? Auf Reisen sollten Diabetiker so etwas wissen, damit sie nicht beim Bemühen um die richtige Kost an der Sprachbarriere scheitern. Eine Sprachhilfe für den Diabetiker im Ausland verschickt kostenlos die Drugofa GmbH, Clevischer Ring 127, 51063 Köln.

→ **Etwas Gutes für die Durchblutung**
Nehmen Sie ein Glas trocknen Weißwein und geben dahinein drei bis fünf Tropfen aus einer frisch gepreßten Knoblauchzehe. Wenn Sie das über den Morgen verteilt trinken, wird die Durchblutung angeregt. Sie werden frisch und fit für den Tag sein, und Sie tun gleichzeitig etwas besonders Gutes für Magen und Darm.

→ **Der gesunde Apfel**
Schon unsere Eltern kannten den Apfel als ein hervorragendes Mittel gegen Durchfall und Erkrankungen im Magen-Darm-Bereich. Bei einer chronischen Verstopfung empfehle ich daher, abends zwei bis drei geriebene Äpfel (mit Schale und Kerngehäuse) unter Zugabe eines Eßlöffels Weizenkleie zu essen. Menschen, die unter erhöhtem Cholesteringehalt im Blut leiden, sollten es sich zur Regel machen, täglich mindestens zwei Äpfel zu essen. Eine Trinkkur, d.h. täglich zwei

bis drei Tassen Tee aus Apfelschalen, tut dem gesamten Stoffwechsel gut.

→ **Salat zum Einschlafen**
Man nimmt von einem kleinen Kopfsalat den inneren Kern sowie die gleiche Menge Weißkrautblätter. Beides zusammen kocht man mit einem Liter Wasser zehn Minuten lang, läßt fünfzehn Minuten ziehen und seiht anschließend durch. Von diesem Tee jeden Abend vor dem Schlafen ein Glas lauwarm trinken. Sie schlafen ruhig und gelöst ein und wachen morgens erfrischt auf

→ **Kohle zur Entgiftung**
Bei vielen Vergiftungen kann Aktivkohle, wenn sie möglichst schnell nach der Vergiftung eingenommen wird, hilfreich und lebensrettend sein. Deshalb sollten Sie Aktivkohle immer in ihrer Hausapotheke haben. Aktivkohle bindet Giftstoffe, ehe sie in den Kreislauf gelangen, und führt sie auf normalem Wege ab. Bei schweren Vergiftungen muß natürlich sofort der Arzt aufgesucht werden.

→ **Holzkohle hilft bei Entzündungen**
Pulver aus Holzkohle, vorzugsweise von Lindenholz, in Milch eingerührt, morgens und abends eineinhalb Teelöffel voll, ist ein wunderbares Mittel bei Magen-Darm-Schleimhautentzündungen, insbesondere, wenn diese auf eine Störung im Bereich der Galle und Bauchspeicheldrüse zurückzuführen sind. Liegt jedoch eine seelische Ursache zugrunde, so müssen

wir Seelenkosmetik betreiben und die Falten in unserer Psyche ausbügeln. Hier hilft kein Medikament.

→ **Ein altes Rezept aus Rußland**
Die Russen bereiten Kwaß. Er besteht aus Roggen, der mit der zehnfachen Menge kochenden Wassers angesetzt wird. Man stellt ihn dann an einen warmen Ort zum Gären. Es sondert sich eine helle, säuerliche, wie verdünnter schlechter Essig schmeckende Flüssigkeit ab. Von dieser Flüssigkeit dreimal eine Tasse voll über den Tag verteilt trinken. Ein hervorragendes Mittel als unterstützende Maßnahme bei allen entzündlichen Erkrankungen.

→ **Der gelbe Enzian**
Jeder kennt das Gefühl des ›Aufgeblähtseins‹, das Gefühl, daß uns etwas wie ein Stein im Magen liegt. In solchen Fällen kann der Tee aus den Wurzeln des gelben Enzians hervorragende Hilfestellung leisten – überall dort, wo die Magen- und Darmtätigkeit eingeschränkt ist und gleichzeitig die Bauchspeicheldrüse und Galle in Mitleidenschaft gezogen wurden, vor, während oder nach Krankheiten, in zunehmendem Alter, in Zeiten körperlicher Überforderung. Wir bereiten uns einen Tee aus einem bis zwei Teelöffeln kleingehackten Wurzeln des gelben Enzians pro Tasse, kochen die Wurzeln mit dem Wasser etwa zehn Minuten auf, lassen dann fünfzehn Minuten ziehen und seihen durch. Den so entstandenen Tee trinken wir in kleinen Schlucken vor dem Essen.

Praktische Tips aus dem Alltag eines Praktikers von A bis Z

→ **Ein altes Rezept aus den Alpen hilft gegen Erkältungen**
Wir nehmen von einer Nadelholzart, vorzugsweise von Tanne oder Lärche, frische Knospen, wobei es unwichtig ist, ob diese geschlossen oder schon geöffnet sind, pflücken sie ab und kauen sie gründlich durch. Das sollten wir ruhig sechs- bis siebenmal im Laufe eines Tages tun. Diese Maßnahme ist auch bei feuchtem Wetter, einer Wanderung oder Skitour, insbesondere wenn wir naß geworden sind und die Gefahr einer Erkältung besteht, vorbeugend und wohltuend. Wenn dann zusätzlich noch Hals und Brust mit Leinöl eingerieben werden, der Hals anschließend mit einem warmen Wollschal umwickelt, die Brust durch ein Flanellhemd warmgehalten wird, so hat das alles zusammen eine lindernde Wirkung. Husten und Bronchialkatarrh haben keine Chance, bzw. verschwinden sehr schnell.

→ **Ein Rezept aus England bei Fieber**
Gerstengraupen werden eingeweicht, durch Abwaschen von Mehl befreit, einige Stunden in Wasser gekocht, der dünne Schleim wird abgegossen und durch Zitronensaft und Zucker schmackhaft gemacht.

→ **Rezept nordamerikanischer Indianer**
Die nordamerikanischen Indianer trinken bei Fieber nur viel kaltes Wasser. In der Tat verbraucht der Organismus beim Fieber eine enorme Menge von Säften, daher die Notwendigkeit, dem Körper ständig Wasser als Lösungsmittel zuzuführen. Neben dem Wasser ist das älteste und berühmteste Kranken-

getränk der Indianer eine Gersten-Tisane, die als Speise und Getränk zugleich bei akuten Erkrankungen gegeben wird. Die Gerste wurde geschrotet, das heißt, man nahm ihr die Schale weg. Es wurde zehnmal so viel Wasser dazugegeben und so lange gekocht, bis die Körner gequollen und geplatzt waren, dann wurde zur Kreislaufanregung Essig, saurer Honig und zur Beförderung des Lymphflusses Öl (Leinsamenöl) hinzugesetzt. Diese Tisane der Alten war also eine Art Graupensuppe, die diese entweder durchgeseiht oder mit den Graupen zusammen zu sich nahmen.

Bis zum heutigen Tage hat sich bei uns die Hafergrütze gehalten, die anstelle der Gerste verwendet wird und deren Abkochung als Krankengetränk hilfreich sein kann. Sie wird in der gleichen Form zubereitet wie die Gersten-Tisane.

Eine solche Tisane sollte bei allen fieberhaften Erkrankungen eingesetzt werden, egal ob es sich um Magen- und Darmerkrankung oder um grippale Infekte handelt.

→ **Was die Fingernägel verraten**
Amerikanische Forscher haben herausgefunden, daß sich bei Nierenschäden im oberen Drittel des Fingernagels ein braunes Band bildet oder sich sogar der gesamte obere Teil des Nagels braun färben kann. Wenn solche Anzeichen auftreten, lassen Sie das durch Ihren Therapeuten abklären. Es kann ein wichtiger Hinweis auf Nierenschwäche sein.

→ **Wenn eine Fischgräte im Hals steckt...**
Immer wieder kommt es besonders bei Kindern vor, daß kleine Fischgräten in der Speiseröhre steckenbleiben. Dagegen hilft

Praktische Tips aus dem Alltag eines Praktikers von A bis Z

oft schon ein sehr einfaches Mittel: Man nimmt eine möglichst zähe Käsesorte, kaut sie nur mäßig, so daß man die Brocken gerade schlucken kann, und schluckt herunter. In den meisten Fällen nimmt der Käse die Gräte mit, und die Speiseröhre ist wieder frei.

→ **Zitrone und Öl gegen Frostbeulen**
Wer im Winter zu Frostbeulen neigt, der kann schon im Herbst vorbeugen. Man reibe abends die Füße mit dem Saft einer frischen Zitrone ein. Der Saft wird gut bis zur Mitte der Waden verrieben. Man läßt ihn eintrocknen und behandelt anschließend die Füße und Beine mit Weizenkeimöl. Das sollte mindestens zwei Monate vor Eintritt der kalten Jahreszeit geschehen. Diese Maßnahme ist auch besonders hilfreich bei all denen, die schon einmal Erfrierungen hatten. Selbstverständlich gilt das Gleiche auch für die Hände.

→ **Eine Wohltat für die Füße**
Wenn wir müde und geschwollene Füße haben, insbesondere wenn wir im Beruf viel stehen müssen oder den ganzen Tag auf den Beinen gewesen sind, dann holen wir uns aus der Apotheke oder dem Reformhaus Heublumen und Meersalz. Wir nehmen etwa 100 g getrocknete Heublumen auf zwei Liter Wasser, lassen das Wasser sieden und mit den Heublumen 10 bis 15 Minuten ziehen. Wir geben eine satte Handvoll Meersalz hinzu, füllen alles in eine Schüssel und tauchen 1/4 Stunde die Füße ein. Anschließend trocknen wir sie gut ab und reiben mit Leinsamenöl ein. Nach einem

solchen Bad sollten wir mindestens eine bis zwei Stunden ruhen, das heißt sich entweder ausgestreckt ins Bett legen oder in einem bequemen Sessel die Füße hochlegen.

Dieses Vorgehen verlangt eine gewisse Regelmäßigkeit. Wir sollten die Prozedur jeden Abend vollziehen, um eine durchgreifende Wirkung zu erzielen.

→ **Kernseife gegen Furunkel**

Furunkel, Karbunkel oder auch eiternde Wunden in warmem Wasser, in dem Kernseife aufgelöst ist, gut baden, etwa zwanzig Minuten bis eine halbe Stunde. Dann um die Wunde herum gut abtrocknen und auf die Wunde Puderzucker oder Milchzucker streuen. Bei öfter aufkommenden Furunkulosen oder Karbunkeln jeden Morgen 1/4 Bäckerhefe essen oder aber einen fertigen Hefeextrakt, beispielsweise Fides Hefetabletten.

→ **Interessantes zum Ginseng**

Der Name läßt sich aus dem chinesischen ›Chin-seng‹ ableiten, was soviel wie ›Menschenwurzel‹ heißt. Damit soll offenbar auf die Ähnlichkeit der Wurzel mit dem menschlichen Körper hingewiesen werden. Ginseng kommt aus Ostasien, China und Korea. In China werden der Anbau und der Handel der Ginsengwurzel durch den Staat geleitet und kontrolliert. Im alten China wurden die aus den Urwäldern stammenden Ginsengwurzeln mit Gold und Edelsteinen aufgewogen. Man unterscheidet zwischen der echten Ginsengwurzel, wie sie wild in den Urwäldern Nordkoreas und

Praktische Tips aus dem Alltag eines Praktikers von A bis Z

der Mandschurei wuchs, und den heute handelsüblichen Ginsengwurzeln, die aus großen Kulturen in Korea, China und Japan, der Ukraine sowie in der Umgegend Moskaus stammen. Die echte Ginsengwurzel ist weitgehend ausgerottet, und falls vorhanden, kaum mit Geld zu bezahlen.
Eine echte Ginsengwurzel, wie sie früher zur Anwendung kam, ist bis zu 200 Jahre alt. Die aus den Kulturen stammenden Wurzeln werden bereits nach sieben Jahren geerntet. Es ist daher auch verständlich, daß der heute zum Einsatz kommenden Ginsengwurzel schwächere Wirkungen zugeschrieben werden als der echten. Trotzdem ist die Wirkung beachtlich. Es gibt heute bereits umfangreiche pharmakologische, klinische und praktisch-medizinische Arbeiten über die nachgewiesene Wirkung. Schon nach einigen wenigen Jahren kann man beim Menschen eine deutliche Steigerung der körperlichen und geistigen Leistungsfähigkeit feststellen. Die Konzentration nimmt zu, und es kann meistens eine deutliche Anregung auf die Keimdrüsen (Gonadotrope Wirkung) festgestellt werden.
Es empfiehlt sich der Einsatz der Ginsengwurzel bei allgemeinen Schwächezuständen, rascher körperlicher und geistiger Ermüdbarkeit, Unterfunktion und Unterentwicklung der Geschlechtsdrüsen, sogar bei völliger Impotenz und Frigidität, solange diese nicht organisch bedingt sind, zur allgemeinen Umstimmung, bei chronischer Müdigkeit, nervösen Schwächezuständen, Überanstrengung, Hypotonie und nach schwerer Krankheit.
Aufgrund der pharmakologischen und medizinischen Er-

fahrungen und Untersuchungen kann man davon ausgehen, daß schädigende Nebenwirkungen nicht gegeben sind und auch eine unerwünschte Beeinflussung von Herz und Kreislauf nicht stattfindet.

→ **Nehmen Sie Hämorrhoiden ernst**
Immer mehr Menschen leiden heute an Hämorrhoiden, aber immer noch ist diese Krankheit mit dem Makel des Anrüchigen behaftet, man spricht darüber nur hinter vorgehaltener Hand. Schmerzen beim Stuhlgang, Jucken beim Darmausgang unmittelbar nach dem Stuhlgang, Nässe am Darmausgang mit Ekzemen oder sogar Blutungen aus dem Darm, wobei diese hellrot gefärbt sind, sind ein sicheres Zeichen für Hämorrhoiden. Da sich hinter diesen Symptomen jedoch auch etwas Ernsteres verbergen kann, sollte in jedem Fall bei diesen Anzeichen der Therapeut aufgesucht werden. Er wird Sie beraten. Möglichkeiten der Heilung gibt es viele.

→ **Macht rauhe Hände glatt**
Als Heilsalbe für rauhe und ausgesprungene Hände empfehle ich Ringelblumensalbe mit Vaseline.

→ **Streß und Harnsteine**
Wissenschaftliche Forschungen haben ergeben, daß die Gefahr von Harnsteinen, die selbst die Größe eines Hühnereis annehmen können, bei Streß und falscher Ernährung besonders groß ist. Vor allem der Verzicht auf Kohlehydrate und hoher Konsum von tierischem Eiweiß, aber auch die

Praktische Tips aus dem Alltag eines Praktikers von A bis Z

regelmäßige Einnahme von Abführmitteln erhöhen das Risiko. Dabei können solche Steine innerhalb weniger Wochen entstehen. Vorbeugend wirkt reichliches Trinken, mindestens zwei Liter pro Tag, nicht auf einmal, sondern immer wieder ein Glas Mineralwasser oder einfaches Trinkwasser. Besonders wirkungsvoll sind Harntees und Apfelsaft.

→ **Eine neue Zivilisationskrankheit: Herpes**
Immer wieder lesen wir über die Gefahren und Auswirkungen einer stark im Vorrücken befindlichen Infektion, der Herpes, insbesondere im Genitalbereich. Es ist richtig, daß es hierzu noch kein durchschlagendes Medikament gibt, aber versuchen Sie es einmal mit einer konsequenten Enzymtherapie. Kaufen Sie in der Apotheke ein Mittel wie ›Wobenzym‹, nehmen Sie fünf Tage dreimal fünf Tabletten und dann über einen Zeitraum von mindestens zwei Monaten dreimal drei Tabletten täglich ein. In vielen Fällen hat dieses Mittel gut geholfen. Zusätzlich sollten Sie einen Therapeuten aufsuchen, der über die Möglichkeiten einer Ozonbegasung verfügt. Er wird Sie mit den Füßen bis zum Nabel in einen ozonfesten Sack stecken, die Luft absaugen und den Sack mit Ozon füllen. Drei bis vier solcher Behandlungen in Verbindung mit der Einnahme von Enzymen haben in vielen Fällen überraschende Ergebnisse erbracht.

→ **Rosinen helfen dem Herzen**
Wenn das Herz nicht so richtig funktioniert, wie es eigentlich sollte, man kurzatmig ist und die Leistungen nachlassen, dann

sollte man stets einige Rosinen in der Tasche haben und über den Tag verteilt diese langsam und gut durchkauen. Das Herz wird sich freuen. Etwa 25 Gramm pro Tag genügen vollkommen.

→ **Der Honig ist ein Geschenk der Natur**
Wir sollten ihn immer im Haus haben, dabei aber richtig aufbewahren, das heißt nicht kalt. Honig verdirbt auch bei Zimmertemperatur nicht. Stellen Sie ihn trocken und lichtgeschützt. Bewahren Sie ihn in einem Glas auf, niemals in Kupfer- oder Zinkbehältern, und nehmen Sie zum Ausfüllen keinen Metallöffel. Lassen Sie nie einen Metallöffel im Honig stecken, denn der Honig hat einen hohen Säuregehalt.

Und hier sind einige Honigrezepte:
Bei Schlaflosigkeit: Sie bereiten sich eine Tasse Pfefferminz- oder Melissentee, nehmen dafür aber keine Fertigbeutel, sondern besorgen sich den Tee in der Apotheke und geben 1 1/2 Teelöffel Akazienhonig zu. Eine halbe Stunde vor dem Schlafengehen getrunken, wird er Ihnen wohltun.
Bei Erkältung: Sie wärmen ein Glas Milch handwarm (nicht kochen, denn das würde die Kraft des Honigs zerstören!) und geben diesem Glas zwei bis drei gehäufte Teelöffel Honig zu und außerdem fünf Tropfen Propolis, ein Mittel aus dem Bienenstock. Vier Glas über den Tag verteilt getrunken wirken Wunder.
Bei Verstopfung: Bei chronischer Verstopfung nehmen Sie morgens und abends je einen Eßlöffel Rapshonig.

Praktische Tips aus dem Alltag eines Praktikers von A bis Z

Bei Bronchitis: Bei chronischer Bronchitis verrühren Sie unter zwei Eßlöffel Waldhonig 10 Tropfen Propolis, streichen dieses Gemisch auf die Brust, decken mit einem sauberen Leintuch ab, darüber ein Wolltuch, und lassen etwa eine Stunde einwirken. Dann nur abreiben, nicht abwaschen.
Nach dem Kater: Sie nehmen ein Glas halb mit Orangen- und halb mit Zitronensaft gefüllt und geben zwei Teelöffel Kleehonig zu. Schluckweise über eine Stunde verteilt trinken.
Gesichtsmaske für normale Haut: Sie nehmen ein Eigelb, zwei Teelöffel Honig, etwas Sahne und vollfetten Quark. Das Ganze verrühren Sie zu einer streichbaren Masse und machen hiervon eine Gesichtsmaske, die Sie etwa 15 Minuten belassen. Danach mit einem weichen Tuch entfernen und die Haut vorsichtig abtupfen.
Bei spröden Lippen: Sie fertigen sich selbst eine Creme aus Nivea und Honig zu gleichen Teilen, verrühren beides gut miteinander, tupfen diese Paste auf die Lippen, belassen sie eine Viertelstunde, dann vorsichtig abnehmen.

→ **Das lindert Hustenanfälle**
Wenn man von laufenden Hustenanfällen geplagt wird, sollte man einen halben Eßlöffel Fruchtzucker mit Apfelessig einnehmen. Danach wird der Hustenreiz schnell verschwinden. Den Husten selbst sollte man mit Zwiebeltee bekämpfen, wie er auch von dem Heilpraktiker Breuss verordnet wird: Zwei eigroße Zwiebeln werden mitsamt der Schale und einem Liter Wasser mit 100 Gramm Kandiszucker fünfzehn Minuten lang gekocht und dann schluckweise über den Tag verteilt ge-

trunken, wobei der Sud warm sein sollte. Man füllt ihn also zweckmäßigerweise in ein Isoliergefäß. Wichtig ist, daß auch wirklich ein Liter pro Tag getrunken wird.

→ **Ein Rezept tibetanischer Mönche**
Hustenreiz ist oft lästig und quälend. In Tibet reibt man in solchen Fällen die Brust mit einem Gemisch aus Schmalz und geriebenem Muskat ein, deckt das Ganze mit einem Leintuch ab und dann mit wollenen Tüchern. Diese Prozedur führt man so lange durch, bis der letzte Hustenreiz verschwunden ist. Die Packung selbst bleibt jeweils etwa eine Stunde auf der Haut. Danach wird nur mit einem sauberen trockenen Tuch abgerieben, jedoch nicht abgewaschen.
Selbstverständlich ist es, daß bei chronischem Husten der Arzt oder Heilpraktiker aufgesucht wird, um zu klären, ob sich hinter einem solchen Husten nicht etwas verbirgt, was unbedingt therapeutischer Hilfe bedarf. Wenn das jedoch nicht der Fall ist, dann nicht gleich zum ›schweren Hammer‹, nicht gleich zum Cortison greifen, sondern erst alten Naturheilmitteln eine Chance geben.

→ **Erste Hilfe bei Insektenstichen**
Falls nötig, den Stachel vorsichtig, aber zügig entfernen, gegebenenfalls eine Pinzette dafür benutzen. Im Fachhandel gibt es Pinzetten mit angebautem Vergrößerungsglas. Die Einstichstelle mit einer aufgeschnittenen Zwiebel einreiben oder mit Salmiakgeist betupfen. Treten starke Schmerzen auf, kalte Umschläge machen, bei Stichen in der Mundhöhle oder

Praktische Tips aus dem Alltag eines Praktikers von A bis Z

im Rachen, Speiseeis lutschen, bzw. mit Eiswürfeln außen Umschläge machen und Speiseeiswürfel in den Mund nehmen.

Sofort den Notarzt benachrichtigen bzw. einen Arzt aufsuchen.

→ **Hilfe gegen Insekten**

Wenn Sie im Garten sitzen und von Insekten stark belästigt werden, stellen Sie einen tiefen Teller mit Wasser auf und geben Sie zehn Tropfen ätherisches Lorbeer- oder Nelkenöl hinein. Das hält die Insekten fern.

Und noch ein Tip: Wenn Sie sich besonders lästiger Wespen oder Fliegen, die immer wiederkehren, nicht erwehren können, so besprühen Sie die Quälgeister ganz einfach mit Haarspray aus der Dose. Sie werden dann flugunfähig und können mit der Fliegenpatsche getötet werden.

→ **Efeu gegen Insektenstiche**

Im Sommer sollten wir immer einen Efeuextrakt parat haben, um gegen Insektenstiche gewappnet zu sein. Er ist ganz einfach zuzubereiten: Wir holen uns zwei große Hände voll Efeublätter und Stengel mit Rinde. Das zerhacken wir auf einem Brett mit dem Messer, ähnlich wie Petersilie. Wir geben alles in eine 200-Milliliter-Flasche mit 95prozentigem Alkohol und lassen es etwa vier bis fünf Tage ziehen, vorteilhaft auf der Fensterbank in der Sonne. Jeden Tag schütteln wir die Mixtur einmal durch, dann seihen wir alles durch ein Tuch und haben einen fertigen Extrakt, der bei Insektenstichen schnell lindert.

Bei größeren Schwellungen können wir uns ein Wasserglas voll kaltem Wasser fertigmachen, in dem wir einen Eßlöffel Salz auflösen und dem wir zehn Tropfen Efeuextrakt zusetzen. Mit dieser Lösung machen wir Umschläge. Die Schwellung wird meistens schnell zurückgehen und der Schmerz nachlassen.

Bei einem Insektenstich im Hals kann ein Glas Wasser mit zwei gehäuften Eßlöffeln Salz und zehn Tropfen Efeuextrakt lebensrettend sein. Die nach einem Bienen- oder Wespenstich im Hals entstehende Schwellung führt zu Atemnot, im Extremfall zur Erstickung. Als erste Gegenmaßnahme sofort mit dieser Salz-Efeu-Lösung gurgeln und dann sofort zum Arzt, noch besser aber sofort ins Krankenhaus. Auf dem Weg dahin immer weiter mit der Salz-Efeu-Lösung gurgeln. In sehr vielen Fällen wird die Schwellung zurückgehen.

→ **Ein Tip für Jogger**
Englische Ärzte haben festgestellt, daß die leere Blase beim Jogging für den Mann gefährlich ist. Das Prostata-Gewebe kann auf die Blase drücken. Die Prostata kann bei jedem Laufschritt die rhythmischen Kontraktionen der Beckenbodenmuskulatur übertragen. Diese Zusammenhänge sind erst kürzlich entdeckt worden und sollten Beachtung finden.

→ **Juckreiz und seine Ursachen**
Immer mehr Menschen leiden heute aus verschiedenen Ursachen unter quälendem Juckreiz. Das kann verschiedene Ursachen haben. Zum einen kann es die Folge einer

Praktische Tips aus dem Alltag eines Praktikers von A bis Z

Erkrankung sein, z. B. einer Pilzerkrankung, Krätze, Nesselsucht, oder aber auch ein sogenanntes endogenes Ekzem. Es kann aber auch das Ergebnis von Diabetes, Eisenmangel, Drüsenstörung, insbesondere der Schilddrüse, von Nierenleiden, Leberleiden oder bösartiger Geschwüre im Körper sein. Die andere Möglichkeit ist eine Allergie gegen Stoffe, mit denen wir uns umgeben, wie z. B. Parfums, Seifen, Ringe, Ketten, Medikamente, die wir einnehmen, oder Nahrungsmittel, die wir essen. Deshalb zunächst einmal genauestens überprüfen: Wann tritt wonach verstärktes Hautjucken auf? Wenn Sie das systematisch und konsequent beobachten, gegebenenfalls eine Liste Ihrer Beobachtungen aufstellen, werden Sie vielfach zu überraschenden Ergebnissen kommen. Hilft das aber nicht, so sollten Sie sich einmal die Frage stellen, ob vielleicht im nervlichen Bereich, bei der Arbeit, in Ihrer Umgebung, in Ihrer Stellung zu Menschen, mit denen Sie zusammenleben, mit Ihrer Stellung zu sich selbst, etwas nicht in Ordnung ist. Denn in vielen Fällen kann Juckreiz auch Ausdruck psychischer Störungen sein. Dabei seien Sie kritisch und verdrängen Sie diese Gesichtspunkte nicht.

Wenn Sie jedoch feststellen, daß Sie nichts finden, oder aber zu keinem Ergebnis kommen, dann unbedingt den Therapeuten aufsuchen, der Ihnen weiterhelfen wird. Aber auch hier ist es primär notwendig, nicht das Symptom sondern die Ursache zu behandeln.

→ **Ein Glas Wasser zum Kaffee**

Viele Menschen mit einem empfindlichen Magen können Kaffee nicht vertragen, da durch Kaffee die Produktion der Magensäure angeregt wird. Nach dem Schluck Kaffee ein Schluck kaltes Wasser bremst die Ausschüttung von Magensäure, und die Beschwerden nehmen ab.

→ **Gehören kranke Kinder ins Bett?**

Kranke Kinder sollten nicht mit Gewalt ins Bett gezwungen werden. Sie entwickeln die gleichen Aktivitäten, als wenn sie sich im Haus bewegten. Jüngsten Forschungen zufolge gibt es keinen physiologischen Mechanismus, der das Ausheilen einer Krankheit im Bett mehr begünstigt, als wenn das Kind sich im Hause aufhält und sich dabei ruhig verhält.

→ **Erste Hilfe bei Knochenbrüchen**

Wenn schon bei leichter Bewegung der Gliedmaßen starke Schmerzen auftreten und es mit Schwellungen der Haut oder einem Bluterguß verbunden ist, so liegt die Gefahr eines Knochenbruches vor.

Die Bruchstelle muß ruhiggestellt werden. Man legt dafür aus Stöcken oder wie immer gearteten erscheinenden festen Gegenständen Schienen an. Falls nichts zur Hand ist, kann man gegebenenfalls auch Zeitungen mehrmals zusammenfalten, so daß sie fest und hart werden, und umwickelt dann den zu schienenden Gegenstand mit einer Mullbinde, einem Bettlaken, Tischtuch oder Taschentüchern.

Praktische Tips aus dem Alltag eines Praktikers von A bis Z

→ **Einiges über das Kochsalz**

Die Annahme, daß der Mensch eine ganz bestimmte Menge, nämlich etwa sieben bis siebeneinhalb Kilo Salz pro Jahr benötige, ist grundsätzlich richtig. Aber heißt das unter allen Umständen, daß wir das handelsübliche Salz (Chlornatrium) konsumieren müssen? Was würden alle die Kranken machen, bei denen eine Gegenanzeige für Salz besteht? Die Kranken hätten dann kaum eine Überlebenschance. Wir wissen, daß bei allen Nierenerkrankungen, z.B. kochsalzarme oder sogar kochsalzfreie Diät Voraussetzung der Heilung ist. Wir können sogar davon ausgehen, daß gewisse Krankheiten erst durch einen übermäßigen Genuß von Kochsalz ausgelöst werden. Wo liegt aber die Lösung?

Die Alternative ist die richtige Ernährung. Alle Pflanzen enthalten in der einen oder anderen Form Salz, etwa Lauch oder Zwiebel. Wenn wir uns also richtig ernähren, können wir das Quantum an Kochsalz, das der Organismus benötigt, in natürlicher Form zu uns nehmen, und das kommt unserer gesamten Gesundheit zugute. Also mehr entsprechende Pflanzenkost, weniger Kochsalz!

Und wenn wir dann schon salzen müssen, nehmen wir doch Meer- oder Selleriesalz. Beim Meersalz ist jedoch zu beachten, daß diejenigen, die an Schilddrüsenerkrankungen leiden, aufgrund des Jodgehalts des Meersalzes damit vorsichtig sein müssen. Sie sollten das mit ihrem Therapeuten besprechen. Zum anderen ist jedoch das Jod wiederum, das im Meersalz enthalten ist, ein phantastischer Stabilisator für viele Zeitkrankheiten bis hin zur Depression. Versuchen Sie es einmal!

→ **Lästiger Körpergeruch**

Häufig kommt es zu unangenehmem Körpergeruch, zu Jucken zwischen den Zehen oder Pickeln auf der Haut, die sich oft schon dadurch beseitigen lassen, daß wir ein völlig seifenfreies Reinigungsmittel nehmen. Wir entziehen damit den lästigen Pilzen die Lebensgrundlage auf der Haut. Entsprechende Produkte werden im Handel angeboten.

→ **Kontaktlinsen und ihre Pflege**

Kontaktlinsen kommen heute immer mehr zum Einsatz. Die Erfahrung hat gezeigt, daß die normale tägliche Reinigung nicht ausreicht. Es bilden sich Ablagerungen aus Staub, Tränenflüssigkeit, die mit den normalen für den täglichen Gebrauch eingesetzten Lösungsmitteln nicht entfernt werden können. Es gibt dafür ein neues Präparat: N-Zym-Intensivreiniger. Dieses Präparat ist ein aus natürlichen Enzymen entwickelter Stoff. Die Kontaktlinsen werden einmal pro Woche in ihm über Nacht gereinigt. Sie entfernen auch den hartnäckigsten Schmutz.

→ **Hilfe, mein Kind hat Kopfläuse**

Die wichtigste Maßnahme ist hier absolute Hygiene. Überwinden Sie sich und lassen Sie die Haare möglichst kurz schneiden, oder kämmen Sie sie mehrmals täglich mit einem Spezialkamm aus. Waschen Sie die Haare mit Teershampoo, bzw. machen Sie einen heißen Essigwickel. Wichtig ist auch, daß Sie alle Kleidungsstücke, mit denen der Befallene in Berührung gekommen ist, auskochen oder mit geeigneten

Praktische Tips aus dem Alltag eines Praktikers von A bis Z

Desinfektions- oder Insektenvertilgungsmitteln aus der Drogerie behandeln.

→ **Wie sich die Araber gegen Kopfschmerzen halfen**
Die Araber rieben bei einseitigen Schmerzen im Bereich des Kopfes frisch geriebenen Meerrettich oder zerstoßene Knoblauchzehen in die Ellenbeuge der schmerzenden Seite. Da solche Schmerzzustände oft zu einer Mangeldurchblutung im Bereich des Kopfes und zu einem verminderten Denkvermögen führten, streuten sie morgens vor dem Anziehen Kampfer in ihre Schuhe. Dieses Rezept ist übrigens sehr gut anwendbar für alle, die morgens unter einem zu niedrigen Blutdruck leiden.

→ **Achtung bei Kosmetika**
Es kommt oft vor, daß Kosmetika über einen längeren Zeitraum gelagert werden, insbesondere Sonnenschutzmittel von einer Saison zur anderen. Wenn wir sie dann öffnen, stellen wir fest, daß sie ranzig oder irgendwie ›komisch‹ riechen. Achten Sie bitte darauf, daß sich auch kosmetische Präparate, Salben, Cremes, Emulsionen chemisch verändern, die darin enthaltenen Fette ›verseifen‹ können. Solche Kosmetika sollten nicht mehr verwandt werden, da sie für die Haut schädlich sein können. Verschiedentlich ist empfohlen worden, auch Kosmetika mit Verfalldaten zu versehen.

→ **Die Khella löst Krämpfe**
Diese Heilpflanze ist eine der ältesten, die wir überhaupt

kennen, und ein ganz vorzügliches Mittel gegen jede Form von Krämpfen, egal ob diese sich im Bereich der Atmungswege, Herzkranzgefäße, Blase, Niere, oder sonst wo entwickeln. Besonders für asthmakranke Patienten kann der Einsatz dieser Pflanze wahre Wunder bewirken. Die krampflösende Wirkung der Khella hält lange vor und kann auch dem Asthmakranken in vielen Fällen eine ruhige beschwerdefreie Nacht bescheren. Die Pflanze ist in verschiedener Form als Extrakt, Tablette oder auch als frischer Stengel zu beziehen.

Unterhalten Sie sich darüber mit Ihrem Apotheker.

→ **Darf es auch Kunststoff sein?**
Häufig stellen wir fest, daß auf unerklärliche Weise rheumaähnliche Schmerzen auftreten, sobald Perlonstrümpfe, Hemden, Jacken, Unterwäsche oder ähnliches aus Kunstfasern getragen werden. Diese Erscheinungen gehen offenbar auf physikalische Änderungen im Spannungsfeld des Menschen zurück. Wir haben heute in der Radiästhesie und Kirlianfotografie Möglichkeiten, diese Dinge zu prüfen, auch wenn die Maßnahmen als wissenschaftlich noch nicht voll befriedigend anerkannt werden.

Wenn nach dem Tragen synthetischer Kleidung Schmerzen, Nervosität, Unwohlsein auftritt, sollte man Kleider aus natürlicher Faser, wie aus Baumwolle tragen. Jeder kennt den Effekt des knisternden und klebenden Kunststoffhemdes, das wir abends ausziehen. Wir müssen uns doch klar darüber sein, daß diese im Schöpfungsplan nicht vorgesehenen Eigen-

Praktische Tips aus dem Alltag eines Praktikers von A bis Z

schaften einen Einfluß auf unseren Körper haben.

Übrigens ein Tip: Gehen Sie abends grundsätzlich, bevor Sie ins Bett gehen, mit beiden Händen an die Heizung, bzw. an den Wasserhahn und erden Sie sich, möglichst mit bloßen Füßen, so daß Kontakt zum Untergrund besteht. Bleiben Sie zehn Minuten stehen, damit überflüssige Spannungsenergie abfließt. Sie werden wesentlich ruhiger und ausgeruhter schlafen. Sie können das auch kontrollieren, wenn Sie sich vorher mit einem Kunststoffkamm die Haare kämmen: Sie werden feststellen, daß die Haare dem Kamm nachlaufen, die Haare zu Berge stehen. Wenn Sie dasselbe machen, nachdem Sie sich geerdet haben, bleiben die Haare liegen.

→ **Kupfertöpfe – schön, aber unzweckmäßig**
Küchengeräte aus Kupfer sehen zwar gut aus, aber sie sind aufgrund unserer heutigen Erkenntnisse aus der Küche zu verbannen. Denn beim Kochen in Kupfergefäßen werden wertvolle Vitamine vernichtet. Kupfer wirkt als Katalysator und zerstört unter anderem das Vitamin C. Darüber hinaus oxydiert Kupfer leicht, auch wenn es noch so gut gepflegt wird, und kein Mensch wird behaupten, daß Grünspan bekömmlich ist. Der gesamte Magen- und Darmtrakt einschließlich der Leber kann darunter leiden. Es kann zu Erkrankungen bis hin zur Anämie kommen.

→ **Rettich tut der Leber gut**
Rettich in vorsichtigen Dosen eingenommen ist bei allen Erkrankungen der Leber ein vorzügliches Hilfsmittel. Wir

können Rettichsaft im Reformhaus oder in der Apotheke fertig kaufen oder noch besser ihn uns selbst zubereiten.

Rettichsaft sollte immer nur ganz vorsichtig dosiert genommen werden. Hier reagiert die Leber unterschiedlich. Wir sollten mit einem halben Teelöffel pro Tag beginnen und nie mehr als einen Teelöffel pro Tag nehmen. Mehr würde den Zustand verschlechtern. Wohltuend ist es auch, diesen Rettichsaft mit Karottensaft zu versetzen. Ein halbes Glas Karottensaft frisch gepreßt, aus dem Reformhaus oder der Apotheke mit einem halben bis zu einem Teelöffel Rettichsaft ist vorzüglich bei jeder Form der Lebererkrankung.

Zur Entlastung der Leber tut es auch sehr gut, einmal eine dreitägige Karottendiät durchzumachen, das heißt nichts anderes zu essen und zu trinken als Karottensaft, geschabte Karotten oder in Wasser gedünstete Karotten. Eine Mühe, die sich lohnt!

→ **Der Segen alter Brötchen**

Magen- und Darmkrankheiten nehmen heute in erschreckendem Maße zu. Übergewicht, schlechte Haut als Konsequenz, schlechte Verdauung, eine generelle Vergiftung des ganzen Körpers durch nicht ausgeschiedene giftige Stoffe aus dem Darm nehmen überhand. In vielen Fällen ist die Folge eine Divertikulose, das heißt eine bläschenförmige Ausstülpung des Dickdarms, die mit Entzündungen in der Schleimhaut des Darms, mit Abszessen, Fistelbildungen, Wechsel zwischen Verstopfung und Durchfall einhergehen kann. Allgemeine Leistungssenkung, das Gefühl des Unwohlseins bis hin zur

Praktische Tips aus dem Alltag eines Praktikers von A bis Z

ernsthaften Erkrankung schließen sich an. In vielen Fällen schwebt über diesen Patienten das Damoklesschwert der Operation.

Eine einfache Hungerkur kann hier jedoch in vielen Fällen segensreiche Abhilfe schaffen und die Beschwerden beseitigen. Sie reinigen den Darm und essen zwei Wochen nichts anderes als täglich zwei altbackene Semmeln und dazu eine Tasse Malz-Kaffee. Dabei kommt es darauf an, diese altbackenen Semmeln so lange wie möglich durchzukauen und gut einzuspeicheln, bevor sie heruntergeschluckt werden. Zusätzlich sollte man basenbildende Mineralsalze einnehmen wie z. B. ›Basofer‹ oder andere Produkte, die der Übersäuerung entgegensteuern.

Nach einer solchen Kur sollten Sie vorsichtig wieder aufbauen und nicht in die alten Fehler zurückverfallen. Sicherlich kostet es einige Überwindung, und zum Anfang der Kur scheint das Rezept kaum durchführbar, aber wenn Sie die erste Schwelle überwunden haben, geht es praktisch wie von allein.

→ **Das half Napoleon...**
Sein Hausmittel gegen Magen- und Darmerkrankungen: rohe Gerste so lange kochen, bis die Körner aufplatzen, etwas Süßholz dazugeben, dreimal täglich eine große Tasse trinken.

→ **Der Magentee**
Lassen Sie sich in der Apotheke eine Teemischung zusammenstellen aus je drei Teilen Wermutkraut, Tausendgüldenkraut und Kalmuskraut und je vier Teilen Pfefferminze und

Wacholderbeeren sowie sechs Teilen Fenchel. Das Ganze gut durchmischen und aufbrühen. Einige Minuten ziehen lassen. Trinken Sie hiervon jeweils eine Tasse zwischen den Mahlzeiten.

→ **Kartoffel- und Kohlsaft bei Magengeschwüren**
Morgens, mittags und abends ein Glas Kartoffelsaft (2 Eßlöffel Kartoffelsaft auf ein Glas Wasser) vor dem Essen genommen, sowie dreimal täglich 2 Eßlöffel Kohlsaft sind vorzügliche Hilfsmittel zur Ausheilung von Magengeschwüren. Der Kohlsaft kann auch Speisen zugegeben werden, wie z. B. der Suppe oder der Soße. Wichtig ist nur, daß er nicht mitgekocht wird.

→ **Kalte Milch gegen Magengeschwüre**
Ein altes Rezept gegen Magengeschwüre und die damit verbundenen Beschwerden ist kalte Milch. Alle drei Stunden sollte man mindestens 1/4 Liter kalte Milch trinken. Die Beschwerden lassen meistens schlagartig nach. Diese Trinkkur sollte man so lange fortsetzen, bis sich die Beschwerden effektiv gebessert haben. Wichtig ist, daß es sich wirklich um Magengeschwüre handelt. Denn bei einem verdorbenen Magen oder bei Gallensteinen können die Beschwerden sich durch Milchgenuß verschlimmern.

→ **Medikamente und das Recht des Patienten auf Aufklärung**
Wir wissen, daß viele Medikamente mit unangenehmen Nebenerscheinungen behaftet sind. Der Patient hat ein Recht

Praktische Tips aus dem Alltag eines Praktikers von A bis Z

darauf, darüber aufgeklärt zu werden. Wird dies versäumt und treten infolgedessen Schwierigkeiten auf oder sogar Gesundheitsschädigungen, so kann der verschreibende Arzt hierfür verantwortlich gemacht werden. Es genügt nicht, davon auszugehen, daß dem Medikament ein Beipackzettel beiliegt, der auf Nebenwirkungen aufmerksam macht. In jedem Fall hat der verschreibende Therapeut den Patienten auf mögliche Risiken hinzuweisen. Ein entsprechendes Urteil wurde vom Bundesgerichtshof erlassen (BGH VI ZR 69/80).

→ **Mode kann gefährlich sein**
Dringend wird davor gewarnt, zu enge Jeans zu tragen. Zum einen wird dadurch die Durchblutung im kleinen Becken und in den Beinen gestört (das gilt insbesondere für junge Mädchen und Frauen), zum anderen schafft der direkte Kontakt zwischen Stoff und Haut einen besonders guten Nährboden für Bakterien. Die Folge können Hautentzündungen oder Erkrankungen im Unterleib und in den Beinen sein.

→ **Milch als Leistungsaktivator**
Milch ist in unserem Leben ein ganz wichtiger Leistungsaktivator. In der Milch sind 42 Wirkstoffe enthalten, die dem Körper Energie und die notwendigen Stoffe zuführen. Deshalb verordnen Sportärzte z. B. bei Leistungssportlern täglich bis zu vier Litern Milch. Dabei ist der Milchzucker, der nur langsam vom Körper aufgenommen wird, besonders wichtig, denn er hält die Leistungskurve länger konstant und läßt sie nicht so rasch absinken. Er sorgt außerdem für ein bakterielles Gleich-

gewicht in der Darmflora, d. h. eine bessere Verdauung und eine bessere Ausnutzung der aufgenommenen Speisen. Deshalb sollte man in Zeiten, in denen man sich müde, schlapp, abgespannt, überfordert fühlt, ruhig einen Liter Milch pro Tag trinken und zusätzlich Milchzucker aus Apotheke oder Reformhaus einnehmen. Es sei jedoch darauf hingewiesen, daß hier die Empfehlungen zur Dosis zu beachten sind.

→ **Hilfe bei Mundgeruch**
Hier gibt es einige praktische Tips. Erstens sollte man morgens beim Zähneputzen auch die Zunge mit der Bürste und Zahnpasta mitputzen. Zweitens sollte man ein altes Hausmittel probieren, nämlich Vitamin C-haltige Früchte wie z. B. Äpfel essen und die Speisen einige Zeit im Mund behalten. Der Mundgeruch wird dadurch zumindest für einige Stunden abgebaut. Drittens sollte man auf den Genuß von Fett für einige Zeit vollkommen verzichten. Nach neuesten Forschungen steht man auf dem Standpunkt, daß der üble Mundgeruch durch Abbauprodukte von Fettsäuren veranlaßt wird.

→ **Ein Muntermacher aus der Steiermark**
In einem Liter Wein kochen Sie etwa 15 Minuten zwei Teelöffel Angelika-Wurzel. Nach dem Kochen durch ein Tuch seihen, in eine Flasche füllen, morgens und abends ein Schnapsglas davon trinken.

Praktische Tips aus dem Alltag eines Praktikers von A bis Z

→ **Musik und Heilung**

Wenn wir krank im Bett liegen, uns nicht wohl fühlen, insbesondere vegetativ verspannt sind, so kann die Musik einen wohltuend heilenden Einfluß auf uns haben. Umfangreiche Forschungen haben hier gezeigt, daß ›harte Musik‹ und Synkopen in jedem Fall als unangenehme Beeinträchtigung empfunden werden. Melodien mit weichem Klang, insbesondere Orchestermusik mit weichem Klangkörper, wirken entspannend. Musik etwa von Mozart wird als therapeutisch besonders wirkungsvoll empfohlen.

→ **Schnelle Hilfe bei Nasenbluten**

Bei Nasenbluten hilft häufig, die Fingerkuppe des kleinen Fingers auf der Seite, auf der die Nase blutet, mit einem Gummiband bis zum Stillstand der Blutung abzubinden. Dann das Gummiband wieder entfernen. Tritt das Nasenbluten öfter auf, so ist ein Arzt zu konsultieren.

→ **Verabreichung von Nasentropfen**

Nasentropfen werden entweder mit einer Pipette in die Nase getropft oder aber mit einer Sprühflasche – natürlich ohne Ärosol – in Form einer kleinen in die Flasche eingebauten Handpumpe versprüht. Intensiver ist es jedoch, wenn man kleine Wattebäuschchen rollt, mit dem jeweiligen Mittel tränkt und diese in die Nase einführt. Hier läßt man sie zehn Minuten wirken und schneuzt sie dann wieder aus.

→ Petersilie zur Kosmetik der Niere

Die Petersilie in jeder Form, ob einfach so gekaut oder gehackt über Gemüse oder Salat oder ob roh über die Suppe gestreut, ist zur Anregung der Nieren ein ganz wichtiges Mittel.

Bei allen, die unter Nierenschwäche leiden, sollte ein Bund Petersilie zur täglichen Nierenkosmetik gehören.

Selbstverständlich sollte sein, daß eine entsprechende Diät – möglichst salzarm und mit wenig oder gar keinem Fleisch, in jedem Fall ohne weißen Zucker – eingehalten wird. Denken Sie bei Nierenschwäche auch an den Zwiebelwickel auf die Nierengegend und an das warme Sitzbad am Abend vor dem Schlafengehen mit einem Zusatz, etwa Pinimenthol.

→ Ein russisches Rezept bei Ohrensausen

Bei Ohrensausen nehmen wir etwas Watte, tränken sie in Rum und schieben dieses mit Rum getränkte, nicht nasse, sondern nur feuchte Bäuschchen in den äußeren Gehörgang. Zusätzlich inhalieren wir mit kochendem Wasser, dem wir eine kleine Handvoll Kochsalz und einen Schuß Kornbranntwein zugeben. Dieses Rezept aus Rußland kann die Beschwerden lindern.

→ Potenzmittel, und was ist davon zu halten?

Grundsätzlich möchte ich mit einem Irrtum aufräumen. Die Potenz muß nicht im Alter aufhören und ist natürlich auch im Alter nichts Unanständiges, was sich nicht mehr gehört. Wir sollten unsere Potenz bis ins Alter hinein zu erhalten ver-

Praktische Tips aus dem Alltag eines Praktikers von A bis Z

suchen und uns freudig zu ihr bekennen. Sexualität ist etwas Natürliches und das beste Geriatricum. Selbstverständlich läßt die Potenz mit zunehmendem Alter nach, das hat hormonelle Gründe, aber ein ganz wichtiger Faktor für die Potenz ist die Psyche. Impotenz hat, wenn ein organisches Leiden ausgeschlossen werden kann, immer psychische Gründe.

Deshalb können Potenzschwierigkeiten in der Regel nicht mit den so zahlreich angepriesenen Potenzmitteln bekämpft werden. Die von diesen Mitteln ausgehende Wirkung ist in den meisten Fällen rein psychologischer Natur. Wenn diese Potenzmittel bei Ihnen zu einer psychologischen Aufrüstung führen, sind sie gerechtfertigt. Aber vorsichtig: Viele Potenzmittel putschen nur auf und können den Kreislauf schwächen und schädigen. Wenn Sie in dieser Richtung Fragen haben, wenden Sie sich vertrauensvoll an Ihren Therapeuten oder Apotheker, und greifen Sie nicht zu irgendwelchen obskuren Mitteln. Vor allen Dingen sollten Sie aber daran denken, daß Sexualität kein Leistungssport ist und Sexualität nicht gemacht ist, damit Sie Ihre Vitalität beweisen.

→ **Quallen verderben die Badefreuden**
Beim Urlaub am Meer kommen immer wieder scheußliche Verbrennungen durch Quallen vor. Erste Hilfe: Auf die verbrannten Flächen Sand, Mehl oder Zucker aufstreuen, zehn Minuten belassen und zusammen mit den eventuell auf der Haut haftenden Nesselfäden abschaben.

→ **Erste Hilfe bei Quetschungen**

Quetschungen können außerordentlich schmerzhaft sein. Die Haut schwillt meistens an, verfärbt sich.

Die betroffene Muskulatur kühlen, dabei den Verunglückten flach und ruhig lagern. Die entsprechenden Gliedmaßen ruhigstellen. Handelt es sich um schwere Quetschungen, sofort den Arzt aufsuchen oder den Notarzt benachrichtigen. Bei besonders schweren Quetschungen, die sogenannte Haldane-Lösung verabreichen: Zwei Teeloffel Salz und einen Teelöffel Natron auf einen Liter Wasser lösen.

→ **Rauchen nach dem Essen**

Die sofort nach dem Essen angezündete Zigarette ist in vielen Fällen die Ursache für Sodbrennen. Forschungen amerikanischer Wissenschaftler haben ergeben, daß der Zigarettenrauch den Schließmuskel des Magens beeinträchtigt und es dadurch zu einem Rückfluß des Magensafts in die Speiseröhre kommen kann.

→ **Das vielseitige Sauerkraut**

Seit alters ist bekannt, daß Sauerkraut nicht nur wohlschmeckend ist, sondern auch unserem gesamten Stoffwechsel guttut. Bei Verstopfungen, bei starken Blähungen, zu Zeiten verstärkter Infektionsgefahr, aber auch als Vorbeugung gegen vielerlei Krankheiten empfehle ich, morgens etwa 100 bis 150 Gramm rohes Sauerkraut zu essen. Es ist reich an Vitamin C, Milchsäure und Zellulose. Gesundheitsstatistiker wissen, daß z. B. die Arbeiter in Sauerkrautfabriken wesentlich weniger krank sind als der Normalbürger.

→ **Säuglinge nicht zu fest zudecken**
Viele Mütter machen, wenn das Wetter etwas kühler wird, den Fehler, ihre Säuglinge zu fest zuzudecken. Sie packen sie in ihren Bettchen mit Decken und Oberkissen richtig fest ein. Das ist grundsätzlich falsch. Es kann nämlich passieren, daß die Säuglinge durch die erhöhte Wärmeisolation einen Hitzschlag erleiden. Immer darauf achten, Säuglinge nicht zu fest mit wärmedämmenden Stoffen zu decken. Viel Luft an den Körper lassen. Dabei sind Knaben gegen Hitzschläge anfälliger als Mädchen.

→ **Eine natürliche Hilfe für den unruhigen Säugling**
Verabreichen Sie dem unruhigen und nervösen Säugling einen Tee aus Zitronenmelisse. Beachten Sie dabei, daß Tees, die Säuglingen gegeben werden, grundsätzlich ganz schwach sein sollen, d. h. der Tee selbst darf nur eine ganz leichte Färbung haben.

→ **Schädliche Strahlen gefährden den Schlaf**
Elektrische Geräte, wie z. B. Radiogeräte, elektrische Weckuhren, Fernseher, aber auch große Spiegelwände sollte man aus dem Schlafzimmer verbannen. Denn Elektrogeräte oder große Spiegel können schädliche, für den Schlafenden sogar sehr schädliche Strahlungen verursachen, die ihn entweder nicht zur Ruhe kommen lassen oder die zu körperlichen Mißempfindungen führen. Geophysikalische Forschungs-

anstalten haben dieses bestätigt.

Stellt man fest, daß man schlecht schläft, morgens nicht ausgeruht aufwacht, nachts ohne ersichtlichen Grund des öfteren wach wird, sogar gewisse Aversionen entwickelt, ins Schlafzimmer zu gehen, so sollte man außerdem an schädigende Erdstrahlen denken und einen erfahrenen Wünschelrutengänger zu Rate ziehen. Schädigende Erdstrahlen – wie immer man sie auch nennt – sind heute nicht mehr zu belächeln oder zu leugnen. Auch hier haben wissenschaftliche Institute den Beweis erbracht, daß es sie gibt und negativ auch auf den Menschen einwirken können. Die Frage elektrischer Spannungsfelder in ihrer positiven oder negativen Wirkung auf den Menschen rückt immer mehr ins Bewußtsein.

→ **Der Schlaf und was man dazu wissen sollte**

Wie lange sollte der Mensch wirklich schlafen? Eine wissenschaftlich einheitliche Aussage darüber gibt es nicht. Zweifellos ist das Schlafbedürfnis unterschiedlich, und die damit zusammenhängenden Fragen sind nur aus der Erfahrung heraus zu beantworten. Früher, als es noch kein Licht gab, gingen die Menschen beim Dunkelwerden schlafen und standen beim Hellwerden auf. Zweifellos können wir unterstellen, daß das die gesündeste Form des Schlafs ist, weil sie von der Natur als natürlichem Regenerativum vorgegeben ist. Erst durch die Möglichkeiten des künstlichen Lichts haben wir uns dem von der Natur vorgegebenen Tag-Nacht-Rhythmus entzogen. Wenn wir aber bereit sind, im Urlaub wieder dem natürlichen Rhythmus nachzugeben und wirklich beim Dunkelwerden ins Bett zu gehen und beim Hellwerden aufzustehen, dann werden wir feststellen, daß wir uns wunderbar regenerieren.

Ansonsten gilt nach wie vor die alte Regel: Eine Stunde vor Mitternacht ist besser als zwei Stunden nach Mitternacht. Das ist heute wissenschaftlich erwiesen. Die Schäden bei Schichtarbeit, d. h. bei Menschen, die teilweise erst im Laufe des Tages schlafen können, sind offensichtlich. Im übrigen sollten Sie nach innen horchen und sich ehrlich zugestehen, wieviel Schlaf Sie brauchen, und ruhig zugeben, daß das Auskommen mit weniger Schlaf nicht eine Frage erhöhter Lebenskraft ist. Zweifellos gibt es Menschen mit unterschiedlichen Schlafrhythmen. Wer spät schlafen geht und berufsbedingt frühzeitig aufstehen muß, der kommt ganz zwangsläufig in ein Defizit hinein. Man wird das vielleicht in jungen und mittleren Jahren gar nicht bemerken, nur irgendwann wird sich der Körper rächen.

Aber auch die Meinung, daß ein zwölfstündiger Schlaf besonders gut sei, ist falsch. Wir wissen heute aus wissenschaftlichen Untersuchungen, daß ein Zuviel an Schlaf einer Voralterung gleichkommt. Normalerweise kann man sagen, daß sich ein erwachsener Mensch mit sieben bis acht Stunden Schlaf regenerieren kann.

→ **Vitamin A gegen Sehschwäche**
Ein Mangel an Vitamin A kann dazu führen, daß wir in der Dämmerung schlechter sehen oder sogar nachtblind sind.

Vitamin A ist aber nicht nur für unsere Augen, sondern auch für andere Bereiche unseres Körpers, wie die Lungen, den Magen, den Verdauungsbereich, die Haut und die Knochen von wesentlicher Bedeutung.

Viele von uns leiden aufgrund falscher Ernährung unter einem Mangel an Vitamin A. Deshalb sollten wir durch gesunde Nahrungsmittel, die dieses Vitamin enthalten, wie z. B. Eigelb, Milch und Butter, Käse, Karotten, Spinat, Leber, diesen abhelfen. Auch an ein probates Mittel aus unserer Kindheit, bzw. aus der unserer Eltern ist zu erinnern, den Lebertran. Jeden Tag ein Löffel Lebertran enthält alles, was wir nötig haben.

Neue Forschungen haben ergeben, daß ein Mangel an Vitamin A auch die Entstehung bösartiger Geschwulste zu begünstigen scheint. Deshalb hat sich immer mehr die Erkenntnis durchgesetzt, daß eine hochdosierte Gabe von Vitamin A auch in der Vorsorgetherapie zu empfehlen ist. ›A-Mulsin forte‹ beispielsweise, morgens einmal 15 Tropfen genommen, ist eine hervorragende Unterstützung Ihrer Gesundheit im Abwehrkampf gegen das Risiko Krebs. Vitamin A sollte, um eine genauso schädliche Überdosierung zu meiden, in Übereinstimmung mit Ihrem Therapeuten eingenommen werden.

Noch besser als solche Vitaminpräparate ist natürlich die richtige und sinngemäße Ernährung. Um jedoch das Vitamin A aus den hier erwähnten Lebensmitteln umsetzen zu können, braucht der Körper Fett. Deshalb benutzen Sie zur Bereitung der Speisen in vernünftigem Maße Butter.

Praktische Tips aus dem Alltag eines Praktikers von A bis Z

→ **Kartoffelsaft bei Sodbrennen**

Immer mehr Menschen leiden aufgrund falscher Ernährung und psychischer Spannungszustände unter Sodbrennen. Auch hier bietet die Natur ein sehr einfaches und hilfreiches Mittel an – die Kartoffel. Wir reiben eine große, gewaschene und geschälte Kartoffel sehr fein und pressen sie dann aus. Diesen Saft geben wir in ein Wasserglas und füllen das Glas mit Leitungswasser. Morgens nüchtern, mittags vor dem Essen und abends vor dem Schlafengehen trinken wir jeweils ein so zubereitetes Glas Kartoffelsaft. Hinweis: Der Saft darf nie stehen bleiben, er muß immer frisch getrunken werden.

Wem diese Prozedur der frischen Zubereitung zu umständlich ist, der kann auch Kartoffelsaft im Reformhaus oder in der Apotheke kaufen. Die Wirkung kann man durch die anschließende Einnahme von Luvos-Heilerde innerlich, und zwar jeweils eine Stunde nach der Einnahme des Kartoffelsafts, noch verstärken.

Ganz selbstverständlich dürfte sein, daß bei ständigem Sodbrennen die Ernährung entsprechend umgestellt wird: Scharfe Gewürze und vor allen Dingen weißer Zucker sind vollkommen zu meiden. Desgleichen sollte man sich ein striktes Verbot von Kuchen oder sonstigen süßen Naschereien auferlegen.

→ **Wenn Sie braun werden wollen**

Alle diejenigen, die im Urlaub die Sonne voll genießen oder sich im Solarium bräunen lassen wollen, sollten vor dem Sonnenbad wenig Petersilie, Sellerie, Pampelmuse oder

Apfelsinen zu sich nehmen. Diese Lebensmittel enthalten den Wirkstoff Psoralen, der die Empfindlichkeit der Haut gegen ultraviolette Strahlungen erhöht. Die Gefahr eines Sonnenbrandes wird dadurch größer.

→ **Schielen ist kein harmloser ›Silberblick‹**
Leichte Fehlstellungen der Augen bei Kindern werden oft fälschlicherweise verniedlicht. In der Bundesrepublik kommen etwa 35'000 Kinder alljährlich mit diesem Sehfehler zur Welt. Wenn bereits im zweiten Lebensjahr mit der Behandlung dieser Fehlstellung begonnen wird, so kann man damit rechnen, daß es in über 90 Prozent der Fälle zu einer Heilung kommt. Nichtbehandelte Fehlstellungen können zu Schwachsichtigkeit auf einem Auge führen. Deshalb sollte man mit seinem Kind rechtzeitig den Augenarzt aufsuchen.

→ **Hilfe zum Schlankwerden**
Eine wirksame Hilfe, uns den übermäßigen Appetit abzugewöhnen, bietet ein spezieller Punkt der Akupressur. Er liegt auf der Mitte der Oberlippe in dem kleinen Grübchen unter der Mitte der Nase. Dabei faßt der Daumen die Lippe von innen, der Zeigefinger von außen. Man massiert für zehn bis fünfzehn Sekunden diesen Punkt so, daß der Zeigefinger in Richtung Nase und der Daumen in Richtung Lippe gleitet. Sie werden feststellen, daß nach einer solchen Massage das Hungergefühl verschwindet und Sie ohne Schwierigkeiten selbst auf Leckerbissen verzichten können.

Praktische Tips aus dem Alltag eines Praktikers von A bis Z

→ **Vorsicht bei Schlankheits-Diäten**

Bei Eiweiß-Schlankheits-Diäten treten oft Schwindelgefühl, Herzjagen, Wadenkrämpfe und ähnliches auf. Das ist in vielen Fällen auf einen Mangel an Magnesium zurückzuführen. Während solcher Diäten verzichtet man meistens auf Kohlehydrate, die das lebenswichtige Magnesium enthalten. Deshalb ist es bei einer Eiweiß-Schlankheitsdiät immer wichtig, das Magnesiumdefizit auszugleichen, also etwa entsprechende Mineralwasser wie z. B. Apollinaris oder aber insbesondere Heppinger reichlich zu trinken. Hier deckt ein Liter bereits 75 Prozent des Tagesbedarfs an Magnesium. Übrigens sind Mineralwasser auch sehr gut bei jeder Form der Magen- und Darmstörung.

→ **Wissenswertes zum ›Schmerz‹**

Der Schmerz kann unterschiedliche Gründe haben. Er kann im organischen Bereich, das heißt in körperlichen Fehlregulationen seine Ursache haben, kann aber auch durch seelische Konflikte ohne zunächst körperliche Gründe verursacht werden. In jedem Fall will der Schmerz etwas sagen. Deshalb ist es die erste Regel, hinzuhorchen und das ›Was‹ zu erfassen, das heißt, sich in erster Instanz mit dem Schmerz zu arrangieren und diesen nicht als etwas Lästiges zu empfinden, dem man von vornherein mit Aggression begegnet. Wenn wir den Schmerz nicht zur Kenntnis nehmen, so heißt das, daß wir wichtige Signale unseres Körpers oder unserer Seele ignorieren und damit vielleicht in irreparable Schäden hineinlaufen. Da es aber unterschiedliche Formen des Schmerzes gibt, gilt es, die Symptomatik zu analysieren, um daraus die Verhältnismäßigkeit des Tuns abzuleiten, d.h., entweder selbst etwas unternehmen, soweit das angemessen und vertretbar ist, oder aber den Therapeuten aufsuchen.

Aber auch dem Arzt ist es eine wesentliche Hilfe, die Schmerzen des Patienten in knapper, sicherer und angemessener deutlicher Form geschildert zu bekommen, desto eher wird ihm eine Analyse möglich sein. Das Gleiche gilt natürlich, wenn Sie in banalen Fällen Ihr eigener Therapeut sind und selbst eine Diagnose stellen müssen.

Deshalb ergibt sich folgender Fragenkatalog: Wann tritt der Schmerz auf, tagsüber oder nachts? Ist es ein spontaner Schmerz, der plötzlich gekommen ist, oder ist es ein chronischer Schmerz, der kommt und wieder geht? Ist der Schmerz abhängig von der Jahreszeit, den Wettereinflüssen, vom Essen, von Medikamenten, von bestimmten Verhaltensformen, nach bestimmten Verrichtungen, vor oder nach der Arbeit? Steht er im Zusammenhang mit der Sexualität und vieles andere mehr? Ist es ein Schmerz, der mehr in der Oberfläche der Haut lokalisiert ist im Sinne einer Neuralgie? Ist der Schmerz verbunden mit Rötungen oder Entzündungen der Haut? Ist eine Verletzung bemerkbar? Ist der Schmerz diffus, das heißt, ziehend und schwer zu fassen, im Unterleib kolikartig bohrend oder mehr strahlend, d.h. von einem Punkt ausgehend und in andere Punkte ausstrahlend? Dabei ist insbesondere wichtig der Zusammenhang mit den sogenannten Headschen Reflexzonen im Bereich der Schulter und des Rückens.

Praktische Tips aus dem Alltag eines Praktikers von A bis Z

Wir kommen aber nicht umhin, auch allgemeines Unwohlsein in den Begriff des Schmerzes einzubeziehen, denn nicht alle Organe äußern sich bei Erkrankungen durch Schmerzen. Erkrankungen in der Lunge, in der Leber, im Gehirn z. B. machen sich nicht unbedingt durch Schmerzen bemerkbar und können deshalb lange fortschreiten, bevor sie bemerkt werden. Deshalb sollte zur Regel werden, bei Schmerzen in den Eingeweiden und im Unterleib, bei allgemeinem Unwohlsein, insbesondere dann, wenn Fieber auftritt, auch wenn dieses schleichend zwischen 37,4 und 38 Grad unterschiedlich im Laufe eines Tages auftritt, immer den Therapeuten aufzusuchen, um abklären zu lassen, ob nicht irgendwo ein Krankheitsherd sich unbemerkt ausbreitet.

Alle anderen Schmerzen zunächst einmal in Ruhe angehen. Oft ist nichts zu tun wesentlich besser, als etwas zu tun. Denken Sie an die Möglichkeiten der Wasseranwendung, der Einreibungen, der Ausleitungen über den Darm und über die Niere.

Befreien Sie Ihren Körper von schädigenden Stoffen und greifen Sie nicht gleich zum Medikament, durch das Sie in vielen Fällen die toxische Belastung Ihres Körpers noch vergrößern. Gönnen Sie Ihrem Körper und Ihrem Geist einmal einen, zwei Tage Bettruhe, und in vielen Fällen werden Sie rasche Linderung und Erleichterung erfahren. In vielen Fällen ist der Schmerz oder das Unwohlsein nur das ganz deutliche Zeichen, daß wir uns und unserem Organismus oder unserer Seele zuviel abverlangt haben und diese sich sträuben, diese Vergewaltigung mitzumachen. Sie zwingt uns ganz einfach, einzuhalten und zu überdenken. Lassen wir wieder einmal das als Medikament zu, was uns die Natur gegeben hat und was wir von den Tieren lernen können, nämlich die Ruhe als beste und segensreichste Medizin zu erfahren.

→ **Ableitende Hautreize gegen Schmerzen**
Wir bereiten uns einen Teig vor aus geriebenem frischem Meerrettich, aus gemahlenem Senfmehl und aus Essig. Diesen Teig streichen wir messerdick auf die schmerzende entzündete Stelle. Wir bereiten einen Teig vor aus Ingwerpulver mit Branntwein. Diesen Teig in streichbarer Form streichen wir messerdick auf die entzündete schmerzende Stelle.
Wir nehmen einen Sauerteig (gegebenenfalls beim Bäcker holen) und setzen dem ein Drittel Senfmehl und einen guten Schuß Essig zu. Diesen Teig legen wir auf die entzündete schmerzhafte Stelle, insbesondere bei Gelenkerkrankungen und rheumatischen Schmerzen. Zusätzlich werden Fußbäder gemacht, 38 Grad, denen wir Buchenasche mit einer Handvoll Kochsalz und einer Handvoll Senfmehl zugeben. Auf diese Art leiten wir zweifach ab, einmal örtlich und einmal über die Füße.
Auch Umschläge mit Schmierseife auf die entzündeten, insbesondere rheumatischen Gelenke sind sehr hilfreich. Sie wird dick auf Leinwand aufgestrichen und aufgelegt. Alle diese Ableitungsverfahren sind bei rheumatischen Erkrankungen, bei neuralgischen Schmerzen, bei Verstauchungen wertvoll.

Praktische Tips aus dem Alltag eines Praktikers von A bis Z

→ **Einfache Hilfe beim Schnupfen**

Wenn wir verschnupft sind und die Nase zu ist, hilft es, wenn wir ein feuchtes heißes Handtuch so heiß wie möglich als Rolle gedreht in den Nacken legen und auf die Stirn ein feuchtes kaltes Taschentuch. Von dem warmen Tuch im Nacken geht eine angenehm befreiende Wirkung aus. Diese Maßnahme ist besonders vor dem Einschlafen wichtig.

→ **Der Zwiebelsaft hilft bei Schnupfen**

Bei Schnupfen mit benommenem Kopf, Ohrensausen, allgemeinem Abgeschlagensein empfehle ich folgendes Rezept: Man schneidet eine ganze Zwiebel in feine, dünne Scheiben, gibt diese in ein Gefäß, streut Zucker darauf und legt so Schicht auf Schicht. Das Ganze läßt man über Nacht stehen, um am nächsten Vormittag den Inhalt des Gefäßes in ein trockenes, sauberes Leintuch auszudrücken. Den dann entstandenen Saft nimmt man kaffeelöffelweise, mehrmals über den Tag verteilt, ein. Dasselbe Rezept kann übrigens für Kinder auch bei Bekämpfung von Wurmkrankheiten eingesetzt werden.

→ **Das gesunde Stück Schokolade**

Die Meinung, daß wir Schokolade oder Süßes grundsätzlich aus dem Handschuhfach unseres Autos, aus der Aktentasche, aus dem Büro, also überall dort, wo wir besondere Leistungen zu vollbringen haben, verbannen sollten, ist falsch. Bei langandauernder konzentrierter und fordernder Leistung, bei langen Konferenzen, Autofahrten usw. erlebt man plötzlich ein Nachlassen der Konzentration und das Gefühl von Hunger. Das ist ein ganz deutliches Zeichen für das Absinken des Blutzuckerspiegels. Bedenken Sie, daß der Blutzucker nicht nur der Energielieferant fürs Gehirn ist, sondern daß er auch für die roten Blutkörperchen, die Muskeln, die Nerven von Bedeutung ist. Wenn der Blutzuckerspiegel zu stark absinkt, kann es zu Schwindelanfällen, Konzentrationsstörungen, Ermüdungserscheinungen kommen. Ein Stückchen Schokolade, ein Stückchen Traubenzucker oder aber ein paar Kekse wirken da Wunder und können schnell Abhilfe schaffen.

→ **Richtiges Schuhwerk**

Das richtige Schuhwerk ist noch wichtiger, als wir allgemein annehmen. Wir wissen heute um die Zusammenhänge zwischen den Füßen und allen Organen des Körpers, über die Wirkung der Fußreflexzonenmassage. Wenn die Schuhe also irgendwo kneifen und drücken, so wirkt sich das immer auf das diesem Reflexpunkt zugehörige Organ im Körper aus. So hat man beispielsweise festgestellt, daß Trablaufen in harten, festen Militärstiefeln bei untrainierten Teilnehmern erhebliche, teilweise gefährliche Erhöhung der Herzfrequenz hervorruft. Laufen in weichem, dem Fuß angepaßtem Schuhwerk führt hingegen zu keinerlei Beeinträchtigungen. Deshalb achten Sie darauf, daß Sie bei allem, was Sie tun, passendes, bequemes Schuhwerk tragen.

→ **Schnelle Hilfe bei Schuppenflechte**

Das ›Warum‹ um die Psoriasis, die Schuppenflechte, ist bis

Praktische Tips aus dem Alltag eines Praktikers von A bis Z

heute nicht letztlich geklärt. Und die Möglichkeiten, dieser scheußlichen Krankheit Herr zu werden, sind nach wie vor beschränkt. Es gibt viele Möglichkeiten, auch die Naturheilkunde bietet sie an und beschreitet hier wahrscheinlich den einzig gangbaren Weg, nämlich losgelöst von der Symptomatik, sich um die Ursache zu kümmern und im Wege einer Gesamtumstimmung Abhilfe zu schaffen. Trotzdem sollen wir die Augen nicht verschließen vor neuen Mitteln, die dem einen oder anderen helfen können.

Zwei Ärzte, der Privatdozent Dr. Ulf Runne aus Frankfurt und Dr. Johannes Kunze aus Kassel, entwickelten eine neue sogenannte Minutensalbe gegen Psoriasis auf der Basis der Substanz ›Cignolin‹. Ein solches Präparat war auch früher bereits im Handel, wird jedoch heute in einer wesentlich konzentrierteren Form angeboten, wobei der Vorteil darin besteht, daß diese Salbe auch vom Patienten zu Hause aufgetragen wird und nur einige Minuten verbleiben muß, dann wieder abgewaschen werden kann. Man sollte, wenn man unter dieser schrecklichen Krankheit leidet, auf jeden Fall diese Möglichkeiten versuchen.

→ **Das richtige Essen in der Schwangerschaft**
Werdende Mütter sollten bedenken, daß sie in der Schwangerschaft für zwei essen, deshalb niemals länger als zwölf Stunden ohne Nahrung bleiben. Viele Frauen haben Angst, während der Schwangerschaft ihre Figur zu verlieren, wenn sie zu viel essen. Denken Sie daran, daß Sie niemals länger als zehn bis zwölf Stunden ohne Nahrung sein sollten,

denn das könnte sich auf die Gehirnentwicklung Ihres Kindes negativ auswirken, nicht ›völlern‹, aber richtig essen und ruhig einmal eine gesunde Mahlzeit zwischendurch.

→ **Depressionen nach der Schwangerschaft**
Ungefähr jede zweite Mutter hat zwischen dem dritten und fünften Tag nach der Geburt eines Kindes eine depressive Verstimmung mit Teilnahmslosigkeit, Angst, Nervosität und oft heftigem Weinen. Solche Erscheinungen haben hormonelle Gründe und gehen vorüber. Es ist nicht notwendig, irgendwelche Medikamente zu nehmen. Sprechen Sie mit Ihrem Arzt darüber und verarbeiten Sie diesen Zustand geistig in besonders liebevoller Zuwendung zum neugeborenen Kind und in besonderer Fürsorge vom Vater zur Mutter.

→ **Schwitzen ist wichtig**
Bedenken Sie zunächst, daß das Schwitzen eine ganz natürliche Reaktion unseres Körpers ist. Insbesondere bei höheren Außentemperaturen führt es durch die Verdunstungskälte zu einer Herabsetzung der Temperatur. Wenn wir z. B. bei höheren Temperaturen nicht schwitzen würden, so würden wir Fieber bekommen. Wenn wir aber übermäßig schwitzen, so sollte immer der Therapeut zu Rate gezogen werden, denn dahinter können sich verschiedene Dinge verstecken. Das kann von der Infektionskrankheit bis zu hormonellen Störungen gehen, und in solchen Fällen ist es wie immer in der Medizin wichtiger, die Ursache und nicht die Symptome zu behandeln.

Praktische Tips aus dem Alltag eines Praktikers von A bis Z

Wenn es sich jedoch um ein sogenanntes ›vegetatives‹ Schwitzen handelt, dann hilft sehr gut das in den Apotheken erhältliche Mittel ›Sweatosan‹.
Aber wie gesagt, immer erst abklären lassen.

→ **Tabletten grundsätzlich mit Flüssigkeit nehmen**
Viele Menschen haben sich angewöhnt, Tabletten ohne Flüssigkeit zu schlucken. Ein britisches Forscherteam hat festgestellt, daß dann, wenn trocken geschluckte Tabletten nicht rutschen, es zu Speiseröhrengeschwüren kommen kann, nämlich dort, wo sich die Tabletten an der Speiseröhrenwand festgesetzt und sie übermäßig gereizt haben. Diesem Risiko kann man vorbeugen, wenn man sich zur Regel macht, Tabletten grundsätzlich nur mit Flüssigkeit einzunehmen.

→ **Untersuchungen hilflos ausgeliefert?**
Als Patient haben Sie das Recht auf Aufklärung, und zwar ausführliche und umfassende Aufklärung. Es gibt keine routinemäßige gefahrlose Untersuchung, sondern jede Untersuchung stellt einen Eingriff dar, der sich körperlich und seelisch auswirken kann. Das gilt insbesondere für Kontraströntgungen. Hier wird dem Patienten in Form von Tabletten oder durch Spritzen in die Venen bis hin zu Infusionen ein Kontrastmittel verabreicht, das die zu untersuchenden Organe, wie Gehirn, Gefäßsystem, Galle, Nieren, auf dem Röntgenbild darstellt. Viele Patienten leiden aber unter einer Kontrastmittelallergie, und das kann zu erheblichen Nebenwirkungen führen. Deshalb klären Sie bei solchen Untersuchungen

zunächst einmal die Frage einer solchen Überempfindlichkeitsreaktion ab. Besprechen Sie das vertrauensvoll mit Ihrem Therapeuten, bevor Sie Ihre Zustimmung geben.

Machen Sie in jedem Fall zunächst, wenn eine Untersuchung der Hohlorgane notwendig wird und wo immer dies möglich ist, von der Ultraschalluntersuchung Gebrauch, die in vielen Fällen schon genügt, die ohne Kontrastmittel auskommt und die Ihren Körper keinen schädigenden Strahlen aussetzt.

→ **Urlaub in heißen Ländern**
Wer in den Tropen oder ganz allgemein in heißen Ländern Urlaub macht, sollte sich, insbesondere bei einer ersten Reise, einige Spielregeln zu eigen machen, die für einen wirklich unbeschwerten Urlaub unverzichtbar sind. Zunächst sollte man entsprechende Kleidung tragen, die luftig und leicht ist und gleichzeitig vor der Sonne schützt. Baumwolle ist dafür besonders geeignet. Hemden und Anzüge aus Kunststoff sollten vermieden werden. Immer einen Sonnenhut und Sonnenbrille tragen. Festes, aber luftiges, durchlöchertes Schuhwerk tragen. Nach Möglichkeit Sandalen vermeiden und auch nicht barfuß gehen.

Das Frühstück sollte in den Tropen immer reichlich sein. Ruhig etwas Salz zum Frühstück nehmen, gegebenenfalls das Frühstücksei gut salzen. Schwere, belastende und vor allem fette Mahlzeiten sollten vermieden werden. Scharf gewürzte Speisen dagegen regen den Magen zur Produktion von Magensaft an. Es ist kein Zufall, daß Indien das Land des

Praktische Tips aus dem Alltag eines Praktikers von A bis Z

Currys ist.

In der stärksten Hitze des Tages keine eisgekühlten Getränke zu sich nehmen und kein Eis essen. Man fühlt sich danach nur matt, und die Körpertemperatur steigt an. Wichtig ist, viel Flüssigkeit zu sich zu nehmen. Achten Sie bei Ihren Ausscheidungen darauf, daß der Urin hell bleibt. Trinken Sie möglichst wenig Alkohol, der bei großer Wärme schlechter vertragen wird; deshalb allenfalls auf Wein ausweichen und auf gar keinen Fall hochprozentige Alkoholika trinken. Wenn Sie in nordafrikanischen Gebieten Wein trinken, beachten Sie, daß dieser oft mit dem Mittel Ricin behandelt ist. Dieses Mittel kann Anlaß zu schweren Durchfällen sein.

An die neue Temperatur vorsichtig gewöhnen, nicht in den ersten Tagen sich voll der Sonne aussetzen. Langsam in die Wärme gehen und dabei nie den Sonnenschutz vergessen.

In tropischen Gebieten niemals in Flüssen und Binnengewässern baden, denn das kann zu Wurmerkrankungen führen, der sogenannten Bilharziose. Wenn Sie im Meer baden, dann nie in unmittelbarer Nähe der einmündenden Flüsse. Denn auch hier besteht noch Bilharziose-Gefahr. Von einmündenden Flüssen immer einige Kilometer Abstand halten!

→ **Erste Maßnahmen bei Verschlucken**
Immer wieder kommt es vor, daß wir uns verschlucken. Insbesondere Kinder verschlucken sich, wenn Fremdkörper in die Luftröhre gelangen. Kleinkinder sollte man an beiden Beinen hochheben und versuchen, durch leichte Schläge auf

den Rücken zwischen die Schulterblätter den Fremdkörper zu lösen. Bei Erwachsenen den Körper nach vorn beugen und ebenfalls leichte bis kräftige Schläge zwischen die Schulterblätter geben. In kritischen Fällen sofort den Arzt aufsuchen und den Notarzt benachrichtigen, insbesondere, wenn das Verschlucken in Verbindung mit dem Genuß von Fisch oder größeren Stücken Schinken vorkommt.

→ **Erste Hilfe bei Verstauchungen**
Wenn Gelenke überstreckt werden, kommt es zu einer Verstauchung. Das in Frage kommende Gelenk muß ruhiggestellt werden. Dann macht man feuchte und kühle Umschläge, gegebenenfalls mit essigsaurer Tonerde. Vorsichtig eine elastische Binde anlegen und anschließend den Arzt aufsuchen, um die Gefahr eines verdeckten Bruches abzuklären.

→ **Leinöl gegen Verstopfung**
Eine milde Darmreinigung kann man mit Leinöl durchführen. Man nehme einmal monatlich abends vor dem Schlafengehen und morgens nüchtern je einen Eßlöffel Leinöl. Zwei Tage hintereinander.

→ **Ein altrussischer Vitalitätsnektar**
Hier ist das Rezept:
250 Gramm gequetschter Kümmel,
1250 Gramm gequetschte Wacholderbeeren,
250 Gramm gehackter Knoblauch, frisch,

Praktische Tips aus dem Alltag eines Praktikers von A bis Z

300 Gramm Kandiszucker,
4 große Eßlöffel Bienenhonig (Lindenblüten),
2,5 Liter Weinbrand,
1,5 Liter Wasser.

Statt des Kandiszucker kann auch brauner Zucker genommen werden, auf keinen Fall weißer Kandiszucker oder weißer, raffinierter Zucker.

Das Wasser mit dem Zucker zunächst zum Kochen bringen, dabei stetig umrühren. Alle vorbereiteten Zutaten mit Ausnahme des Honigs und des Weinbrands in das kochende Wasser geben und unter stetigem Rühren erneut drei bis vier Minuten aufkochen lassen. Weitere ein bis zwei Minuten ohne zusätzliche Erwärmung ziehen lassen, dann alles durch ein Tuch seihen, den Weinbrand zugeben und in die so entstandene Mischung den Bienenhonig so lange einrühren, bis dieser sich vollkommen zersetzt hat. In eine dunkle Flasche füllen, bei Zimmertemperatur aufbewahren und morgens und abends ein kleines Schnapsgläslein trinken. Der kleine stetige Reiz ist besser als das Zuviel. Dies ist kein alkoholisches Getränk sondern eine Medizin.

→ **Keine Übertreibungen mit Vitamin C**
Die Annahme, daß die tägliche Einnahme großer Mengen Vitamin C für den menschlichen Organismus positiv ist, ist falsch. Wer seinem Körper Vitamin C in zu großen Mengen zuführt, kann Nierensteine bekommen. Der tägliche Bedarf von Vitamin C liegt bei etwa 75 Milligramm. Dieser Bedarf wird normalerweise durch die Ernährung gedeckt. Wer sich

also vernünftig ernährt, braucht vor Mangelerscheinungen keine Angst zu haben. Das schließt nicht aus, daß man in Zeiten besonderer Belastung, bzw. bei Krankheiten zusätzliche Gaben von Vitamin C einnimmt – aber immer nur in begrenzten Zeiträumen.

→ **Die Wacholderbeere und das Senfkorn**
Eineinhalb bis eine Stunde vor dem Mittagessen drei bis vier Wacholderbeeren im Mund zu zerkauen, vor dem Herunterschlucken gut einzuspeicheln und nach dem Mittagessen vier große ganze Senfkörner zu essen ist eine Wohltat für den Körper. Wir unterstützen damit die Entgiftung des Organismus und sollten uns zur Regel machen, im Frühjahr und im Herbst jeweils vier Wochen eine solche Kur durchzuführen.

→ **Nächtliche Wadenkrämpfe**
Wadenkrämpfe, insbesondere nachts, deuten meist darauf hin, daß ein Salz- oder Mineralstoffdefizit vorliegt. Es kann aber auch, besonders an heißen Tagen und bei kochsalzarmer Diät, einfacher Kochsalzmangel daran schuld sein. Ein probates Mittel, mit dem solche Wadenkrämpfe meistens umgehend verschwinden, ist Magnesium. Magnesium Granulat 300, morgens und abends ein Briefchen genommen, befreit meistens umgehend von diesen lästigen Krämpfen. Bei Kochsalzmangel hilft ein Viertel Teelöffel Kochsalz in einem Glas Wasser aufgerührt.

Praktische Tips aus dem Alltag eines Praktikers von A bis Z

→ **Tee als Schutz für die Zähne**
Aufgrund des hohen Gehalts von Fluor im schwarzen Tee beugt der Genuß von Tee – mindestens drei Tassen pro Tag – Zahnerkrankungen vor. Bürsten Sie Ihre Zähne besonders gut, denn schwarzer Tee verfärbt Ihren Zahnschmelz.

→ **Eine Wohltat für das Zahnfleisch**
In einem halben Liter Wasser kochen Sie zwei Teelöffel Angelika-Wurzeln etwa fünfzehn Minuten. Den Sud seihen Sie durch und füllen ihn in eine dunkle Flasche ab. Mit dem so entstandenen Aufguß spülen Sie nach dem Zähneputzen den Mund kräftig und gründlich aus. Sie werden ein angenehmes Prickeln und eine Belebung im Mund verspüren. Die Zubereitung hilft insbesondere, wenn Sie vom Zahnarzt kommen und die Behandlung das Zahnfleisch mitgenommen hat.

→ **Schnelle Hilfe bei Zahn- und Gesichtsschmerzen**
Wir nehmen einen Liter Wasser und eine Handvoll Mohnblätter, die wir in der Apotheke holen, kochen etwa 15 Minuten auf und lassen die Flüssigkeit dann eine halbe Stunde stehen. Dann seihen wir durch und lassen den Sud erkalten. Mundspülungen mit diesem kalten Abguß bilden Entzündungen im Bereich des Mundes zurück und wirken schmerzbeseitigend bei neuralgischen Schmerzen im Bereich des Gesichts. Nach diesen Spülungen reizt man das Zahnfleisch mit einem rauhen Tuch und nimmt dann einen Löffel warmes Öl (Leinsamenöl) in den Mund.

→ **Was hat es mit Amalgamfüllungen auf sich?**

Amalgam, das für Zahnfüllungen verwandt wird, ist ein Quecksilber-Silber-Zinn-Gemisch und ruft allein keine Schäden im Organismus hervor, wenn die daraus hergestellten Füllungen ordnungsgemäß eingesetzt wurden. Wissenschaftliche Untersuchungen haben ergeben, daß nach Einsetzen von Amalgamplomben die Quecksilberkonzentration im Urin, bzw. im Blut nicht erkennbar anstieg. Problematisch wird es erst, wenn Amalgam im Mund in Verbindung mit Gold verwandt wird. Dann entstehen schwache elektrische Ströme, die zu ganz massiven Störungen führen können. Neuralgien, Kopfschmerzen, Migräne – all das kann Folge sein. Wer also beides im Mund hat, der sollte das Amalgam durch andere Stoffe ersetzen lassen.

→ **Kaugummi als Plombenersatz**

Immer wieder kommt es vor, daß – meist wenn man es gar nicht brauchen kann – eine Plombe aus dem Zahn fällt. Hier gibt es einen einfachen Tip: Man besorgt sich aus der nächsten Apotheke oder Drogerie Oropax, erwärmt es in heißem Wasser, bestreicht die Plombe mit diesem entstandenen Kleister, setzt sie wieder in das Loch ein und beißt dann fest zu. Eine solche Notplombe kann durchaus zwei Tage bis zu zwei Wochen halten. Dann natürlich unbedingt zum Zahnarzt gehen.

→ **Zecken auf der Haut**

Was macht man, wenn man nach einem Spaziergang durch

Praktische Tips aus dem Alltag eines Praktikers von A bis Z

den Garten oder durch den Wald feststellt, daß sich Zecken eingenistet haben? Herausreißen sollte man die Plagegeister nicht, da sonst die Gefahr besteht, daß der Kopf in der Haut verbleibt. Einfache Mittel sind: entweder ein luftundurchlässiges Stück Tesafilm über die Zecke auf die Haut kleben, etwa eineinhalb bis zwei Stunden dort belassen, dann abziehen. Die Zecke löst sich dann mühelos mit dem Tesafilm aus der Haut. Oder wir geben auf die Zecke Alleskleber, lassen ihn trocknen und ziehen den Kleber zusammen mit der Zecke ab. In beiden Fällen wird der Kopf mit entfernt.

→ **Ist Tetanus notwendig?**
Wozu sollen wir uns gegen Tetanus impfen lassen?
Eine Tetanus-Infektion ist eine gefährliche und ernst zu nehmende Erkrankung. Wir sollten uns deshalb impfen lassen. Um einen ausreichenden Impfschutz zu gewährleisten, benötigen wir insgesamt drei Injektionen, die vom Arzt verabreicht werden. Wir sollten einen Impfpaß ausstellen lassen und ihn immer bei uns tragen. Der Impfschutz ist für einige Jahre gewährleistet, muß aber erneuert werden. Lassen Sie sich hier von Ihrem Arzt genau aufklären. Ein Risiko ist mit der Verabreichung der Tetanus-Injektion im allgemeinen nicht verbunden.

→ **Was für Wäsche sollten wir tragen? Darf es auch Kunststoff sein?**
Wo immer wir können, sollten wir Kleidung aus Naturfasern, also aus Baumwolle, Leinen, Seide oder Schafwolle, tragen.

Diese uns von der Natur gegebenen Produkte können uns nicht schaden. Orientieren wir uns an den nicht so hoch zivilisierten Völkern Asiens, Arabiens, Südamerikas.

Beim Tragen von Kleidung aus Kunststoff, z. B. bei Perlonstrümpfen oder Hemden, Jacken, Unterwäsche, kommt es bei vielen Menschen zu rheumaähnlichen Schmerzen, die offenbar auf physikalische Änderungen im Spannungsfeld des Menschen zurückzuführen sind (elektrostatische Aufladung). Wenn also nach dem Tragen synthetischer Kleidung Schmerzen, Nervosität oder Unwohlsein, wie auch immer geartet, auftreten, sollte man sich zu Kleidung aus Naturfasern entschließen.

Jeder kennt den Effekt des knisternden und klebenden Hemdes auf der Haut. Dieses elektrische Geladensein muß auf den Körper Auswirkungen haben. Besonders schlimm ist es, wenn wir zusätzlich zu synthetischer Kleidung Schuhe mit Gummisohlen tragen, die ein Ableiten verhindern. Wie bereits empfohlen, sollten wir deshalb abends, bevor wir ins Bett gehen, mit bloßen Füßen beide Hände auf den Heizkörper legen, um uns zu erden. Wir können auch im Badezimmer zwei unterschiedliche Wasserhähne anfassen, bleiben so etwa 10 Minuten stehen und werden feststellen, daß wir danach ruhiger schlafen und ausgeruhter aufwachen. Wenn wir uns vor dieser Erdung mit einem Kunststoffkamm gekämmt haben, laufen die Haare dem Kamm nach. Nachher bleiben sie glatt liegen.

Praktische Tips aus dem Alltag eines Praktikers von A bis Z

→ **Warnung vor zuviel Lakritze, insbesondere bei hohem Blutdruck**
Durch das Glycorhizoma im Lakritz kann die Tätigkeit der Nebennierenrinde gestört werden. Die Nebennierenrinde ist einer der wichtigsten Hormonproduzenten im Körper. Nach dem Konsum von etwa 200 g Lakritzen täglich kann es zu Ödemen und Herzbeschwerden kommen, zu deutlich erhöhtem Blutdruck. Wenn wir den Konsum von Lakritz einstellen, reguliert sich das meistens wieder. Deshalb Lakritzen nur mäßig.

→ **Beim Öffnen von Konservendosen aufpassen!**
Wenn wir eine Konservendose öffnen, sollten wir darauf achten, ob Gas entweicht. In einem solchen Fall ist es möglich, daß die in der Dose enthaltenen Lebensmittel nicht mehr einwandfrei sind und es zu einer bakteriellen Lebensmittelvergiftung kommen kann. Aufgetriebene Dosen sollten in keinem Fall verwendet werden.

→ **Die Petersilie streichelt die Nieren**
Jede Petersilie, glatt oder gekraust, wie immer zubereitet, doch nicht zu heiß gekocht, ist gut für die Anregung der Nieren. Bei all den Menschen mit eingeschränkter Nierenfunktion sollte ein Bund Petersilie täglich eine Selbstverständlichkeit sein. Es ist wohl müßig, darauf hinzuweisen, daß wenig Salz verzehrt werden sollte, eingeschränkt Fleisch, kein weißer Zucker, auf Kaffee und Alkohol verzichtet werden sollte.

Bei Nierenschwäche machen wir einen Zwiebelwickel um die Nierengegend, ein warmes Sitzbad, unter Umständen mit einem Zusatz von Pinimenthol, am besten abends vor dem Schlafengehen. Wenn wir etwas für unsere Nieren tun, stützen wir damit auch die Psyche. Nach alter chinesischer Auffassung ist die Nierenenergie die Kraft der Psyche.

→ **Wir tun etwas für die Durchblutung**
Wir nehmen ein Glas trockenen Weißwein, geben 3 bis 5 Tropfen einer frisch gepreßten Knoblauchzehe hinein. Wir trinken das schluckweise über den Morgen verteilt. Das ist gleichzeitig etwas Gutes für den Magen und den Darm.

→ **Der Farn kann uns helfen**
Farn, frisch gepflückt, kann uns bei unterschiedlichen Krankheiten und Mißempfindungen eine gute Hilfe sein, bei Migräne, Spannungszuständen, kalten Füßen, Ischias, Rheumaschmerzen, Gliederreißen usw.
Wir legen den frisch gepflückten Farn auf das Unterbett direkt unter das Laken oder füllen das Kopfkissen mit Farn. Wir wechseln ihn alle drei Tage aus, wobei wir selbstverständlich die dicken Stengel entfernen, um Druckstellen zu vermeiden. Leiden wir unter kalten Füßen, geben wir den Farn in die Schuhe. Wir können den Farn auch direkt auf die Haut an die schmerzenden Stellen legen und mit einer Mullbinde oder einem Pflaster fixieren.
Die frische Farnwurzel wird zerkleinert und für Fußbäder bei 40 bis 45 Grad warmem Wasser eingesetzt, Badezeit ca. 20

Praktische Tips aus dem Alltag eines Praktikers von A bis Z

Minuten. Wir sollten immer eine neue frische Wurzel nehmen und die Wurzel nie zweimal verwenden. Nach einem solchen Fußbad 30 Minuten Bettruhe und die Füße warm einpacken.

→ **Seien wir gut zu unserer Haut**
Einmal pro Tag essen wir einen Salat aus Spinat, junger Brennessel und Löwenzahn zusammen mit dem Saft von zwei Zitronen, einem Eßlöffel Weizenkeimöl, nehmen jedoch in keinem Fall Essig dazu.
Außerdem trinken wir täglich eine Tasse Stiefmütterchen-Tee.

→ **Eine Ursache, aber unterschiedliche Krankheiten**
Wir sind häufig erkältet, uns läuft die Nase, wir husten, das geht hin bis zur asthmatischen Luftnot, uns tun die Gelenke weh, wir haben einen Hexenschuß, uns quält die Galle, wir haben permanentes Sodbrennen...
Wir haben das alles so lange, bis wir begriffen haben, daß alle diese Erscheinungen nur Ausdruck einer gestörten inneren Harmonie sind. Der Körper beschwert sich für nicht erfüllte Grundsehnsüchte über unterschiedliche Schmerzen, Mißempfindungen. In der Medizin spricht man in diesen Fällen von dem Pingpong-Effekt: Man läuft hinter den Krankheiten her wie hinter einem Tischtennisball, der von einer Ecke in die andere springt, ohne daß man ihn zu fassen bekommt.
In solchen Fällen müssen wir begreifen, daß uns unser Körper etwas sagen will. Wir haben nicht das richtige Verhältnis zwischen Spannung und Entspannung begriffen. Daher empfiehlt sich, genau aufzuschreiben, wann und unter welchen Um-

ständen solche Störungen auftreten. Es ist wichtig, daß wir ehrlich mit uns umgehen, daß wir die Dinge in uns und um uns herum unfrisiert, ungeschminkt zulassen und uns ihnen stellen. Also nicht gleich zum Medikament greifen, sondern erst nach dem Grund suchen und dann konsequent etwas dagegen tun.

→ **Schaukeln ist gesund für das Kind**
Unsere Vorfahren legten die neugeborenen Kinder in Wiegen. Die wohltuende Wirkung des Schaukelns ist heute weitgehend medizinisch geklärt. Ein Teil des Gehirns, die formatio reticularis, wird offenbar durch die Schaukelbewegung aktiviert, so daß es zu einem kräftigen Durchatmen kommt. Darüber hinaus kennt das Kind die Schaukelbewegung aus dem Mutterleib und hinterher durch das Tragen. Durch schaukelnde Bewegung kommt es zu einem ausgeglichenen psychischen Verhalten des Kindes. Es fühlt sich in die Geborgenheit des Mutterleibs zurückversetzt.
Wissenschaftliche Studien haben gezeigt, daß Kinder, die in Wiegen groß geworden sind, hinterher zu viel mehr Zärtlichkeit in der Lage sind als andere Kinder. Schaukeln ist aber nicht nur etwas für Kleinkinder. Auch ältere Kinder sollte man immer wieder auf den Schoß nehmen und ganz leicht schaukeln.

→ **Allergie und Schwangerschaft**
Wenn eine Frau an einer Allergie leidet und desensibilisiert werden soll, dann sollte sie sich vorher versichern, daß keine

Praktische Tips aus dem Alltag eines Praktikers von A bis Z

Schwangerschaft vorliegt. Eine Desensibilisierung, wie sie schulmedizinisch durchgeführt wird, setzt eine längere Therapie voraus. In keinem Fall empfiehlt es sich jedoch, während der Schwangerschaft zu impfen. Grundsätzlich sollten Sie bei allergischen Reaktionen zunächst einmal versuchen, mit naturheilkundlichen Verfahren zurechtzukommen und darüber mit Ihrem Therapeuten sprechen.

Mit der Allergie will der Körper Ihnen etwas sagen, und es hat wenig Zweck, nur die Symptome zu bekämpfen, ohne die Ursache zu ermitteln. In vielen Fällen löst bei einer Desensibilisierung eine Allergieform die andere ab, ohne daß der Körper insgesamt seine allergische Dispositionsbereitschaft verliert.

→ **Die Mutter braucht Hilfe und Unterstützung nach der Entbindung**

Die Natur hat dafür gesorgt, daß das Kind in der Schwangerschaft alles das bekommt, was es benötigt, um sich gesund zu entwickeln. Die Folge ist, daß die Mutter nach der Entbindung sehr geschwächt ist und sich nur schwer regenerieren kann. Auch können in dieser Phase nach der Entbindung bei der Mutter Krankheiten zum Ausbruch kommen, die bisher verdeckt waren. Deshalb ist es besonders wichtig, daß die Mutter nach der Entbindung auch für sich selbst etwas tut. Sie braucht vor allen Dingen eine Substitution mit Kalk, Kieselsäure, Vitamin D und gegebenenfalls Eisen. Im Reformhaus erhält sie Kieselsäure und frischen Lebertran. Sie sollte davon morgens einen großen Löffel Lebertran mit Kieselsäure nach

Angabe des Präparats sowie zusätzlich Kalktabletten einnehmen. Der Lebertran ist deshalb besonders wichtig, weil durch seinen Vitamin D-Gehalt der Kalk im Körper umgesetzt werden kann.

→ **Wir umarmen einen Baum**
Wir wissen heute aus der Quantenphysik, daß von allem, was uns umgibt, positive oder negative Strahlungen auf uns wirken. Wir können unsere Sensibilität für diese Schwingungen schulen, so daß wir alles das, was uns stören könnte, meiden können. Zum anderen versetzt uns das natürlich auch in die Lage, von positiven Möglichkeiten Gebrauch zu machen, insbesondere von denen, die uns die Natur bietet.
Von einem gesunden kräftigen Baum kann eine enorme Kraft ausgehen. Der Baum hat ein positives Spannungsfeld. Nicht umsonst sagt der Volksmund: ›Er steht da wie eine Eiche‹. An diesem positiven energetischen Spannungsfeld können wir teilnehmen. Wenn wir abgespannt, müde, traurig sind, vielleicht eine Krankheit durchgemacht haben, umarmen wir einen Baum. Wir schmiegen uns mit dem ganzen Körper an den Baum und bleiben so ca. 10 Minuten stehen. Wir werden merken, daß wir plötzlich ruhig und gelassen und dabei kraftvoll werden. Wir sollten darauf achten, daß es ein gesunder Baum ist. Nach Möglichkeit sollten wir den Baum auch nicht im Frühling umarmen; denn dann braucht er seine Kraft selber. Im Sommer jedoch, wenn er sich voll entfaltet hat, ist er bereit, an uns abzugeben. Wir sollten das ohne alle Absicht tun, einfach liebevoll den Baum umarmen, d.h. die

Praktische Tips aus dem Alltag eines Praktikers von A bis Z

Arme um den Baum legen, mit dem ganzen Körper einschließlich der Beine sich an den Baum anschmiegen und abwarten, was geschieht. Wir werden es ganz von allein merken.

→ **Ein Tee bei sexueller Überreizung**
Machen wir uns einen Tee aus einem ½ Teelöffel Wermut, einem ½ Teelöffel Hopfen auf eine Tasse Wasser, lassen das Ganze aufkochen und 10 Minuten ziehen. Der Tee wirkt stark beruhigend. Wir sollten außerdem auf reizlose Kost achten, d.h. alle Gewürze vermeiden. Darüber hinaus ist kaltes Duschen bzw. kalte Ganzabwaschung wichtig.

→ **Achtung Sonnenbrille!**
Häufig greifen wir zur Sonnenbrille. Das ist gut und richtig. Wir sollten sie jedoch abnehmen, sobald die Sonne untergegangen ist. Vielfach wird das vergessen. Wir vermitteln unserem Körper sonst ein N a c h t gefühl mit einem stark reduzierten hormonellen Geschehen. Auch wenn wir beim Autofahren von sonnenbeschienener Straße in einen Tunnel fahren, sollten wir in jedem Fall die Sonnenbrille abnehmen. Getönte Gläser schlucken so viel Licht, daß es zu Unfällen kommen kann.

→ **Das hilfreiche Johannisöl (Olium hypericum)**
Johannisöl hat sich bei Rheuma, Gliederschmerzen, Gicht, schlechthin nach Verletzungen, Brüchen, Verstauchungen, Verbrennungen und Sonnenbrand, Entzündungen im Bereich

der Haut, schlecht heilenden Wunden, Verspannungen im Bereich des Schultergürtels, Rückenschmerzen, Hexenschuß und Ischias bewährt.

Johannisöl ist in der Apotheke in verschiedener Darreichungsform erhältlich. So läßt sich Johannisöl selbst herstellen:

Wir nehmen 250 bis 300 g Johannisblüten mit einem Liter Oliven- oder Sonnenblumenöl in eine etwas größere weiße Flasche oder weißes Gefäß, so daß wir das Gemisch gut durchschütteln können. Während des Reifevorganges sollte die Flasche in der Sonne stehen und dabei immer wieder gedreht werden, so daß die Sonne den Inhalt von allen Seiten erfassen und gut in das Öl eindringen kann. Dabei entsteht eine ölig rote Flüssigkeit. Nach 6 Wochen filtrieren wir das Öl, dann ist es einsatzbereit.

Oder wir kaufen in der Apotheke 1/4 Liter ätherisches Öl und 3/4 Liter Olivenöl und lassen damit entweder ein fertiges Olium hypericum herstellen oder stellen es selbst her.

Darüber hinaus wirkt Johanniskraut bei Depressionen sehr positiv. Entsprechende Präparate sind in der Apotheke erhältlich. Bitte beraten Sie sich mit Ihrem Therapeuten.

→ **Ein Hausmittel bei Zahn- und Gesichtsschmerzen**

Wir nehmen auf einen Liter Wasser eine Handvoll Mohnblätter, die wir in der Apotheke gekauft haben. Beides lassen wir ca. 15 Minuten aufkochen und dann eine halbe Stunde stehen, seihen es durch und lassen es kalt werden. Wir spülen den Mund mit diesem kalten Wasser. Entzündungen bilden sich dabei zurück. Schmerzen, Neuralgien im Bereich des

Praktische Tips aus dem Alltag eines Praktikers von A bis Z

Gesichts werden positiv beeinflußt. Nach diesen Spülungen reizen wir das Zahnfleisch mit einem rauhen Tuch und nehmen dann einen Löffel warmes Leinsamenöl in den Mund. Auf die gleiche Weise läßt sich ein Abguß von Myrtenzweigen oder Nesseln herstellen, dem wir anschließend einen guten Schuß Essig hinzufügen.

Oder wir spülen den Mund mit Cognac, indem wir einen Schluck Cognac 3 bis 4 Minuten im Mund halten und dann ausspeien.

Bei starken Zahnschmerzen legen wir eine Nelke im Mund direkt an die schmerzende Stelle.

→ **Schulranzen ja, aber nicht zu schwer**

Vielfach haben Kinder viel zu schwere Ranzen, weil nicht darauf geachtet wird, daß die Kinder nur das jeweils für den Tag benötigte Lehrmaterial mitnehmen. Für Kinder ist jedoch ein zu schwerer Schulranzen oder ein zu schwerer Rucksack, z. B. beim Wandern oder in den Sommerferien, für die Wirbelsäule zu belastend und kann daher zu Gesundheitsschäden führen. Deshalb sollte das Gewicht des Schulranzen vor Beginn des Schulwegs überprüft werden. Im Urlaub sollte man nicht meinen, daß ein besonders schwerer Rucksack das Kind abhärtet oder schult. Das Kind braucht sich nicht durch einen zu schweren Rucksack innerhalb der Gemeinschaft zu beweisen.

→ **Hilfe durch Ameisensäure**

Die roten Waldameisen erzeugen eine würzig riechende

Flüssigkeit, die sogenannte Ameisensäure, die sie bei Gefahr verspritzen. Diese Ameisensäure ist in der Medizin für rheumatische Erkrankungen, Durchblutungsstörungen, Muskelschmerzen, Muskelverhärtungen, Prellungen und Schwellungen ein sehr wichtiges und positives Mittel.

In der Apotheke sind eine ganze Reihe von Präparaten erhältlich, die Ameisensäure enthalten. Darüber hinaus gibt es Kombinationspräparate, denen neben der Ameisensäure Auszüge aus Brennessel, Arnika, Hamamelis, Weide, Schwefel und vieles andere zugesetzt sind. Die Mittel werden äußerlich angewandt und führen zu einer angenehmen Durchblutung der Haut. In einigen wenigen Fällen kann es zu allergischen Reaktionen kommen. Dann sollte der Therapeut um Rat gefragt werden. Der geschulte Therapeut kann Mittel mit Ameisensäure in die befallenen Areale der Haut quaddeln.

→ **Nicht alle Filzstifte sind ungefährlich**

Wir sollten unsere Kinder aufklären, daß sie sich nicht mit Filzstiften die Haut bemalen sollten, da viele von ihnen anilinhaltige Lösungsmittel beinhalten. Sie können durch die Haut aufgenommen werden und verbinden sich mit dem Farbstoff der roten Blutkörperchen. Dadurch kann es zu unschönen Vergiftungsreaktionen kommen mit Kopfschmerzen und Erbrechen. Wenn Ihr Kind sich einmal großflächig mit Filzstiften bemalt hat und solche Beschwerden auftreten, sollte sofort der Arzt zu Rate gezogen werden.

Wenn Sie Ihrem Kind Filzstifte kaufen, lassen Sie sich beraten, und erwerben Sie nur Filzstifte, bei denen dieses Risiko nicht

Praktische Tips aus dem Alltag eines Praktikers von A bis Z

gegeben ist.

→ **Etwas für den Urlaub in heißen Gebieten**

Bevor wir uns auf den Boden setzen, gut hinschauen; denn in den Tropen gibt es vielfach Insekten, die für unangenehme und gefährliche Überraschungen sorgen.

Wenn wir nach einem Aufenthalt in tropischen Gebieten erkrankt sind, sollten wir sofort einen entsprechenden Fachmann zu Rate ziehen. Hier leistet insbesondere das Tropeninstitut Hamburg gute Dienste. Wenn es im Urlaub zur Durchfallserkrankung kommt und Medikamente oft nicht helfen, hier einige Tips:

1. Wir essen Traubenzucker.

2. Wir machen warme Kompressen auf den Bauch, ggf. unter Zuhilfenahme einer Wärmflasche.

3. Wir fasten 24 Stunden, trinken nur ungesüßten schwarzen Tee und essen dazu ggf. zerbröselten Zwieback mit einer geschlagenen Banane. Anschließend mit einer leichten Haferschleim-Diät mit Salz, aber ohne Zucker, wieder beginnen.

→ **Rezept gegen Durchfall**

Ein Glas mit 180 g Orangen-, Apfel- oder Obstsaft, darin 1/2 Eßlöffel Honig oder Sirup auflösen und eine Prise Tafelsalz zugeben.

Einem zweiten Glas mit 180 g abgekochtem Wasser oder kohlensäurehaltigem Mineralwasser 1/4 Teelöffel Backnatrium zugeben. Beide Gläser täglich mindestens einmal abwechselnd leertrinken.

Selbstverständlich kein ungekochtes Wasser und kein Leitungswasser trinken, sondern auf Mineral- oder Sodawasser ausweichen. Niemals Softeis auf der Straße kaufen; denn Softeis kann eine besondere Bakterienquelle sein. Wenn es unbedingt Eis sein muß, dann in ein sauberes Eis-Café gehen.

Im Urlaub grundsätzlich nur abgekochte Nahrungsmittel essen, die noch heiß sind, oder Obst, das wir selbst vor dem Essen abgewaschen bzw. abgeschält haben. In den Tropen hüten wir uns vor kalten Büffets, insbesondere Salate sind gefährlich.

→ **Die lästige Lecknase**

Wenn die Nase läuft oder entzündet ist, sollten wir mit einem Q-Tip das Innere der Nase mit frischgepreßtem Saft roter Rüben einreiben, und das mindestens 5 bis 6 mal im Laufe eines Tages (Beta-Carotin, die Vorstufe vom Vitamin A). In der Apotheke ist konzentriertes Vitamin A als Tropfen für die Nase erhältlich. Lassen Sie sich beraten.

→ **Nach dem Herzinfarkt**

Das richtige Verhalten, die richtige Einstellung nach einem Herzinfarkt ist besonders wichtig. Es gibt überall in der Bundesrepublik Selbsthilfegruppen, in denen sich Patienten treffen, die einen Herzinfarkt überstanden haben, um sich körperlich und psychisch zu rehabilitieren. Das geschieht häufig unter therapeutischer Aufsicht. In einer solchen Gruppe kommt es zu größerer körperlicher Fitneß und geistiger

Praktische Tips aus dem Alltag eines Praktikers von A bis Z

Integrität. Die Angst vor dem Wiederauftreten eines Herzinfarkts wird geringer, die Rückführung in den Beruf und in das tägliche Leben, in die Familie einfacher. Man nimmt an den Erfahrungen des anderen teil, und das ist von größter Bedeutung. Dabei ist es ganz wichtig, die Angst vor dem Herzinfarkt zu verlieren und sich mit seinem Herzen wieder zu arrangieren.

Insbesondere sollten wir darauf achten, daß uns nichts auf dem Herzen liegt.

→ **Asthma bronchiale**

Wir nehmen zwei gehäufte Eßlöffel Königskerzentee und übergießen sie mit einem Liter kochend heißem Wasser, lassen diesen Sud etwa eine Minute ziehen, seihen ihn durch und trinken den Tee in kleinen Mengen, über den Tag verteilt. Wir legen uns einen Teevorrat am besten in einer Thermoskanne an; denn der Tee sollte immer warm getrunken werden. Bedeutsam ist, daß wir von diesem Tee mindestens einen Liter pro Tag trinken.

Ganz wichtig bei Asthma ist, auch das Herz zu stützen. Wir sollten eine gezielte Atemtherapie erlernen und sie in unseren Tagesablauf einbauen.

→ **Pille und Bluthochdruck**

Es taucht immer wieder die Frage auf, ob die Pille an einem Bluthochdruck schuld sein kann. Der hohe Blutdruck kann ganz verschiedene Ursachen haben. Eine direkte Vererbung gibt es nicht, wohl aber die Veranlagung. Wenn bei dauernder

Einnahme der Pille ein Bluthochdruck vorliegt, sollten Sie in jedem Falle einmal die Pille fortlassen. In vielen Fällen hat die Maßnahme geholfen.

→ **Blasenfunktionsstörungen und Kürbiskerne**
Bei unterschiedlichen Reizzuständen der Blase, häufigem nächtlichen Wasserlassen und auch zur Vorbeugung einer Prostatavergrößerung können Kürbiskerne eingesetzt werden. Neueste medizinische Forschungen beweisen jedoch, daß es nur eine Sorte Kürbiskerne gibt, die hier hilfreich ist, und zwar die mit dem botanischen Namen ›Cucurbita pepo conva Citrullinina var. Estyriaca‹. Hinter dieser sehr komplizierten Bezeichnung verbirgt sich eine Kürbisart, die entweder eine weiche Schale oder überhaupt keine Schale hat. Das Hygiene-Institut der Universität Wien hat in klinischen Studien festgestellt, daß nur dieser Samen wirklich Wirkung hat. Die Patienten brauchen nachts nicht mehr so häufig Wasser zu lassen, verzögertes Harnlassen und Träufeln gingen zurück. In vielen Fällen konnte festgestellt werden, daß sich die Prostatavergrößerung zurückgebildet hat.
Es sollten ca. 10 Kerne über den Tag verteilt gekaut werden. Es können aber auch unterschiedliche Produkte erworben werden, die auf diesen Samen aufbauen.

→ **Der Seitensprung und der Herzinfarkt**
Körperliche Liebe und Betätigung sind auch für Infarktgefährdete oder an einer Herzkrankheit leidende Menschen im allgemeinen nicht schädlich. Ein ›Seitensprung‹ wird jedoch

Praktische Tips aus dem Alltag eines Praktikers von A bis Z

von solchen Patienten nicht vertragen, und es kann zu unangenehmen Herzsensationen bis zum Herzinfarkt kommen. Das liegt daran, daß diesen Menschen dann etwas ›auf dem Herzen liegt‹. Hier wird der psychosomatische Zusammenhang besonders deutlich.

→ **Der Kühlschrank**

Wenn wir auch einen Kühlschrank besitzen, so ist das noch keine Garantie dafür, daß die Speisen, die wir in ihm aufbewahren, auch wirklich frisch und verwendbar sind. Wird der Kühlschrank nicht von Zeit zu Zeit abgetaut und gründlich gereinigt, steigt die Temperatur so weit an, daß die in ihm gelagerten Speisen nicht genügend herabgekühlt werden und ihre Verwendbarkeit über einen längeren Zeitraum nicht mehr garantiert ist. Deshalb ›Kühlschrank-Hygiene‹ betreiben.

→ **Das hilfreiche Bügeleisen**

Die Wirkung des Johannisöl habe ich schon erläutert. Wenn wir bei Schmerzen die Gelenk- oder Körperpartien, sei es bei Rheuma, Neuralgien, Erkältung, gut mit Johannisöl einreiben oder einen in Johannisöl getränkten Leinenlappen nehmen und ihn auf die schmerzenden Gebiete binden, die Gebiete oder den Lappen gut abdecken und mit einem nicht zu heißen Bügeleisen gleichmäßig erwärmen, dann kann das Johannisöl auf diese Weise tief in das Gewebe eindringen und hier seine wohltuende Wirkung entfalten.

In keinem Fall sollten Sie für diese Therapie ein Heizkissen benutzen.

- **Der richtige Krückstock**

  Wenn wir aus gesundheitlichen Gründen einen Krückstock benötigen oder ihn im Urlaub zum Wandern nehmen, sollten wir auf die richtige Länge achten. Als Regel gilt:
  Sie stellen sich aufrecht hin, lassen die Arme seitlich herabhängen und messen dann den Abstand zwischen den Handgelenken und dem Boden. Dieser Abstand ist die richtige Länge.
  Wir sollten ferner darauf achten, daß der Griff fest auf dem Stock sitzt und auch rutschfest ist. Sonst kann es zu unangenehmen Unfällen kommen.

- **Die Bronchitis**

  Wir nehmen zwei Eßlöffel Waldhonig und geben 10 Tropfen Propolis hinzu. Dieses Gemisch streichen wir auf die Brust, decken es mit einem sauberen Leinentuch ab, legen ein Wolltuch darauf, lassen es etwa eine Stunde einwirken. Ich empfehle, diesen Umschlag möglichst abends zu machen, so daß er über Nacht wirken kann und wir mit der Körperpflege morgens den Rest der Packung beseitigen können.

- **Wenn wir schlecht einschlafen können**

  In diesem Fall nehmen wir ca. 1/4 Pfund frisches Melissenkraut in 3 Liter sauren Weißwein, kochen beides so lange auf, bis es ganz klar geworden ist. Davon trinken wir vor dem Schlafengehen ein Schnapsgläschen. Wir empfangen eine wunderbare Ruhe, können gut einschlafen, und außerdem schmeckt es auch noch exzellent.

Praktische Tips aus dem Alltag eines Praktikers von A bis Z

→ **So heilt man Fieber in Syrien**

Nicht nur bei uns, sondern auch in anderen Ländern wird ein Aderlaß gemacht. Es wird reichlich Gerstenwasser gegeben. Links und rechts vom Kranken stellt man ein mit Wasser gefülltes Gefäß auf, in das frisch geerntete Gurken gelegt werden. Der Kranke nimmt eine Gurke in die Hand, bis sie ganz warm geworden ist. Das Fieber wird so abgeleitet. Zusätzlich legt man den Kranken auf ein Weidenlager, d.h. unter dem Bettuch werden reichlich Weidenblätter ausgebreitet. Das macht zwar etwas müde, aber es ist immer noch besser, als gleich zum chemischen Medikament zu greifen.

→ **Diätetische Hinweise bei unterschiedlichen Erkrankungen**

Grundsätzlich sollte bei jeder Erkrankung die Diät mit dem behandelnden Therapeuten abgestimmt werden. Hier jedoch einige allgemeingültige Vorschläge:

Bei Krankheit lieber zu wenig als zu viel essen, lieber mehrere kleine Mahlzeiten, über den Tag verteilt, als einzelne große opulente Mahlzeiten. Wir ›fallen nicht vom Fleische‹, wenn wir einmal etwas weniger essen. Der Körper holt leicht auf. Vorsichtiges und weniges Essen während einer Krankheit unterstützt den Heilungsvorgang.

Bei *Fieber* sollte Tee getrunken werden, eventuell mit Zitrone, heißer Fliederbeersaft mit Honig oder frisch ausgepreßter Orangensaft. In jedem Fall für reichliche Flüssigkeitszufuhr sorgen. Bei Fieber mindestens 3 Liter pro Tag trinken. Ungesüßte Kekse oder Zwieback mit ganz wenig Butteraufstrich, etwas Honig, Haferschleim, Grieß und Reisbrei, alles ohne Zucker zubereitet, oder wenn schon Zucker, dann EDELWEISS Milchzucker oder braunen Zucker verwenden, Kartoffelbrei mit etwas Milch oder Butter, alles in kleinen Mengen und nur, wenn Sie Appetit darauf haben. Sonst verzichten Sie ruhig auf das Essen.

Bei *Herz- und Gefäßerkrankungen* sollte möglichst wenig Fleisch gegessen werden. Kohl, Kraut, Hülsenfrüchte, Hefe oder mit Hefe zubereitete Speisen, frisches Brot, alle blähenden Speisen und Innereien sollten grundsätzlich vermieden, Kochsalz nur gering verwandt werden. Eventuell die Zufuhr von Flüssigkeit reduzieren, gegebenenfalls nur einen Liter über den Tag verteilt. Bier nur in kleinen Mengen, auch nicht täglich. Kohlensäurehaltige Getränke sollten generell gemieden werden.
Wenn der Patient nicht mit Herzklopfen oder Nervosität auf Kaffee reagiert, darf eine Tasse Kaffee getrunken werden. Patienten, die regelmäßig ihre Tasse Kaffee zu sich genommen haben, sollten nicht plötzlich ohne ärztliche Anweisung darauf verzichten. Rauchen ist in jedem Falle einzustellen, auch wenn der Verzicht zunächst schwerfällt.

Diät bei Magenkatarrh. Hier ist es ganz hilfreich, wenn man einen bis zwei Tage auf die Nahrungsaufnahme vollkommen verzichtet. Bis zur vollen Ausheilung sollten scharfe Gewürze, Gebratenes, Paniertes, Gebackenes und Geräuchertes ganz entfallen, ebenso stark gekühlte Speisen. Wenn der akute

Praktische Tips aus dem Alltag eines Praktikers von A bis Z

Katarrh vorüber ist, kann der Magen langsam wieder an normale Kost gewöhnt werden mit passierten Speisen, nichtblähenden Gemüsesorten, magerem Fisch, Kartoffelbrei und wohltemperierten Getränken, nicht zu heiß, nicht zu kalt.

Diät bei Übersäuerung. Wenn wir übersäuert sind, sollten wir auf Alkohol, Bohnenkaffee, Suppe, saure Speisen, Zitrusfrüchte, auf Essig, alle Fette außer etwas Butter und Olivenöl, fettes Fleisch, Zucker, stark gesüßte Speisen, Kuchen, Paniertes, Gebratenes und frittierte Speisen vollkommen verzichten. Gönnen wir dem Magen einen oder zwei Tage Ruhe, essen leichte Kost, rauchen nicht, beschränken uns auf etwas Zwieback mit Butter, Haferschleimsuppe, mageres Fleisch und Huhn, weichgekochtes Ei und leichte Mehlspeisen ohne Zucker.

Diät bei Leber- und Gallenerkrankungen. Hier sollten wir alle fetten Speisen, fettes Fleisch und Wurst, grobe Gemüsesorten, Hülsenfrüchte, rohes Obst, Käse, Kuchen, Milch meiden oder nur in sehr eingeschränkten Mengen zu uns nehmen. Alle Speisen sollten wohltemperiert sein, auf zu kalte oder zu heiße Speisen sollte verzichtet werden. In jedem Fall sollte bei einer Leber- oder Gallenerkrankung kein Alkohol getrunken werden. Alle Speisen mit wenig Butter oder Öl, vorzugsweise Distelöl oder Weizenkeimöl, zubereiten. Der Genuß von weißem Zucker und Süßigkeiten sollte ganz unterbleiben. Wenn gesüßt werden muß, nur mit einer Prise braunen Zuckers.

Diät bei Nierenerkrankungen. Vermeiden Sie alle stark gesalzenen oder gewürzten Speisen, weichen Sie eventuell auf Selleriesalz aus, auch das nur eingeschränkt. Die Flüssigkeitsmenge sollte mit dem Therapeuten abgestimmt werden; denn von der Art der Erkrankung hängt ab, wieviel getrunken werden darf. In jedem Fall sollte Fleisch, jede Art von Räucherwaren, Zwiebeln, Sellerie, Rettich, Spargel, Käse, Kaffee, Alkohol, Nikotin vermieden werden. Nach Absprache mit dem behandelnden Therapeuten können Fasten- und Dursttage sehr positiv wirken, sollten jedoch immer mit dem behandelnden Therapeuten abgesprochen werden. 14 Tage Rohkostdiät kann Wunder wirken. Eventuell kann man auch Obst-Kompott-Tage einlegen. Milch nur in beschränktem Maß genießen. Dagegen sind Teigwaren, Kartoffeln, Gemüse, Obst, Reis, Grieß und Hafer unbegrenzt erlaubt.

Diät bei Blasenerkrankungen. Hier können wir die sogenannte ›Zick-Zack‹-Diät machen, die den Harn abwechselnd sauer und alkalisch macht. Die säuernde Kost ist flüssigkeitsarm, salzfrei, eiweiß- und fettfrei. Gekochtes Fleisch, Eier, Brot, Mehl, Fett, Reis, Grieß usw. sind erlaubt. Die Flüssigkeitszufuhr sollte auf höchstens 1/2 Liter täglich beschränkt weren. Verboten sind dabei alle Gemüsesorten und Obst sowie Kartoffeln und Milch.
Die alkalische Kost im Rahmen dieser Diät enthält reichlich Obst und Gemüse, ist fettarm, es soll viel getrunken und auf Fleisch, Fisch, Wurstwaren, Käse, Mehlteigwaren und Eier verzichtet werden.

Praktische Tips aus dem Alltag eines Praktikers von A bis Z

→ **Die Kartoffel ist sehr gesund**

Kartoffeln machen nicht dick; denn sie sind kalorienarm. 100 g geschälte Kartoffeln enthalten nur 356 Joule = 85 Kalorien. Sie sind gesund, preiswert, leicht verdaulich. Kartoffeln enthalten reichlich Mineralstoffe und Vitamine, insbesondere Kalium, das besonders wichtig ist, um den Druck in unseren Körperzellen aufrecht zu erhalten, und Natrium, das das im Körper notwendige Wasser bindet und die Verdauungssäfte aktiviert. Dabei ist gleichgültig, ob wir festkochende oder mehlige Kartoffeln verwenden. Ich empfehle jedoch mindestens ein- bis zweimal wöchentlich eine Mahlzeit mit Pellkartoffeln.

→ **Was tun wir bei großem Durst?**

Um den Durst zu löschen, ist besonders Mineralwasser geeignet. Es gleicht den Mineralstoffverlust beim Schwitzen aus; denn gute Mineralwässer enthalten mindestens 1 g Salze pro Liter, und außerdem verhindert die enthaltene Kohlensäure die Keimbildung in der Flasche, so daß schädliche Bakterien keine Chancen haben. Der Kreislauf, die Herztätigkeit und die Verdauung werden durch Mineralwasser positiv beeinflußt. Die guten Mineralwässer unterliegen einer Kontrolle. Wenn auf der Flasche ›Heilwasser‹ steht, so unterstehen sie den Richtlinien für Arzneimittel. Sie dürfen diese Bezeichnung nur dann tragen, wenn sie nachweislich Krankheiten verhüten oder lindern können. Deshalb sollten wir beim Kauf von Mineralwasser auf das Etikett achten.

→ **Das lästige Sodbrennen**

Wenn wir häufig Sodbrennen haben, sollten wir in jedem Fall den Grund dafür vom fachkundigen Therapeuten feststellen lassen. Es kann ein Magengeschwür sein oder ein sogenanntes ›Reflux‹, bei dem Gallenflüssigkeit statt in den Zwölffingerdarm in den Magen läuft. In jedem Fall muß die Lebensweise korrigiert werden; denn Sodbrennen ist in sehr vielen Fällen ein psychosomatisches Syndrom.

Kamillen- oder Pfefferminztee sollten wechselweise getrunken werden, niemals nur das eine oder das andere. Handelt es sich jedoch um einen Reflux, sollte auf Pfefferminztee ganz verzichtet werden, weil Pfefferminztee die Produktion von Gallenflüssigkeit anregt. Zwieback, trockenes Weißbrot, roh geriebene Äpfel oder Saft von rohen Kartoffeln sind hilfreich. Immer langsam essen, gut kauen, nicht mal nur zwischendurch essen. In jedem Fall Alkohol, Wein, Nikotin, zu heiße oder zu kalte Gerichte vermeiden, wenig würzen, keine Süßigkeiten essen, Bohnenkaffee überhaupt nicht, oder, wenn es unbedingt sein muß, nur eingeschränkt.

→ **Das Tiefgefrorene**

An heißen Tagen kommt es leicht zu Brechdurchfall. Deshalb sollten wir uns zur Regel machen, Früchte und Gemüse sorgfältig zu reinigen, bevor wir es essen. Die Tiefkühlkette bei Tiefgefrorenem niemals unterbrechen, Tiefkühlkost nach dem Auftauen sorgfältig abwaschen, auf die Verfalldaten bei Lebensmitteln achten, verdorbene oder angeschimmelte Nahrungsmittel sofort vernichten.

Praktische Tips aus dem Alltag eines Praktikers von A bis Z

→ **Keine unbekannten Früchte essen!**

Vielfach kommt es vor, daß Kinder Früchte nur deshalb essen, weil sie bunt sind, obwohl sie sie nicht kennen. Die Folge kann Juckreiz oder Hautausschlag sein, Erbrechen oder Durchfall, Atembeschwerden oder in extremen Fällen Lähmungen. In solchen Fällen muß schnell gehandelt werden. Zunächst sollten Sie das Kind fragen, was es gegessen hat, sofort den Therapeuten aufsuchen und gegebenenfalls ein Stück der Frucht, der Beere oder Pflanze mitnehmen. Der Therapeut wird dann über die jeweils notwendigen Maßnahmen entscheiden. Vorher jedoch sollten Sie versuchen, das Kind zum Erbrechen zu bringen, notfalls indem Sie den Finger in den Mund des Kindes stecken.

Klären Sie Ihr Kind über die Gefahren beim Genuß von unbekannten Früchten oder Obst auf und warnen Sie das Kind, Dinge zu essen, die es nicht kennt. Das Gleiche gilt natürlich auch für den Erwachsenen.

Rolf Stühmer

ROLF STÜHMER wurde 1925 geboren und ist seit vielen Jahren international bekannter Heilpraktiker. Er ist Verfechter einer Kooperation zwischen Schulmedizin und Naturheilkunde. Er sieht den Menschen als eine Einheit aus Körper und Geist. Jahrzehntelange Erfahrungen ermöglichen es ihm, zusammen mit von ihm initiierten wissenschaftlichen Forschungen unterschiedliches Gedankengut sinnvoll zum Wohl des Menschen zu verbinden.

Er ist anerkannter Fachmann. Er versucht mit seinen Büchern, die auf dem Gebiet der Naturheilkunde Bestseller sind, in Rundfunk, Presse und Fernsehen, in Vorträgen nicht nur in Deutschland, sondern auch in vielen anderen Ländern die faszinierenden Perspektiven zu eröffnen, durch natürliche Mittel gesund zu bleiben oder wieder gesund zu werden.